HANS PETERSEN

GRUNDRISS DER HISTOLOGIE
UND MIKROSKOPISCHEN ANATOMIE DES MENSCHEN

BIOLOGIE DER MIKROSKOPISCHEN GRÖSSENORDNUNG

VIERTE VERBESSERTE AUFLAGE

VON

FRITZ KÖRNER

MIT 196 ABBILDUNGEN
UND EINER FARBIGEN TAFEL

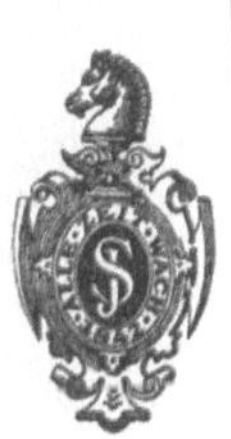

BERLIN · GÖTTINGEN · HEIDELBERG

SPRINGER-VERLAG

1950

ISBN 978-3-642-53118-7   ISBN 978-3-642-53117-0 (eBook)
DOI 10.1007/978-3-642-53117-0

Vorwort zur vierten Auflage.

Die Worte, die ich der dritten Auflage vorangestellt habe, sind auch für die vierte bestimmend gewesen. Es wird immer mein Bestreben sein, die Eigenart des Grundrisses zu wahren. Das Problem der Darstellung ist und bleibt die Beschränkung des Stoffes auf das Wesentliche. Leicht besteht die Gefahr, hier des Guten zuviel zu tun. So habe ich einige Abschnitte, die, wie Erfahrungen im Unterricht gezeigt haben, bisher zu knapp gefaßt waren, etwas ausführlicher behandelt. Das Kapitel der innersekretorischen Drüsen ist durch einen Abschnitt über die Paraganglien ergänzt, das der Niere entsprechend den Untersuchungen v. Moellendorffs über die Läppcheneinteilung und unter Anwendung der sich daraus ergebenden Bezeichnungen der Gefäße geändert worden. Einige Abbildungen sind durch neue ersetzt. Sie sind von Herrn Kurt Herschel, Leipzig, gezeichnet und am Ende der Legende mit einem H. gekennzeichnet. Die von mir selbst gezeichneten Bilder sind durch ein K. kenntlich gemacht.

Leider ist es dem Schöpfer dieses Büchleins nicht vergönnt gewesen, sein Wiedererscheinen nach dem Kriege zu erleben. Plötzlich und allen seinen Freunden ganz unerwartet ist Hans Petersen am 29. Januar 1946 verstorben. Ein rascher Tod hat ihn aus hoffnungsvollen Plänen für die Zukunft entrissen. Seinem Andenken sei diese Auflage in Dankbarkeit und Verehrung gewidmet.

Jena, 20. März 1950.

F. Körner.

Vorwort zur ersten Auflage.

Dies Büchlein stellt sich eine wesentlich didaktische Aufgabe, nämlich dem Leser die Lehre von dem Leben unseres Körpers im Gebiet des mikroskopisch Kleinen in großen Zügen und mit Beschränkung auf die das Gebäude tragenden Tatsachen und Anschauungen vorzuführen. Von einer eingehenderen Problematik, wie ich sie in meinem großen Buche zu geben versuchte, habe ich abgesehen. Ein Gebäude aber sollte das Gebotene bleiben und nicht ein Haufen beliebig aus einem größeren Zusammenhang herausgerissener Bruchstücke. Die heutige Zeit stellt mit Recht den Wert einer bloßen Stoffsammlung, gleichgültig ob sie groß oder klein, in Frage. In jedem solchen Versuch zur Synthese folgen wir der Tradition unserer deutschen Kultur. „Mit vollem Bewußtsein geht GOETHE darauf aus, die Wissenschaft so zu gestalten, wie es ihm geeignet dünkt, nicht immer mehr tote Tatsachen schematisch einzureihen, sondern Geisteskultur zu bereichern, zu vermannigfaltigen, zu verbreiten" (H. ST. CHAMBERLAIN, Goethe, 1912).

Wenn wir diesem großen Vorbild nachstreben, so kann jede Darstellung immer nur als Beitrag zu einem biologischen Weltbild gedacht werden. Darunter verstehe ich eine Anschauung, für die das „Leben" das zentrale Urphänomen ist. Die Lehre von der Zelle und den Geweben und vom Feinbau der Organe ist ein kleiner aber zentraler Teil eines solchen Weltbildes. Im letzten Autonom der Zelle sehen wir das Geheimnis des Lebens konzentriert und ohne sich mit ihr zu befassen und der Wissenschaft, die von ihr handelt, kann man nicht wohl über Biologie, auch im umfassendsten Sinne einer Lebenslehre des Menschen überhaupt, mitreden. Das Material alles Denkens ist das Wissen; zwar macht eine leerlaufende Mühle sehr viel mehr Geräusch, als wenn sie Korn zwischen ihren Zähnen hat, aber es kommt kein Mehl heraus.

Die Gefahr jedes synthetischen Bauens und jeder Darstellung in großen Zügen ist die Entfremdung von der bunten Fülle der Wirklichkeit. Nur wer jahrelang in dieser Fülle nach allen Richtungen schauend und beobachtend umhergewandert ist, sollte daher solchen Versuch wagen. Vielleicht wird dem Leser auch durch den „Grundriß“ klar, daß gerade das Gebiet der kleinen Dimensionen ihn an das innerste Leben unseres Leibes heranführt, dem er weder mit der Apparatur der modernen Physiologie, noch auch in der eigentlichen Anatomie der Organe in gleicher Weise nahekommt.

Im einzelnen wurden Erfahrungen aus dem Unterricht und der Prüfung verwertet. Eine gewisse Eindringlichkeit, manche Wiederholung einer Wortfolge knüpft an die Kenntnis von Schwierigkeiten an; es sollte nicht zuviel der Kombinationsgabe des Lesers überlassen bleiben. Die Entwicklungsgeschichte ist nur berücksichtigt, wo das Verständnis des Feinbaues dies erfordert (z. B. beim Mesenchym). Um das Büchlein auch für andere Orte als Würzburg benutzbar zu machen, ist hier und da dem traditionell Schulmäßigen ein Wort mehr gegönnt, als es meinem persönlichen Unterrichtsstil entspricht. Eine etwas breitere Darstellung der Mundhöhle berücksichtigt Bedürfnisse der Studierenden der Zahnheilkunde. Die Nomenklatur habe ich so frei behandelt wie möglich; der Betrieb einer Wissenschaft als philologisch gehandhabter Namenkunde ertötet mit Sicherheit ihren sachlichen Gehalt und ihre weltanschauliche Problematik.

Die Abbildungen zeichnete Herr Dr. Schulz van Treeok nach Präparaten, Abbildungen in Lehr- und Handbüchern, sowie nach Zeichnungen, Skizzen und Entwürfen von mir.

Würzburg, 28. November 1935.

H. Petersen.

Aus dem Vorwort zur dritten Auflage.

Wenn ich auf Wunsch von Herrn Professor Petersen dies Büchlein mit der dritten Auflage in meine Obhut nehme, so bin ich mir der damit eingegangenen Verpflichtung bewußt. Den Charakter des Grundrisses zu wahren und ihn ganz im Sinne seines Schöpfers weiterzuführen, darin sehe ich meine vornehmste Aufgabe. Die Gedanken, die der ersten Auflage vorangestellt sind, sollen auch für diese und künftige richtung- und maßgebend sein. Das vornehmlich für den Studenten der Medizin bestimmte Buch wird den enttäuschen, der in ihm nur eine auf engen Raum zusammengedrängte Sammlung von Tatsachen, ein auswendig lernbares Vokabularium sucht. Vielmehr will es im „Grundriß" die Feinbaubestandteile unseres Leibes in ihrem lebendigen Gefüge und ihren funktionellen Zusammenhängen vorführen, es will ein Beitrag zur Lehre vom Leben unseres Leibes und damit zu einer Lehre vom Leben überhaupt sein. Führt uns doch gerade das Studium der Gestalt im Bereich der mikroskopischen Größenordnung unmittelbar an das Getriebe des Lebens heran, denn die Gestalt und das Gestaltete sind es, von dem dieses Büchlein handelt. So mag der Grundriß auch weiterhin mit der Vermittlung des Wissens vom Mikrokosmos unseres Körpers zu seinem Teil am Aufbau eines Weltbildes mithelfen, das sich auf die Lehre vom Leben gründet.

Jena, Frühjahr 1943.

F. Körner.

Inhaltsverzeichnis.

I. Die lebende Substanz und die Zelle.

1. Das Protoplasma.

Das Leben, das wir auf unserer Erde kennen, ist an Stoff gebunden und tritt uns entgegen in einer vielgestaltigen Welt lebender Körper, Organismen oder Geschöpfe, Pflanzen, Tiere, Menschen. Die Welt des Lebendigen ist aufgeteilt in einzelne Individuen, die auf dem Wege der Fortpflanzung auseinander hervorgehen. So ziehen sich Ketten lebendiger Geschöpfe, in viele Arten ausgeprägt, durch die Geschichte unseres Planeten. In diesen Ketten wird das Leben weitergegeben; wenn der Zusammenhang der lebendigen Leiber abreißt, so verschwindet auch das Leben dieser besonderen Art, es entsteht niemals neu.

Die Materie, aus denen die Organismen bestehen und die wir nur als Produkte oder Überreste von Lebensvorgängen kennen, nennen wir deshalb organische Stoffe. In besonderer Vereinigung setzen sie die Organismen zusammen, so daß wir *in* diesen den eigentlichen materiellen Lebensträger erkennen können, das *Protoplasma* (Plasma).

Innerhalb der höheren Tiere und Pflanzen finden wir diese lebende Substanz oder das Protoplasma aufgeteilt in meist wohlumgrenzte Einheiten, die nach den Kämmerchen aus Zellulose, die sie in der Pflanze bewohnen, *Zellen* heißen.

In den Organismen werden, solange sie lebendig sind, die an und mit dem Stoff sich abspielenden Ereignisse beherrscht vom Leben und seinen Gesetzen, sie werden planmäßig räumlich und zeitlich gestaltet. Was geschieht, geschieht nach den Gesetzen, die den Stoff und die Energie, auch am nicht Lebendigen, beherrschen (Physik und Chemie), aber es geschieht noch mehr, sie werden gesteuert nach dem Plan der Art und jedes Einzellebens und dessen Notwendigkeiten. Das Kennzeichen des Lebens ist seine Planmäßigkeit (V. Uexküll), und wir nennen es deshalb eigengesetzlich oder *autonom*.

In dieser Autonomie können wir eine Über- und Unterordnung der Teile untereinander, und gemeinsam unter ein Ganzes, eben den ganzen Körper und seinen Bau- und Funktionsplan, erkennen.

Solange die Teile noch alle Lebenserscheinungen zeigen und den Plan des Ganzen in sich tragen und zu ihrem Teil verwirklichen, sind sie ebenfalls autonom. *Das letzte Glied, das noch voll lebendig das Gesetz des besonderen Lebens dieser Art und dieses Organismus in sich trägt, ist die Zelle,* die wir deshalb auch als *letztes Autonom* bezeichnen. Der stoffliche Ort auf unserer Erde, in dem sich diese planmäßige Autonomie des Lebens allein verwirklicht, und das Mittel, dessen sie sich allein bedient, ist das Protoplasma der lebenden Zelle. So sprechen wir von einer lebenden Substanz und einem Lebensträger und Lebenstäter, dem Protoplasma.

Das Protoplasma ist ein Stoffgemisch aus einer verdünnten Salzlösung, die etwa 80% ausmacht, mit Eiweißkörpern und Lipoiden (Phosphatiden, sog. Edelfetten und Cholesterin). Dazu

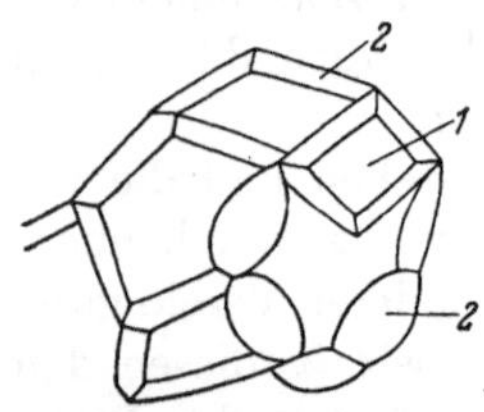

Abb. 1. Schema des Mizellargerüstes. *1* Intermizellarpore, *2* Mizelle, die unteren durch Wasseraufnahme (Quellung) vergrößert.

kommen noch vielerlei Stoffe aus den Gruppen der Kohlehydrate, der echten Fette und zahlreiche organische, meist wasserlösliche Stoffe. Die Reaktion (Wasserstoffionenkonzentration) entspricht einem schwach basischen Zustand. Die zuerst genannten Stoffe machen die wesentlichen Baustoffe des Protoplasmas aus. Das Stoffsystem des Protoplasmas ist ein disperses System, in dem alle Zerteilungsarten von der verdünnten iondispersen und der molekularen Lösung über den kolloidalen Zustand zu gröberen Einlagerungen vorkommen. Die wesentlichen Eigenschaften verdankt es den hydrophilen (Eiweißkörper) und lyophilen (Lipoide) Kolloiden. Sein Zustand kann als der einer Gallerte bezeichnet werden, in der Nähe des Umwandlungspunktes zwischen fest und flüssig; auch echte kolloide tropfbare Lösungen (Sole) und feste Ausscheidungen (Gele) sind darin vorhanden. Dem Zustand derartiger, zwischen fest, weich und flüssig sich bewegender Gemische wird die *Mizellartheorie* der Gallerten und quellungsfähigen Stoffe gerecht. Danach besteht eine Gallerte aus Teilchen kolloidaler Größenordnung (Mizelle), die ein von Wasser durchspültes Gerüstwerk bilden und auch selbst reichlich eingelagerte Wasserteilchen enthalten können (inter- und intramizellares Wasser). Beim Übergang zum Sol lösen sich die Mizelle voneinander und bewegen sich frei in der Lösung; bei Verfestigungen, Erstarrung, Gerinnung lagern sie sich aneinander.

Das Mizellargerüst des Protoplasmas besteht aus fadenartigen Eiweißmolekülen (Polypeptidketten), die in allen Richtungen des Raumes verlaufen. Mikroskopisch sichtbare fibrilläre Strukturen, z. B. Muskelfibrillen, kommen durch parallele Anordnung der Polypeptidketten zustande. Im Gegensatz zu gewöhnlichen kolloidalen Systemen, die unbegrenzt Wasser aufnehmen können, ist das Mizellargerüst der lebenden Substanz nur begrenzt quellbar.

Das kolloidale System des Protoplasmas ist niemals in Ruhe, der Wechsel des dispersen Aufbaues und die chemischen Umsetzungen hören nicht auf, solange das Leben dauert, und solange solche Vorgänge ablaufen, dauert das Leben.

Daraus ergibt sich, daß der lebende Zustand der Zelle und des Organismus an die Unversehrtheit des Protoplasmas gebunden ist und daß man das Leben durch Zerstörung dieses Stoffsystems vernichtet. Jeder Organismus ist mechanisch zerstörbar; durch Zerreiben wird auch die Zelle getötet, ebenso durch chemische Zerstörung (z. B. Entmischung, Gerinnung, Zerstörung des kolloidalen Zustandes), auch von der Seite des Stoffumsatzes her durch dessen irreparable Störung (Vergiftung). Zerstörung des Protoplasmas vernichtet das Leben, auch deshalb gilt dieses als Lebensträger.

Die lebende Substanz, das Protoplasma, entsteht niemals neu, sondern nur aus Vorhandenem werden neue Bezirke protoplasmatischen Lebens abgegliedert. Durch Teilung vorhandenen Lebens entsteht das neue und nur so wird das Leben erhalten. Der Satz omne vivum e vivo ist erst 1880 von WILHELM PREYER ausgesprochen, nachdem die biologische Forschung die Zelle und die lebende Substanz kennengelernt hatte. Der Satz omnis cellula a cellula (R. VIRCHOW) ging ihm etwa 30 Jahre voraus.

2. Die Organisation der Zelle.

Die *Zelle* ist nicht einfach ein Teilchen gleichmäßig gebauten Protoplasmas, sondern hat wie jeder autonome Organismus eine Organisation. Der wichtigste Teil dieser Organisation ist die Gliederung aller lebenden Substanz bis weit ins Reich der Einzelligen hinein in zwei Teile, Kern und Zytoplasma oder Zelleib. Dies ist der *Dualismus der stofflichen Lebensgrundlage.* Für jeden dieser beiden Teile gilt dasselbe wie für die Zelle im ganzen, der Kern entsteht nur aus einem Kern, der Zelleib nur aus einem Zelleib. Jedes ist für sich nicht existenzfähig, sondern geht nach kurzer Zeit zugrunde.

Der *Kern* ist gegen das Zytoplasma durch eine Membran (Kernmembran) abgegrenzt. Das Innere, der Kernraum, ist von Flüssig-

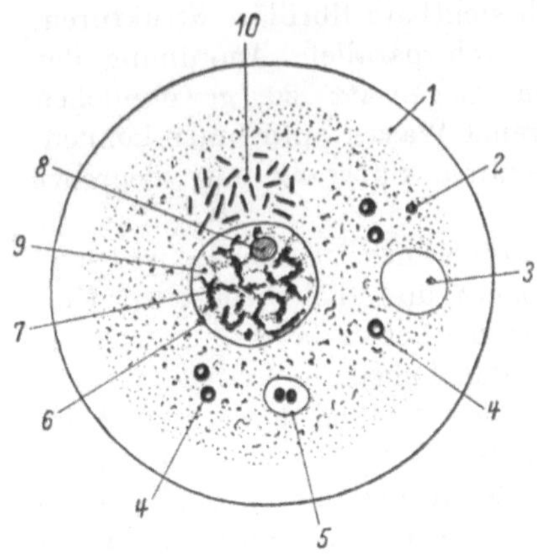

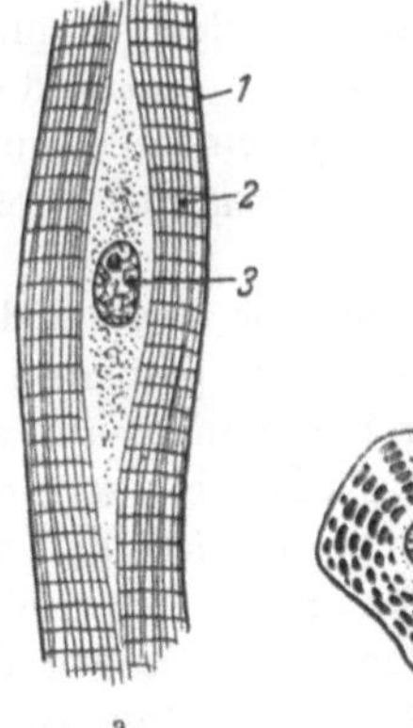

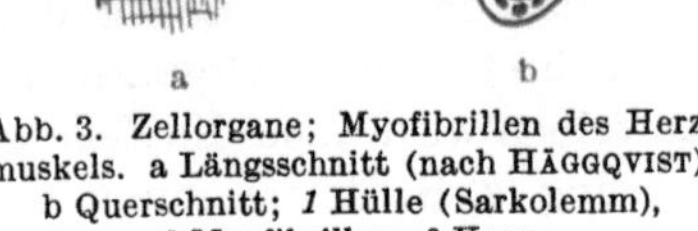

Abb. 2. Schema der Zelle. *1—5* Zelleib, *6—9* Kern, *1, 2* Zytoplasma, *1* Ekto-, *2* Endoplasma, *3* Vakuole, *4* Fetttropfen, *5* Zentrosom (Diplosom mit Hülle), *6* Kernmembran, *7* chromatischer Apparat (Chromatin), *8* Nukleolus, *9* Kernsaft, *10* Plastosomen.

Abb. 3. Zellorgane; Myofibrillen des Herzmuskels. a Längsschnitt (nach HÄGGQVIST), b Querschnitt; *1* Hülle (Sarkolemm), *2* Myofibrillen, *3* Kern.

keit, dem Kernsaft, erfüllt. In ihm breitet sich der wichtigste Teil des Kernes, das Genom oder der chromatische Apparat (Chromatin),

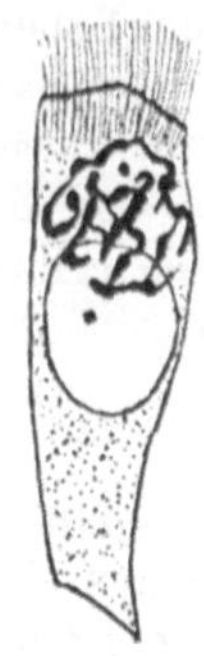

Abb. 4. Zellorgane. Epithelzelle mit Flimmerhaaren und GOLGI-Apparat (nach KOPSCH). K.

aus. Er bildet ein Netzwerk und besteht aus Einzelteilen, den Chromosomen, die aber nur während der Teilung als verschieden gestaltete Schleifen und Stäbchen sichtbar werden. Diese bestehen aus feinen Spiralfäden, Chromonemen, auf denen thymonukleinsäurehaltige Teilchen, die Chromomeren, aufgereiht sind. Die Spiralfäden sind von einer etwas flüssigeren Substanz, der Matrix, umhüllt. Im Kernraum befinden sich noch ein oder mehrere dichtere Körperchen, die Nukleolen, deren Natur und Bedeutung noch unbekannt ist. In der Regel hat eine Zelle einen Kern, jedoch gibt es auch Zellen mit zwei oder mehr Kernen. Die Größe des Kernes steht gewöhnlich in einem bestimmten Verhältnis zur Größe des Zelleibes (Kern-Plasmarelation).

Am Zytoplasma unterscheidet man eine dichtere, also wasserärmere, dabei homogene und nahezu optisch leere Außenschicht, das

Ektoplasma, vom weicheren, oft fast flüssigen Endoplasma. Dieses ist stets trübe und oft reich an Körnchen. Es enthält zuweilen Vakuolen; das sind Flüssigkeitstropfen mit einer Abgrenzung.

In das Zytoplasma (Grundplasma) sind besondere *Zellorgane* eingelagert. Die *Plastosomen* (Mitochondrien) sind feine Körnchen

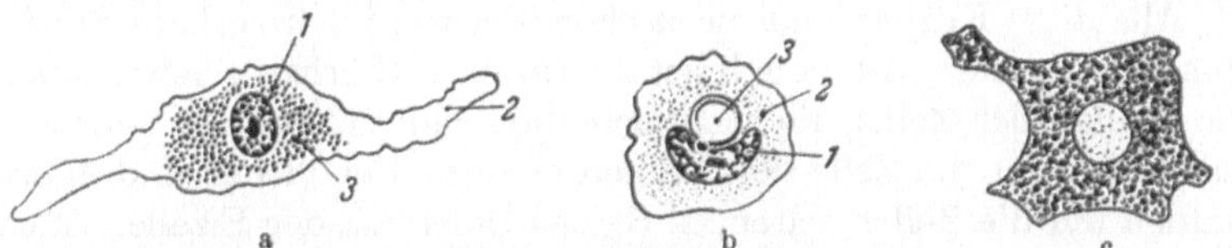

Abb. 5. Zelleinschlüsse. a Histiozyt mit Körnchen aufgenommenen Farbstoffes, b großer Phagozyt mit aufgenommenem roten Blutkörperchen, c Pigmentzelle des Auges. *1* Kern, *2* Zytoplasma, *3* Zelleinschlüsse, bei c Pigmentkörnchen.

oder Stäbchen, die als Organe chemischer Synthese aufgefaßt werden und für die wahrscheinlich ist, daß auch sie nur aus ihresgleichen entstehen. Die Gesamtheit aller Plastosomen einer Zelle wird als *Chondriom* zusammengefaßt. In der Nachbarschaft des Kernes läßt sich ein Gebilde darstellen, das aus netzartigen Strukturen besteht und nach seinem Entdecker der Golgi-*Apparat* genannt wird. Die *Zentrosomen* sind kleine Körnchen (Zentriolen), oft doppelt (Diplosom) und mit einer Hülle,

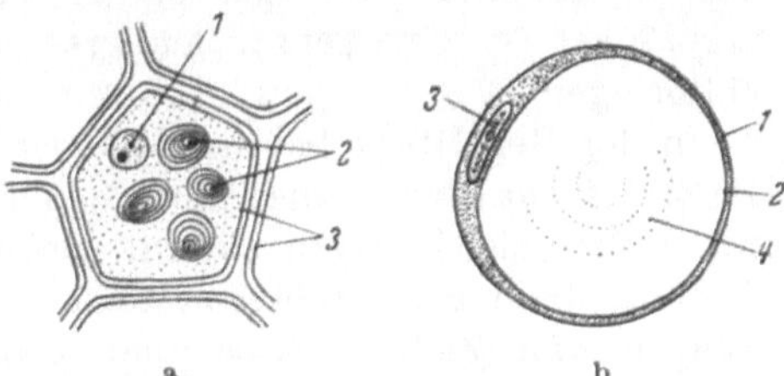

Abb. 6. Zelleinschlüsse, Reservestoffe. a Pflanzenzelle, *1* Kern, *2* Stärkekörner, *3* Zellulosehaut; b Fettzelle, *1* Zellhülle, *2* Zytoplasma, *3* Kern, *4* Fetttropfen.

der Sphäre, versehen. Sie entstehen meist aus ihresgleichen, können aber auch vom Grundplasma neu gebildet werden. Dies letztere gilt stets von den *Zellorganen*, von denen die besonderen Bewegungsorgane der Zelle genannt seien, die Myofibrillen, die Geißeln und Wimperhaare.

Zelleinschlüsse (Paraplasma) sind keine Bestandteile der lebendigen Organisation, sondern verschiedenartige Gebilde, die vorübergehend oder dauernd im Zytoplasma vorhanden sind. Sie können von außen aufgenommen werden, wie die Kohle in den Staubzellen der Lunge, die dann in ortsfesten Zellen des lymphatischen Apparates dauernd abgelagert wird, oder wie die gefressenen und in kolloidalem Zustand aufgenommenen Teilchen in den Zellen des retikulo-endothelialen Apparates (s. S. 63). Ferner gehören hierher von der Zelle selbst gebildete Speicherstoffe, Stärke in Pflanzenzellen, Fett und Glykogen in tierischen Zellen, Kristalle oder die Pigmentkörnchen in den dunkelgefärbten Oberhautzellen und Chromatophoren des Bindegewebes bei Tieren.

Alle diese Körper sind meist chemisch wohl definierbare Stoffe, flüssig oder fest, oft von Kristallstruktur. Hierher gehören auch die Hüllen der Zelle, die wichtigste die Zellulosehaut der Pflanzenzelle, von der die Zelle den Namen erhielt. Bei Tieren sind Membranen um die Zellen selten, z. B. das Oolemma der Eizelle. Auch die außerhalb der Zelle befindlichen Skeletsubstanzen der Tiere sind solche Zellprodukte.

Über die Rolle dieser Teile ist zu sagen, daß alles, was geschieht, unmittelbar durch das Zytoplasma, zum Teil durch die Plastosomen geschieht und ausgeführt wird, so z. B. stets die Bildung der Zellprodukte und die Fortbewegung. Der Kern beeinflußt dabei das Zytoplasma, er ist Sender, das Zytoplasma Empfänger (v. Uexküll), letzteres aber auch der Täter und Vollbringer.

In der Regel tritt bei den höheren Tieren und beim Menschen die Zelle nicht als einzelnes Gebilde in Tätigkeit, sondern zusammen mit vielen gleichartigen Zellen. Solche Vereinigungen sind die Gewebe, die nur aus Zellen bestehen können oder aber auch große Mengen von Zellprodukten und Zwischenzellmassen enthalten. Hierzu gehören auch die Körperflüssigkeiten. Auch in diesen Zwischensubstanzen ist die kolloidale Zerteilung des Stoffes von größter Bedeutung. Man kann geradezu den Körper, die Organe, die Gewebe, die Zelle als ein Reich der kolloidalen Zustände bezeichnen. Die Mittel, mit denen sie im Bereich der mikroskopischen Dimensionen erforscht werden, sind nur verständlich, wenn man diesen Zustand stets im Auge hat.

3. Die Technik der mikroskopischen Untersuchung.

Kleine durchsichtige Teile kann man im lebenden Zustande beobachten. Man bringt sie in eine isotonische (physiologische) Salzlösung; solche sind für den Warmblüter 0,9% Kochsalzlösung, besser ein Salzgemisch, Ringer-Lösung[1]. Die Teile des lebensfrischen

---

[1] Die Ringer-Lösung besitzt die Zusammensetzung NaCl 0,6%, KCl 0,02%, $CaCl_2$ 0,02%, $NaHCO_3$ 0,025%; in ihr sind die Ionen in der richtigen relativen Menge enthalten.

Gewebes und der Zelle zeigen nur geringe Brechungsunterschiede
gegenüber dem Wasser und untereinander. Durch enge Be-
leuchtungsbüschel (enge Blende) werden sie deutlicher, das
„Brechungsbild" zeigt auf mäßig hellem Grunde hellere und
dunklere Bildbestandteile. Durch besondere Apparate (Dunkel-
feldkondensoren) wird eine schräge Beleuchtung erzielt, in der die
Teile hell auf dunklem Grunde erscheinen und oft besonders
deutlich hervortreten. Ein Gebilde, in dem das Licht keine
Strukturen sichtbar macht, heißt optisch leer; dies beruht nicht
auf fehlender Struktur, sondern beweist nur das Fehlen von
Brechungs- und Absorptionsunterschieden. Ein Bild, das durch
Absorption des Lichtes in gefärbten Teilchen zustande kommt,
heißt Absorptionsbild; solche Teilchen sind im lebensfrischen
Objekt selten.

Die meisten Befunde der Erforschung unseres Körpers werden
an gefärbten Dauerpräparaten erhoben. Aus solchen bestehen
unsere Sammlungen, und der Unterricht bedient sich ihrer mit
Vorliebe (Kurse). Hierbei geschieht folgendes:

Das Organstück wird zunächst *fixiert*, durch Einbringen in die
Fixierungsflüssigkeit oder durch Injektion dieser in die Arterien
an ganzen Organen oder Körpern. Die Fixierungsmittel zerstören
immer die kolloidale Struktur der Zellen- und Gewebeteile, indem
sie die Eiweißkörper ausfällen, zur Gerinnung bringen. An Stelle
der im Leben bestehenden kolloidalen Struktur aus sehr feinen
Teilchen entsteht ein Haufenwerk grober Gerinnsel. Diese halten
sich im allgemeinen an die Grenzen der Bestandteile der Gewebe
und Zellen, so daß diese selbst und in der Zelle ein Teil ihrer Organe
als nunmehr feste und weiterer Behandlung zugängliche Körperchen
erhalten bleiben, daher: Fixierung. Was sich im Fixierungsmittel
löst (Salze usw.), geht in dieses über, wird also entfernt, die Lipoide
bleiben in der Regel (wässerige Fixierungsmittel) zunächst erhalten.
Das Fixationsbild der Zelle ist also nur ein Abglanz der lebenden
Organisation und muß durch ein besonderes Studium ausgedeutet
werden; in je größere Dimensionsbereiche wir kommen, um so
näher ist das Bild der lebenden Organisation, z. B. bei Geweben,
bei Organen, bei der Anatomie im ganzen. Der feinere Bau wird
nur durch Fixierung ganz lebensfrischer Teile einigermaßen erhalten.

Solche Fixierungsmittel sind: Alkohol, Formaldehyd, Sublimat,
Pikrinsäure, Chromsäure, Chromsalze, meist in Verbindung mit
Säuren (Essigsäure) in verschiedenen Lösungen und Kombinationen.

Die *Weiterbehandlung* bringt in der Regel den Gebrauch fettlösender Mittel mit sich, so daß Fette und Lipoide entfernt werden; an ihrer Stelle erscheinen dann Höhlungen. Sollen die Fette erhalten bleiben, so müssen solche Mittel vermieden werden; die Aufbewahrung und Untersuchung geschieht z. B. in wässerigen Lösungen (Formol) oder Glyzerin.

Zur Erzeugung klarer optischer Unterschiede im Präparat wird dieses *gefärbt*. Die verschiedenen Teile der fixierten (nur dieser) Zellen und Gewebe nehmen aus Lösungen und Gemischen von Farbstoffen die Farben in sehr verschiedener Weise auf und geben sie auch verschieden wieder ab. Darauf beruht die histologische Färbekunst, die Darstellung der verschiedenen Gewebe- und Zellbestandteile durch Färbung. Es werden dabei färberisch differenziert die verschiedenen Elementarteile, Kerne, Zytoplasma, Bindegewebsfasern, Schleim, Granula bestimmter Zellen und ähnliches, und zwar jeweils alle Elemente derselben Art in gleicher Weise; sie nach ihrer Zugehörigkeit zu verschiedenen Organen und Geweben im gleichen Präparat verschieden darzustellen, ist nicht möglich.

Die Farben sind chemisch salzartige Körper mit einem basischen und einem sauren Anteil. Ist der färbende Teil die Base, spricht man von basischen, ist er die Säure, von sauren Farben. Teilchen, die die basische Farbe an sich ziehen, heißen basophil, solche, die dies mit der sauren tun, azidophil.

Basische Farben sind z. B. Methylenblau, Toluidinblau, die Hämatoxylin-, Galleïn-, Karmin-Farblacke [1], das Azokarmin. *Saure Farben* sind z. B. Eosin, Anilinblau, Säurefuchsin, Pikrinsäure. Basophil sind das Chromatin der Kerne, und zwar aller Kerne und stets, so daß alle Kerne im Präparat in gleicher Art gefärbt sind; außerdem nur noch wenige Gebilde wie Schleim, Knorpelgrundsubstanz, bestimmte Zellgranula (Mastzellen des Blutes und Bindegewebes), das Zytoplasma einiger Zellarten (Plasmazellen, Myeloblasten). Azidophil sind die weitaus meisten Bestandteile des fixierten Präparates, jedoch in sehr verschiedener Weise, z. B. das Zytoplasma erwachsener Zellen (daher Plasmafärbung, Plasmafarbstoffe). Besondere Methoden gründen sich darauf, daß nach Vorbehandlung (Beizung) mit Schwermetallsalzen oder Phosphorwolfram- oder Phosphormolybdänsäure einzelne Bestandteile den Farbstoff intensiv an sich ziehen; Bei-

---

[1] Farblacke sind Kombinationen der Farben mit Metallsalzen, vor allem Aluminiumsalzen.

spiel: die Färbung der kollagenen Fasern mit Anilinblau nach Vorbehandlung mit jenen Säuren.

Das Wichtigste bei der Färbung ist die „optische Differenzierung", d. h. das Herausheben gewisser Bestandteile des Präparates. Der Farbton selbst, ob blau oder rot, ist ohne Belang, ohne Kenntnis der Methode oder des angewandten Farbstoffes kann aus dem Farbton allein nichts geschlossen werden; man kann z. B. Kerne sowohl mit blauem wie mit rotem Farbton herausheben. Die Farbtafel gibt Beispiele der am meisten gebrauchten Färbungen.

Dauerpräparate werden in Harz eingeschlossen. Das Harz ist meist in Xylol (Dimethylbenzol) gelöst. Damit die Harzlösung das Präparat völlig durchtränken kann, muß alles Wasser herausgezogen werden; dies geschieht durch absoluten Alkohol. Dieser wird dann durch Xylol verdrängt, die Harzlösung auf das Präparat gebracht und das Deckglas aufgelegt. Solche Präparate trocknen durch Verdunsten des Lösungsmittels des Harzes. In Glyzerin oder wässerigen Lösungen eingeschlossene Präparate werden umrandet; daran kann man solche Präparate ohne weiteres erkennen (z. B. Präparate mit Erhaltung des Fettes).

In der Regel werden nicht ganze Häutchen oder ähnliches so präpariert, sondern dünne Schnitte (5—100 Mikromillimeter, Seidenpapierdicke). Nur fixierte Präparate lassen sich schneiden. In der Regel werden die Objekte „eingebettet", d. h. das Wasser durch ein erstarrendes Medium ersetzt (Paraffin, Zelloidin), der im ganzen erstarrte „Block" dann auf dem „Mikrotom" geschnitten. Auch bei der Einbettung ist die Verdrängung des Wassers und sein Ersatz durch fettlösende Mittel notwendig, so daß auch hierbei die Fette gelöst werden. In Wasser befindliche Stücke können auch gefroren werden, wobei man sich der flüssigen Kohlensäure bedient. Hierbei bleiben die Fette erhalten. Gefärbte und in Harz eingeschlossene Mikrotomschnitte bilden die Mehrzahl unserer Sammlungs- und Unterrichtspräparate.

4. Die Zellteilung.

Jedes Wirbeltier beginnt sein Dasein als eine Zelle, als befruchtete Eizelle, die durch die Vereinigung von Spermium und Eizelle entsteht. Der vielzellige Körper mit seinen Geweben und Organen entsteht durch immer wiederholte Teilung dieser ersten Ausgangszelle. Das so entstehende und immer weiter anwachsende Zellmaterial formt sich zu Organanlagen und bildet sich zu Geweben um. Die Größe der Zellen bleibt sich im ganzen gleich, ja im ganzen Reiche der zellig gebauten Tiere und Pflanzen ist die Größe der Zellen und Kerne annähernd dieselbe. Die verschiedene Größe der großen und kleinen Tiere beruht also auf verschiedener Zellenzahl. Auch die Größe der sonstigen Gewebebestandteile, z. B. der Bindegewebsfasern, ist überall dieselbe.

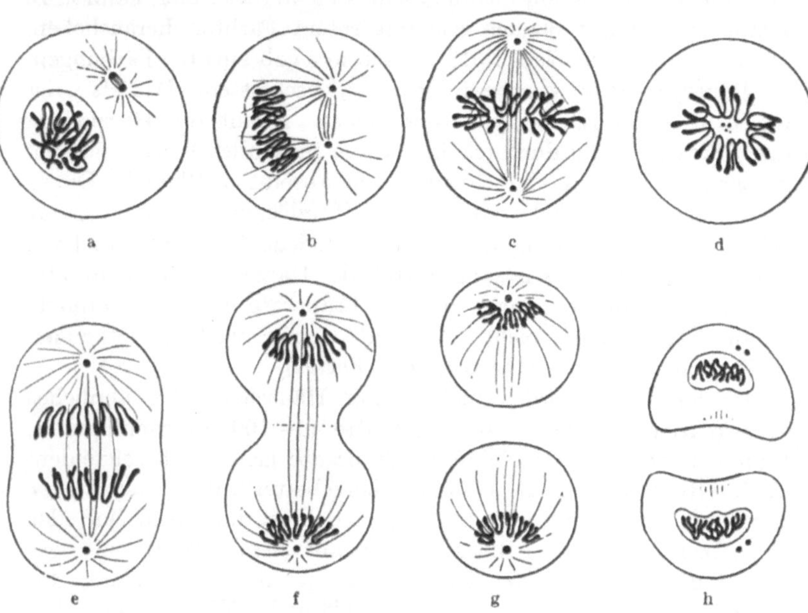

Abb. 7. Mitotische Zellteilung. a, b Prophase, c, d Metaphase, c Ansicht der Äquatorialplatte senkrecht zur Spindel, d parallel der Spindel, e Anaphase, f, g Telophase, h Rekonstruktionsphase.

Einer der wichtigsten Vorgänge im Reiche des Lebendigen ist also die Zellteilung, die Entstehung zweier neuer letzter Autonome (Tochterzellen) aus einem alten (Mutterzelle). Die Zelle verdoppelt sich dabei, die beiden Tochterzellen sind mit der Mutterzelle wesensgleich. Sie wachsen zu deren Größe schnell wieder heran. Die regelrechte, überall vorkommende Teilungsart ist die sog. indirekte Kern- und Zellteilung, die Karyokinese oder Mitose. Man kann die nebeneinander herlaufenden Vorgänge am Kern und am Zytoplasma sowie den Aufbau und Abbau des Teilungsapparates unterscheiden. Man gliedert den Vorgang zeitlich in 5 Phasen: Prophase, Metaphase, Anaphase, Telophase und Rekonstruktionsphase.

Prophase. Im Kern bilden sich aus dem chromatischen Gerüst die Chromosomen, stark lichtbrechende, im Präparat stark färbbare, meist stäbchen- oder schleifenförmige Gebilde. Sie bilden ein dichtes Knäuel, das Spirem, das sich gegen Ende der Prophase auflockert. Der Nukleolus verschwindet, die Kernmembran löst sich auf, die Chromosomen werden aus dem Kernraum frei. Gleichzeitig haben sich die meist schon vorher entstandenen beiden Körnchen des Zentrosoma getrennt. Sie wandern an zwei entgegengesetzte *Pole* der Zelle; das umgebende Zytoplasma differenziert sich zur sog. Polstrahlung (Astrosphäre), während sich zwischen den Zentriolen der Teilungs- oder Spindelapparat, bestehend aus Zentralspindel und Zugfasern, ausbildet. Die Zugfasern heften sich von jedem Pol aus an jedes Chromosoma an. Diese werden anscheinend durch deren Zug in die Mitte der Spindel, rund um die Zentralspindel herum gezogen.

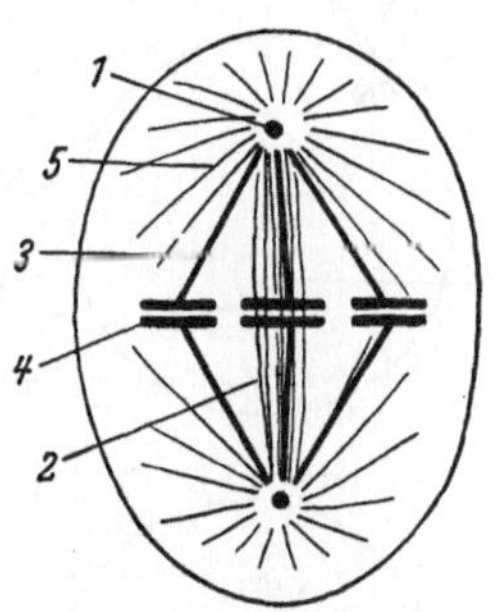

Abb. 8. Metaphase. *1* Zentrosoma, *2* Zentralspindel, *3* Zugfaser, *4* Chromosomen in der Äquatorialplatte angeordnet, geteilt, *5* Polstrahlung.

Metaphase. Am Ende der Prophase ist die wesentliche Aufgabe der Teilung, die Verdoppelung der Zellorganisation erreicht. Alle Bestandteile der Zellteilungsfigur sind in zwei spiegelbildlich gleichen Hälften zu einer Mittelebene, der Äquatorialebene, angeordnet. In dieser Ebene selbst liegen die Chromosomen (Äquatorialplatte, Mutterstern), die sich in der Regel schon, bevor sie in dieser Stellung angelangt sind, der Länge nach gespalten haben, so daß jede Zugfaser nunmehr an einer der Spalthälften befestigt ist.

Anaphase. Im Stadium der Metaphase verharrt die Zelle einige Zeit; die Anaphase verläuft dagegen sehr rasch. Die beiden symmetrischen Hälften der Chromosomen trennen sich und werden durch Verkürzung der Zugfasern gegen die Pole der Zelle gezogen (Tochtersterne).

Telophase. In diesem Stadium tritt in der Äquatorialebene des Zelleibes ein Schnürring auf, der schließlich eine völlige Durchschnürung der Zelle zur Folge hat.

Rekonstruktionsphase. Aus den beiden Teilungszuständen, den Hälften der Symmetriefigur, wird wieder die gewöhnliche Zellorganisation aufgebaut, in der die Zelle ihre Tätigkeiten verrichtet. Im umgekehrten Verlauf wie in der Prophase bilden die Chromosomen erneut ein Knäuel, ihre Färbbarkeit und Lichtbrechung nimmt ab; Kernkörperchen und Kernmembran treten wieder auf.

Auch nach der Teilung sind die beiden Tochterzellen an der symmetrischen gleichen Anordnung ihrer Bestandteile zu erkennen.

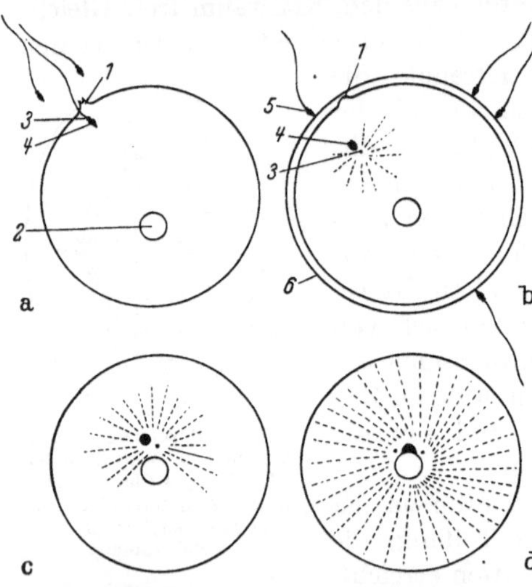

Abb. 9. Befruchtung des Seeigeleies (O. Hertwig). a Das Spermium dringt in das Ei ein; b der Spermiumkopf verwandelt sich in den männlichen Vorkern; c kurz vor, d kurz nach der Vereinigung der beiden Vorkerne. *1* Empfängnishügel des Zytoplasmas, *2* weiblicher Vorkern, *3* Zentrosoma, *4* Kopf des eingedrungenen Spermiums, *5* nicht eingedrungenes Spermium, *6* Befruchtungsmembran.

Wir erkennen so an der Zelle im ganzen und am Kern zwei Zustände ihrer Organisation, den Arbeitszustand und den Teilungszustand.

Die Zellteilung dauert je nach Temperatur und Tierart 1 bis 3 Stunden, bei Warmblütern durchschnittlich 1 Stunde. Pro- und Metaphase benötigen annähernd die gleiche Zeit wie Telo- und Rekonstruktionsphase. Die eigentliche Teilung, Ana- und Telophase, dauert etwa 5 bis 10 Minuten. Man kann also bequem zuschauen.

Die Zahl der Chromosomen ist für jede Tierart konstant. Beim Menschen beträgt sie 48. Diese Zahl kommt mit am häufigsten vor. Sie wird durch den normalen Teilungsvorgang aufrechterhalten, genau gilt der Satz (Boveri): Es gehen bei der Vorbereitung zur Teilung so viele Chromosomen aus einem Kern hervor, wie am Ende der letzten vorhergehenden Teilung in ihn hineingegangen sind. Dieser Satz ist die wichtigste Grundlage der Anschauung, daß auch im Arbeitskern die Chromosomen als individuelle Gebilde erhalten sind (Individualitätstheorie, Boveri).

Bei der Befruchtung vereinigen sich der weibliche Vorkern der Eizelle und der männliche Vorkern, der sich nach dem Eintritt des Spermiums in das Zytoplasma der Eizelle aus dem Kopf des Spermiums wieder herstellt. Dieser Kopf entstand aus dem Kern der in das Spermium sich umwandelnden Zelle. Beide zusammen bauen den Urmutterkern aller Zellen des menschlichen Körpers mit seinen 48 Chromosomen auf.

Die Zahl der Chromosomen jeder der beiden Vorkerne ist 24; diese *reduzierte* oder *haploide* Zahl entsteht bei der Bildung der sich zum Spermium umbildenden Zelle im Hoden, bei der Eizelle erst unmittelbar vor oder sogar erst nach dem Eindringen des Spermiums durch besonders ablaufende Kernteilungsvorgänge, die Reifungsteilungen. Die Zahl 48 ist die diploide, 24 die haploide Zahl.

Die sog. direkte Kern- und Zellteilung, die Amitose, kommt seltener vor als die Mitose. Sie erfolgt ohne Bildung von Chromosomen und besteht in einer einfachen Durchschnürung des Kernes und des Zelleibs. Kernmembran und Kernkörperchen bleiben erhalten. Gewöhnlich teilt sich zunächst das Kernkörperchen, danach der Kern und schließlich der Zelleib. Häufig unterbleibt die Durchschnürung des Zelleibs, so daß nur eine Kernvermehrung stattfindet. Die Amitose kommt vorwiegend in hochdifferenzierten Zellen (quergestreifte Muskelfaser) und in Zellen mit lebhaftem Stoffwechsel vor.

Bei der Zellteilung werden wirklich zwei getrennte, lebende autonome Stoffsysteme gebildet. Eine Vermischung von Kern oder Zytoplasma zweier Zellen des Körpers, das wäre eine Kopulation der Protoplasmen, kommt nicht vor. Der Körper ist kein einheitliches protoplasmatisches Stoffsystem. Zellen, die sich durch Fortsätze verbinden, bilden ein Synzytium; auch hierbei bleiben die Protoplasmen getrennt, es werden z. B. bei der inneren Protoplasmabewegung keinerlei Körnchen ausgetauscht. Plasmodien sind große Zytoplasmasysteme mit zahlreichen Kernen, entstanden durch Wachstum und Kernteilung ohne nachfolgende Zelleibsteilung, z. B. die quergestreiften Muskelfasern. Man muß also den zelligen Bau, Aufteilung des Körpers in zahlreiche Einzelautonome, die Zellen, vom nichtzelligen Bau unterscheiden, bei dem die Zytoplasmamasse ein einheitliches Stoffsystem bleibt. Dies sind die nichtzelligen Organismen, die in der Tierwelt stets nur sehr klein sind; sehr kleine entsprechen *einer* Zelle, man nennt sie deshalb auch Einzellige.

5. Die allgemeinen Lebenserscheinungen.

Als allgemeine Lebenserscheinungen werden die Vorgänge bezeichnet, die an jedem lebenden Wesen zu beobachten sind und die auch die letzten Autonome, die Zellen, grundsätzlich erkennen lassen. Es sind die verschiedenen Seiten eines einheitlichen Ablaufes, eben des Lebens.

Als allgemeine Lebens*bedingungen* werden die notwendigen Existenzbedingungen des Protoplasmas bezeichnet. Dessen kolloidaler Zustand und chemischer Aufbau bindet das Leben an einen schmalen Bereich kosmischer Faktoren. Es muß Wasser vorhanden sein, dieses muß bestimmte Ionen enthalten, dabei gelten obere und untere Grenzen der Konzentration; die Temperatur von 70^0 kann nur von wenigen Organismen überschritten werden, nach unten hin hört die Möglichkeit des Lebensablaufes ebenfalls bald unter 0^0 auf; Sauerstoff muß in der Regel vorhanden sein, ebenso eine Nahrungsquelle und die Möglichkeit, sich von den Abfallstoffen zu befreien. Die Existenz, das Leben des Protoplasmas, ist gebunden an den ununterbrochenen Ablauf der Lebens*vorgänge*.

Sind diese Dinge in der für das betreffende Protoplasma artgemäßen, zum mindesten nicht schädigenden Weise gegeben, so kann es leben und ist an den Zusammenhang der Körperteile und Gewebe nicht gebunden. Die Technik, Gewebe und Zellen des Tierkörpers außerhalb dieses zu halten, nennt man „*Gewebekultur*". Auch hierbei tritt die lebende Substanz nur in der Organisationsform der Zelle auf. Doch sind nur Gewebe, d. h. Zellverbände zum Weiterleben und -wachsen zu bringen. Auch ist es nicht möglich, dabei von einer einzelnen Gewebezelle auszugehen. Solche Gewebekulturen können praktisch beliebig lange fortgezüchtet werden.

Unter Lebenserscheinungen sind zunächst vier Arten von Vorgängen herauszuheben.

a) **Stoff- und Energiewechsel.** Ein ständiger Stoffstrom geht durch das lebende System hindurch, mit ihm beim Tier ein Energiestrom, während die Pflanzen freie Energie in der Form des Sonnenlichtes aufnehmen. Das Schema faßt die Vorgänge zusammen. Der Stoff- und Energiewechsel ist die Basis aller übrigen Lebensvorgänge; nur solange dieser möglich ist, sind auch andere Lebenserscheinungen zu beobachten. Am mikroskopischen Bilde der Zelle und Gewebe werden Stoff- und Energiewechsel in der Regel nicht sichtbar.

b) Wachstum und Fortpflanzung. In dem Schema der Stoffwechselbilanz ist ein „Saldo" angedeutet, das entweder ein Zuwachs oder eine Abnahme der lebenden Substanz ist. Im ersteren Fall ist es der sichtbare Erfolg des *Baustoffwechsels*, der stets einen kleineren Stoffumsatz hat als der *Betriebsstoffwechsel*. Dieser Zuwachs ist dann *echtes Wachstum*, wenn er nicht nur eine Einlagerung von Wasser oder Reservestoffen in den Zellen bedeutet, sondern Vermehrung des Protoplasmas, der lebenden

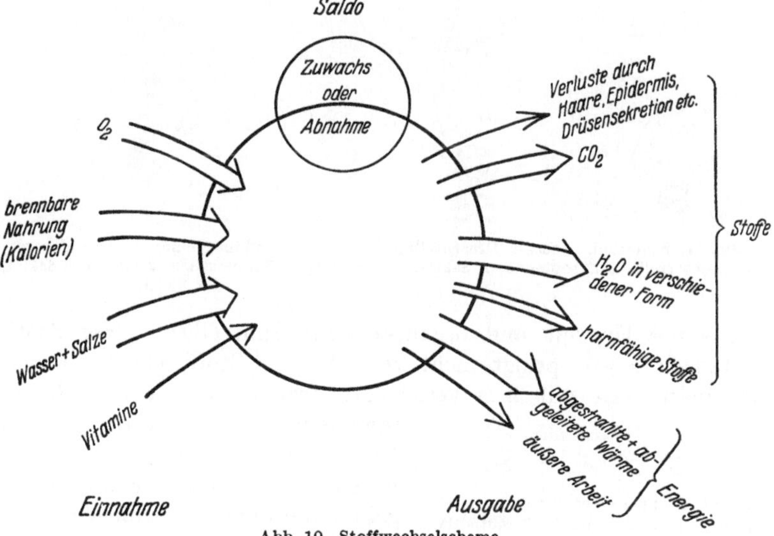

Abb. 10. Stoffwechselschema.

Substanz selbst. Es ist immer organisierendes Wachstum, Aufbau der Zellorganisation, Vermehrung der Zellen durch Teilung, Vermehrung und Neuentstehung von Geweben. Der immer wiederkehrende Vorgang ist die Zellteilung, diese also der sichtbare Ausdruck von Wachstumsvorgängen in den Präparaten von Geweben und Organen.

Bei vielen Geweben, Epithelien, blutbildenden Geweben werden fortwährend Zellen verbraucht und abgestoßen, neue treten an ihre Stelle, die durch Zellteilung aus den vorhandenen entstehen. Solche Gewebe zeigen einen Bestand meist allein sich vermehrender Zellen, ein Keimlager, dessen Wachstum also der Erhaltung des Gewebebestandes dient. Grundsätzlich unterscheidet sich auch die Fortpflanzung nicht von diesen Vorgängen. Die Fortpflanzungs-

zellen entstehen im Zuge des Wachstums und inmitten der Zell-
vermehrung des vielzelligen Organismus und werden dann zu
selbständigem Leben aus diesem abgegliedert.

Die Lebenserscheinungen des Wachstums und der Fortpflanzung
werden von dem Satze: omne vivum e vivo beherrscht, daß
lebendes Protoplasma nur aus lebendem Protoplasma gleicher Art
entsteht. Das vorhandene Leben zieht den Stoff in sich hinein

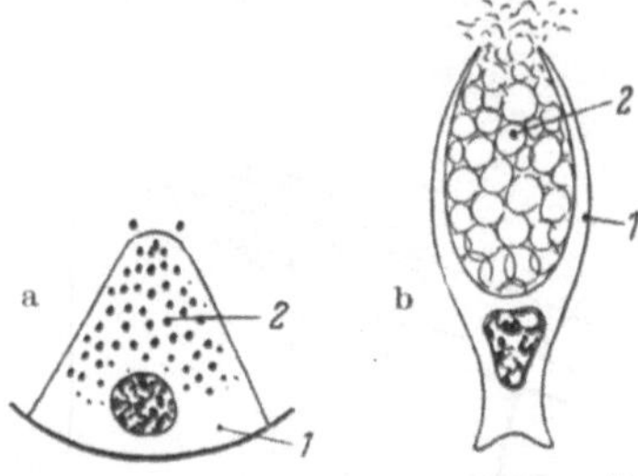

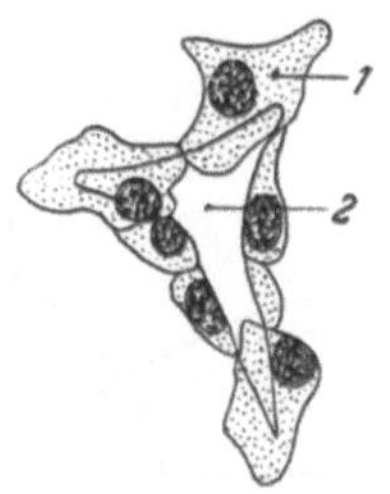

Abb. 11. Sekretion. a seröse Drüsenzelle,
b Becherzelle, *1* Zytoplasma, *2* Sekret.

Abb. 12. Bildung einer Kalknadel vom
Seeigel. *1* Bildnerzellen, *2* geformtes Sekret,
die Nadel.

aus seiner Umwelt und organisiert ihn zum Glied seines Stoffsystems. Leben springt nicht von Stoff zu Stoff, wie das Feuer,
das man gern mit ihm vergleicht, breitet sich auch nicht in

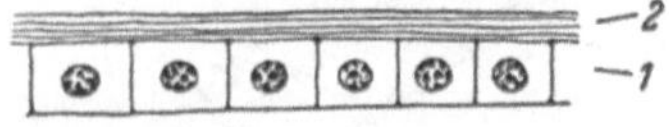

Abb. 13. Bildung einer Kutikula durch
Epithelzellen. *1* Epithel, *2* Kutikula.

irgendeiner Stoffmenge aus, sondern
Molekül für Molekül wird aus seinem
bisherigen Zusammenhang herausgelöst und dem Leben eingegliedert
und dienstbar gemacht.

  c) **Aufbau, Synthese, Sekretion.** In jedem lebenden System
werden auch Wirkstoffe und Teile verschiedener Art aufgebaut,
die nicht Protoplasma sind. Diese Gebilde wirken entweder nur
durch ihre chemische Natur oder durch diese und die besondere
Form, in die sie gegossen werden. Solche Gebilde nennt man
Sekrete, ihre Bildung Sekretion, die also auch eine allgemeine
Lebenserscheinung ist. *Ungeformte*, chemisch wirkende Sekrete
sind die von den Drüsen gebildeten Flüssigkeiten, die z. B. der
Verdauung durch die in ihnen enthaltenen Fermente dienen
oder als Gleitstoffe wie der Schleim. *Geformte* Sekrete sind die
mechanischen Hilfsmittel des Lebens, die Stütz-, Skelet- und
Gerüststoffe, wie der kohlensaure Kalk und das Chitin bei wirbel-
losen Tieren, wie die kollagenen und elastischen Fasern, die

Knochen- und die Knorpelgrundsubstanz und das Horn bei den Wirbeltieren. Auch die Reservestoffe, die Stärke der Pflanzen, Fett und Glykogen der Tiere gehören hierher; sie werden durch chemische Synthese erzeugt und meist in Zellen abgelagert.

d) Bewegung. Die allgemein verbreitete Form der Bewegung ist die *Protoplasmabewegung*, insbesondere in der Form der amöboiden Bewegung ein- zelner Zellen. Das kenn- zeichnende Beispiel sind die Wanderzellen des Blutes und des Bindegewebes. Alle em- bryonalen Zellen sind amö- boider Bewegung fähig, ebenso zahlreiche anscheinend orts- feste Zellen des erwachsenen

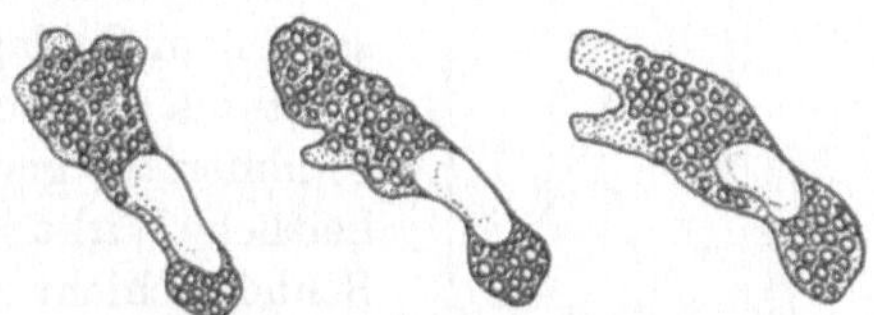

Abb. 14. Amöboide Bewegung eines weißen Blut- körperchens (Frosch) in drei von links nach rechts aufeinanderfolgenden Stadien.

Körpers, z. B. in der Gewebekultur. Anscheinend führen, wie solche Kulturen zeigen, viele Zellen des Körpers langsame amöboide Bewegung aus, die erst die Zeitrafferaufnahmen deutlich machen. In den Epithelien herrscht dauernd eine langsame Bewegung der Elemente gegen- einander; alle Formbildung beruht auf solchen Ortsveränderungen der den sich formenden Gewebeverband zusammen- setzenden Zellen, Gestaltungsbewegungen. Aktiv ist dabei allein das Zytoplasma, der Kern wird passiv mitgenommen. Die Be- wegung zeigt ein Fließen des Zellinhaltes in der Ektoplasmahülle.

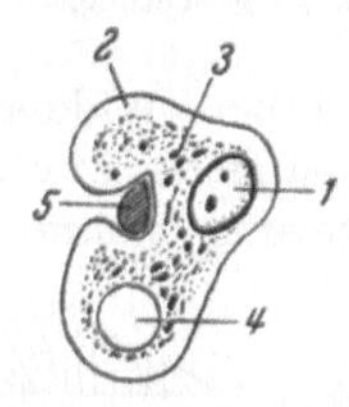

Abb. 15. Aufnahme einer Al- genzelle durch eine Amöbe vermittelst amöboider Be- wegung. *1* Kern, *2* Ekto- plasma, *3* Endoplasma, *4* Vakuole, *5* Nahrung.

Die *Protoplasmaströmung* ist eine Be- wegung in der Zelle ohne deren Orts- veränderung. Am deutlichsten ist sie bei Pflanzen; sie rührt gleichsam das Zytoplasma in kreisender Bewegung innerhalb einer Ektoplasmahülle durcheinander. Bei tierischen Zellen geht diese Bewegung wohl so langsam vor sich, daß nur der Zeitraffer sie enthüllt. In Gewebekulturen wird sie als „Körnchenwanderung" beobachtet. Auch diese Bewegung zeigt, daß die Zelle ein in sich geschlossenes Protoplasmasystem ist; die Protoplasmen von Nachbarzellen vermischen sich nicht. Solches Ineinanderfließen der Zellautonome kommt nur bei der Kopulation vor, bei der auch zum Teil die äußere, stets die innere amöboide Bewegung das Bewegungsmittel abgibt.

Die *Flimmerbewegung* wird mit den S. 5 genannten Flimmer- oder Wimperhaaren ausgeführt. Einzelhaare heißen Geißeln, z. B. der Schwanz des Spermiums. Die Haare sind als Fortsätze auf Epithelzellen angeordnet, sie schlagen in regelmäßigem Zusammenspiel in schnellem Schlage und langsamer Wiederauf- richtung. Die Schlagfolge ist zeitlich über das Flimmerfeld genau geregelt, so daß eine ein- heitliche Wirkung, z. B. Bewegung einer dünnen Schleimschicht zustande kommt. Solche Flim- merfelder finden sich beim Menschen vor allem in den Luftwegen.

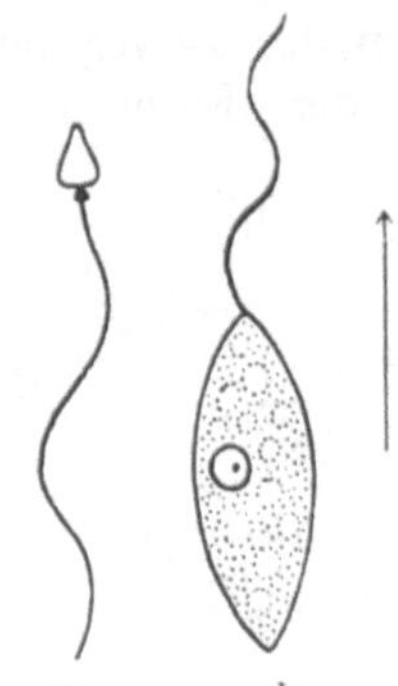

Abb. 16. Geißelbewe- gung. a Spermium des Menschen, b Geißeltier- chen (Euglena). Pfeil: Bewegungsrichtung.

Das Zellorgan der *Muskelbewegung* ist die Myofibrille. Alle Bewegungen der Körperteile des Menschen gegeneinander und alle Orts- veränderungen beruhen auf dieser Bewegungs- form. Die Myofibrille geht dabei ohne Volum- änderung unter Entwicklung einer Spannung, die äußere Widerstände überwinden kann, aus einem dünneren und längeren in einen kürzeren und dickeren Zustand über. Diese Bewegung nimmt das ganze protoplasmatische Gebilde, Zelle,

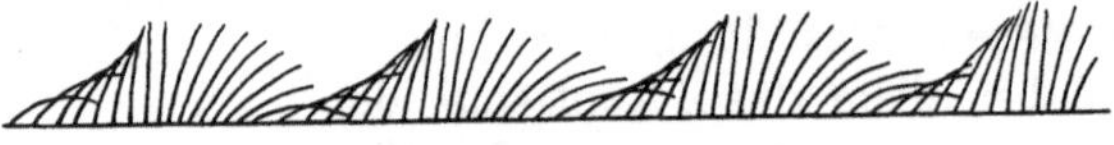
Abb. 17. Flimmerbewegung.

Muskelfaser mit, auch die Hülle, das ganze Gewebe und Organ. Auch das Volumen des ganzen sich bewegenden Teiles ändert sich nicht.

Zu diesen vier Lebenserscheinungen kommen noch zwei weitere, die sich auf die Art beziehen, in der jene ablaufen und die recht eigentlich das Leben als solches kennzeichnen: Reizbarkeit und Regulation.

Reizbarkeit ist die Eigentümlichkeit lebender Systeme, auf äußere Einflüsse zu „antworten", d. h. sich in einer Weise zu verändern, die in allen wesentlichen Eigenschaften vom lebenden System aus bestimmt wird und nur zum kleinsten Teil vom Reiz.

Die Antwort besteht in jenen vier allgemeinen Lebens- erscheinungen, sei es, daß diese erst auftreten (Bewegung, Sekretion)

oder sich ändern. Hierbei gilt JOH. MÜLLERs Gesetz von der „spezifischen Energie", daß jedes lebende System durch die besondere Art seiner Antwort ausgezeichnet sei, der Muskel z. B. durch seine Kontraktion. Dieses Gesetz gilt für alles lebende Geschehen. Wenn ein lebender Organismus durch von außen kommende Einflüsse zu produktiver Leistung, Wachstum, Formbildung, Sekretion, Bewegung veranlaßt wird, so macht er das stets auf seine Art. Das kennzeichnende Beispiel ist die Ausbildung der Geschlechtsmerkmale, deren Bildung

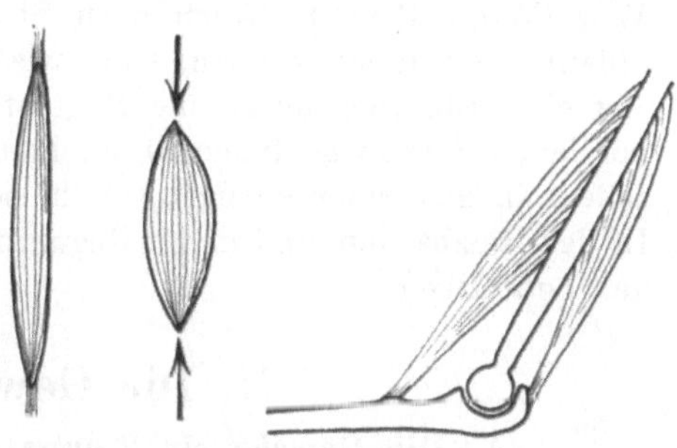

Abb. 18. Muskelbewegung. a Kontraktion des Muskels, b Anordnung am Hebelskelet.

durch ein inneres Sekret hervorgerufen wird, ein Hormon, einen kristallisierbaren, chemisch definierten Stoff, der auch, wie ein Arzneimittel von außen herangebracht, dieselbe Wirkung tut. Der Organismus produziert dabei stets *seine* Geschlechtsmerkmale, der Hirsch sein Geweih, der Molch sein Farbenkleid usw. Das gilt für alles Geschehen im Bereiche der Reizbarkeit.

Regulation ist Wiederherstellung des Körpergefüges und der Funktionen. Alles Lebendige hat sein ihm angeborenes Lebensschicksal in Gestalt und Lebenslauf, seine Lebensmelodie (K. E. v. BAER) oder Lebensplan, den man auch als eine zu erfüllende Aufgabe in der Lebensgemeinschaft (Biocoenose) hinstellen

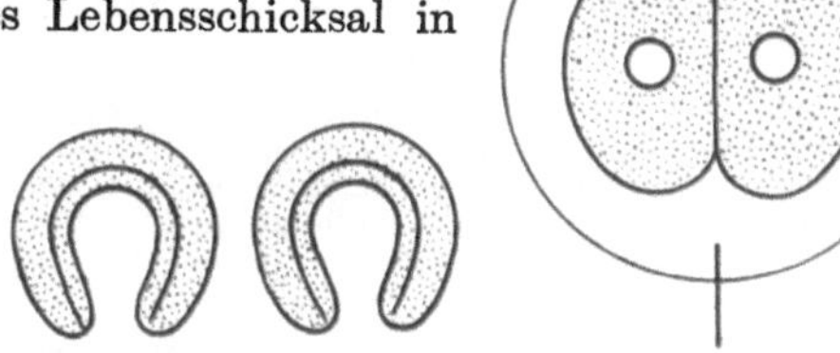

Abb. 19. Regulation, künstliche Teilung eines Eies auf dem 2-Zellenstadium, daraus entstehen 2 Becherlarven.

kann, in die jedes Lebewesen eingeordnet ist. Der Ablauf des Lebens, von der Formbildung des Embryos bis zu allen Leistungen, wie Nahrungsbeschaffung, Fortpflanzung, Brutpflege usw. ist ebenso Bestandteil des erblichen Artbildes wie Gestalt und Bau des Körpers. Dieses sein arteigenes Leben von Station zu Station zu vollziehen, seine Lebensmelodie oder -symphonie von Satz zu

Satz bis zum Ende durchzuspielen, strebt das Lebewesen mit allen Kräften an. Das ist der sachliche Inhalt dessen, was K. E. v. Baer die „Zielstrebigkeit" der Organismen nannte. Auch auf Umwegen kommt dabei das Leben zum Ziel: Das Ziel ist sicherer als der Weg (Wilh. Roux). Auch nach Störungen biegen alle Lebensabläufe, soweit sie können, stets wieder in den Lebensweg ihrer Art ein. Ein Beispiel ist die Regulation des Körpergefüges z. B. bei dem sich entwickelnden Ei; auch aus einem Teil der Furchungszellen, ja aus einer einzigen, stellt sich ein ganzer Embryo her. In der Reizbarkeit und in der Regulation zeigt sich die Autonomie des Lebendigen.

II. Die Gewebe.

1. Die Gewebe als Baumaterial des Körpers.

Das *Baumaterial* für die Organe unseres Körpers sind nicht unmittelbar die Zellen, sondern Verbände von Zellen und Zellprodukten, die *Gewebe*, die in gleicher und ähnlicher Form in den verschiedenen Organen wiederkehren und die in der Histologie

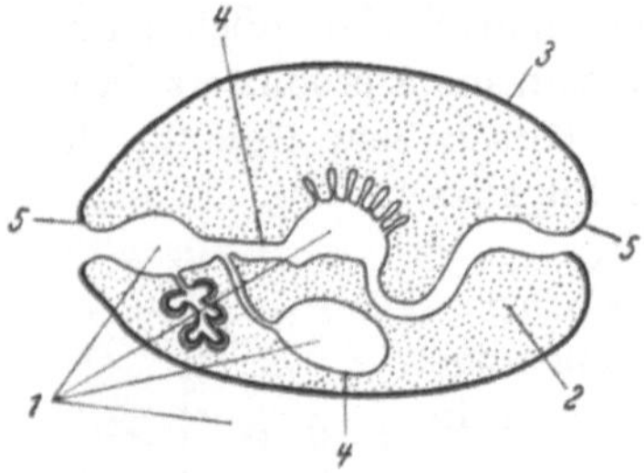

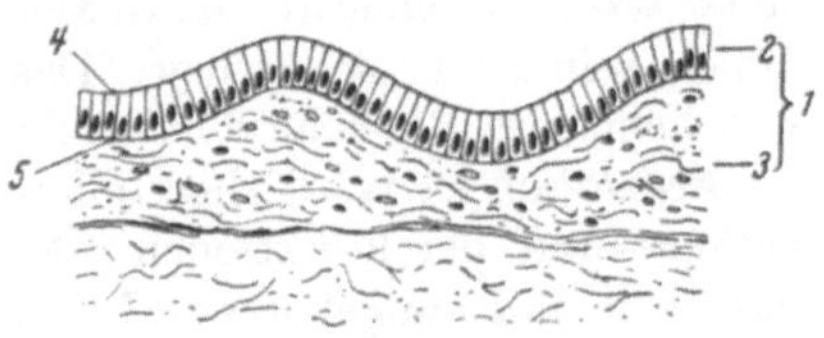

Abb. 20. Schema eines Gewebetieres. *1* Außenwelt, *2* Innenwelt (Stoffsystem des Körpers, „Milieu interne"), *3* äußere Oberfläche, *4* innere Oberfläche, *5* Epithelgrenze zwischen *3* und *4*.

Abb. 21. Schema einer Haut oder Schleimhaut. *1* Haut, bestehend aus *2* Epithel, *3* Stratum proprium, *4* freie Oberfläche, *5* Basis des Epithels.

oder Gewebelehre behandelt werden. Die mikroskopische Anatomie oder Feinbaulehre der Organe untersucht dann deren Aufbau aus den verschiedenen Arten von Geweben.

So tritt uns bei den Lebensleistungen des Körpers nicht unmittelbar die Zelle entgegen, sondern das Gewebe. Das gilt sowohl für die *Bauleistungen* wie für die *Betriebsleistungen*. Die ersteren umfassen Aufbau, Erhaltung und Wiederherstellung des Körpergefüges. Schon im ersten Aufbau von der Keimblattbildung an haben wir es nicht mehr mit Einzelzellen zu tun, sondern mit Zellverbänden, die sich einheitlich bewegen, verlagern und gestalten. Auch die Bauleistungen des späteren Lebens, z. B. die Heilung äußerer Wunden oder die von Knochenbrüchen gehen von den verschiedenartigen Geweben aus. Die Betriebsleistungen, das sind die besonderen Tätigkeiten, die die Organe ausüben, sind an besondere und verschieden gestaltete Gewebe gebunden. So treten uns beim Studium des Körpergefüges und seines Lebens immer zuerst die *Gewebe* entgegen, und erst wenn wir diese genauer studieren, das besondere Leben in ihnen und ihr Gefüge untersuchen, stoßen wir auf die letzten Einheiten des Lebens, die Zellen.

Wir unterscheiden vier große Gruppen von Geweben: das *Epithelgewebe*, das *Stütz- und Bindegewebe*, das *Muskelgewebe* und das *Nervengewebe*. Die letzten beiden Arten kennzeichnen das tierische Leben: animale Gewebe; die beiden anderen werden als vegetative Gewebe bezeichnet.

2. Epithel- und Drüsengewebe.

Epithelien sind flächenhafte Zellverbände, die nur aus Zellen bestehen. Diese finden sich an allen *Oberflächen*. Alle Oberflächen des Körpers sind von einer lücken-losen Epitheldecke überkleidet. Deren Durchbrechung ist die Wunde.

Der Körper besteht aus einer Ge-webemasse zwischen der äußeren Ober-fläche der Haut und der inneren des Darmes. Nur was zwischen diesen beiden Oberflächen sich befindet,

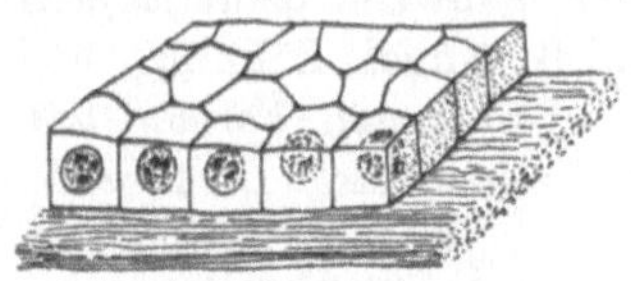

Abb. 22. Kubisches Epithel auf der bindegewebigen Unterlage, schematisches Raumbild.

gehört zum Stoffsystem des Körpers, nur hier befindliche Stoffteil-chen — Atome, Ionen, Moleküle — können am lebendigen Getriebe teilnehmen (Milieu interne). Was jenseits dieser Oberflächen ist, gehört zur Außenwelt, ist nicht dem Körper „einverleibt", was diesseits liegt, gehört zur Innenwelt. Das ist die Bedeutung von Innen und Außen am Körper.

Die Epithelien bilden die Oberfläche und den einen Teil einer *Haut* oder *Schleimhaut*, deren anderer Teil aus Bindegewebe besteht; beide Teile sind eine biologische und funktionelle Einheit; die Bauleistungen aber bleiben getrennt; Epithel wird nur vom Epithel, Bindegewebe nur von diesem geliefert oder ergänzt. An der Grenze zwischen Epithel und Bindegewebe liegt meistens ein feines Häutchen, die Basalmembran.

Die Leistung des Epithels ist also eine *Oberflächenfunktion*. Es bildet die Stoffschranke und überwacht und vollzieht den Stoffverkehr zwischen Außen und Innen; Aufnahme (Resorption), Ausscheidung (Sekretion und Exkretion), völliger Abschluß. Der Epitheldefekt, die Wunde, ermöglicht also den unkontrollierten Verkehr zwischen Außen und Innen, gibt das Innere z. B. dem Eindringen von Bakterien frei. Soll das vom Epithel ausgeübte Aufnahmeverfahren für einen Stoff umgangen werden, so wird das Epithel durchstoßen und z. B. eine Lösung unmittelbar ins Milieu interne eingespritzt (parenterale Einverleibung). Die Wunde ist geheilt, wenn die Epitheldecke wiederhergestellt ist.

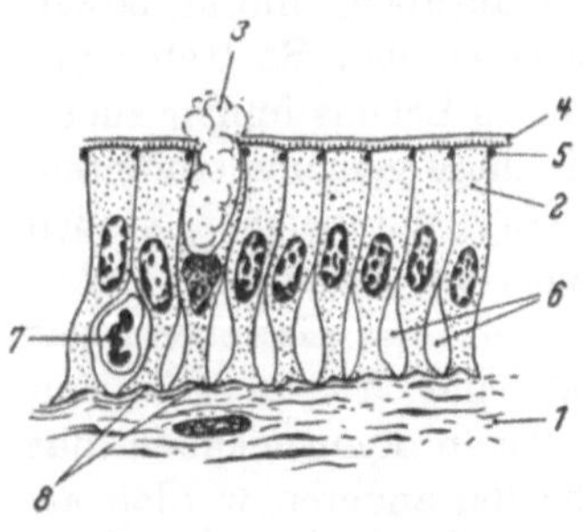

Abb. 23. Zylinderepithel (des Dünndarmes). *1* Stratum proprium, *2* Zylinderzellen, *3* Becherzelle, *4* Kutikularsaum, *5* Schlußleisten, *6* Zwischenzellücken, *7* weißes Blutkörperchen darin, *8* Basalfüßchen.

Auch die Reize müssen die epithelbedeckte Oberfläche durchschreiten; auch die mechanische Bearbeitung des Epithels oder seines Produktes der Umwelt bedient sich (z. B. Nägel, Zähne).

Unter den *Formen des Epithels* ist das einschichtige Epithel die einfachste. Dickere Epithelien mit hohen Einzelzellen heißen Zylinder-, dünnere mit niederen Zellen kubische Epithelien. Ganz flache Zellen, einschichtiges Plattenepithel, kommt nur ausnahmsweise an inneren Oberflächen vor (Lunge s. S. 135), als Endothel und Mesothel kleiden solche Zellschichten die Binnenräume aus (s. S. 30).

Einschichtiges Zylinderepithel kommt z. B. in der Gallenblase vor, in Drüsenausführungsgängen; hier finden sich dann alle Übergänge zu kubischen Epithelien. Im Darm kommt ein einschichtiges Zylinderepithel mit besonderer Oberflächenstruktur

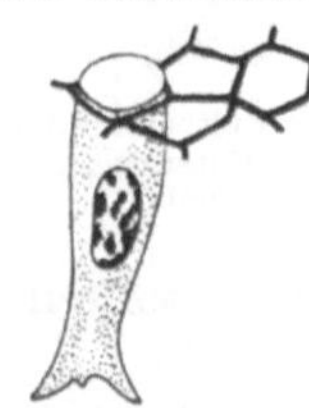

Abb. 24. Zylinderzelle aus Abb. 23 mit dem Ende im Schlußleistennetz steckend.

(Kutikularsaum) vor. Die meisten Zylinderepithelien enthalten eine zweite Zellform, die Becherzellen. An jedem Epithel unterscheidet man die freie Oberfläche von der Basis, letztere verbindet sich meistens durch Basalfüßchen mit dem bindegewebigen Teil der „Haut", deren einer Teil das Epithel ist. Die freie Oberfläche ist stets völlig geschlossen, ein Schlußleistennetz

zwischen den Zellköpfen sorgt für den völligen Abschluß der feinen
Spalträume zwischen den Zellen. Gegen die Basis treten meist
größere Zwischenräume auf
(Zwischenzellücken), die mit
den Spalten im Bindegewebe
kommunizieren. Die Zellen
der Oberfläche werden in der
Regel verbraucht und von besonderen Stellen her ersetzt.

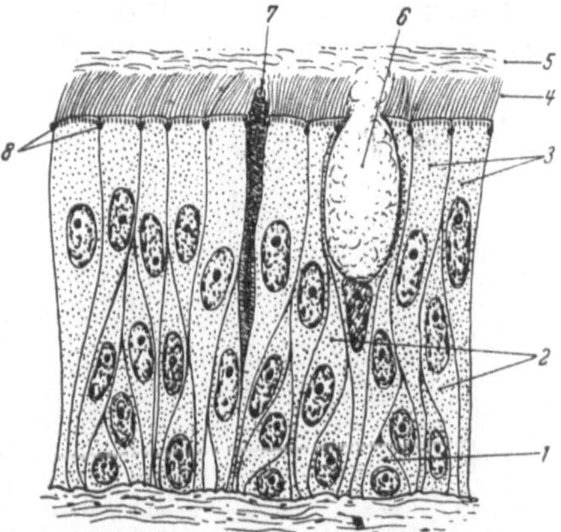

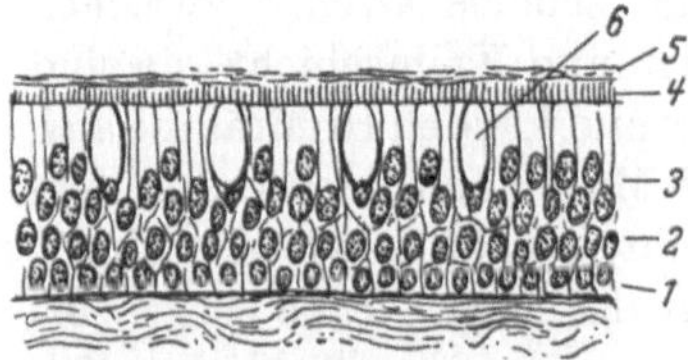

Abb. 25. Mehrreihiges Zylinderflimmer-
epithel mit Becherzellen. *1* Basalzellen
(Keimschicht), *2* mittlere (Ersatz-)
Schicht, *3* Oberflächen- (Zylinderzellen-)
Schicht, *4* Flimmerhaare, *5* Schleim-
bedeckung, *6* Becherzelle.

Abb. 26. Die Anordnung der Zellen im Flimmer-
zylinderepithel. *1—6* wie bei Abb. 25, *7* ab-
gestorbene, vor der Abstoßung stehende Zelle,
8 Schlußleisten.

Bei den einschichtigen Epithelien des Darmes z. B. sind dies die
Krypten (s. S. 26), bei vielen Epithelformen besondere Zellen an
der Basis. Dies führt zu den
mehrreihigen und *mehrschichtigen*
Epithelien.

Mehrreihige Epithelien zeigen
mehrere Reihen von Kernen, alle
Zellen erreichen die Basis, zahlreiche jedoch nicht die Oberfläche;
diese letzten sind die Ersatzzellen,
die tiefsten teilen sich und bilden
ein Keimlager. Solche Epithelien
bilden als Zylinderflimmerepithel
das typische Epithel der größeren
Luftwege.

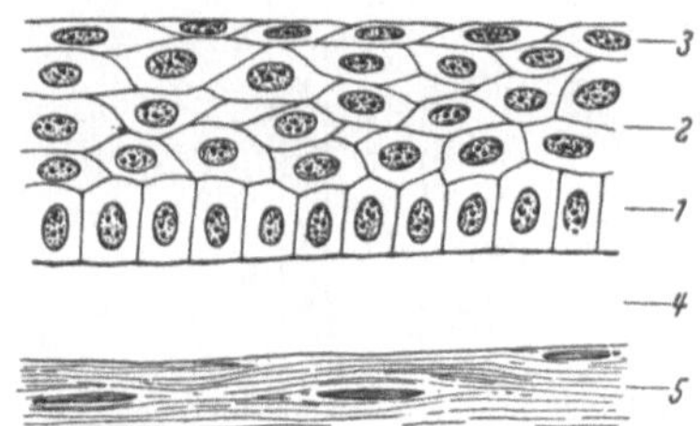

Abb. 27. Mehrschichtiges Plattenepithel
(Hornhaut des Auges). *1* Basal- oder Keimschicht, *2* Mittelschicht, *3* Oberflächenschicht, *4* Basalmembran, *5* Bindegewebe
der Hornhaut.

Mehrschichtige Epithelien sind solche, an denen jeweils nur
eine Reihe Zellen die Basis oder die Oberfläche erreicht. Echtes
geschichtetes Zylinderepithel ist selten (z. B. Conjunctiva palpebrae).

Plattenepithel mit verhornter Oberfläche findet sich überall, wo
die Oberfläche mechanisch stark beansprucht ist. An der Basis

finden sich zylindrische Zellen, diese allein vermehren sich, darüber schichten sich kubische Zellen; in beiden Lagen sind die Zellen lebendig, Keimschicht (Stratum germinativum), auch Schleimschicht genannt. Gegen die Oberfläche sterben die Zellen unter Bildung von Horn ab; sie werden platt und die Oberfläche ist von Hornschüppchen bedeckt, die ständig erneuert werden. Weiche Formen dieses Epithels zeigen keine scharfe Grenze zwischen Horn- und Keimschicht, sie sind dick und kleiden Hohlräume aus, z. B. Mundhöhle; sie werden stets feucht gehalten, wie die Hornhaut des Auges. Eine echte Verhornung der oberflächlichen Zellen kommt nur an vereinzelten Stellen vor, z. B. Papillae filiformes der Zunge; gewöhnlich sind die weichen Formen des mehrschichtigen Plattenepithels

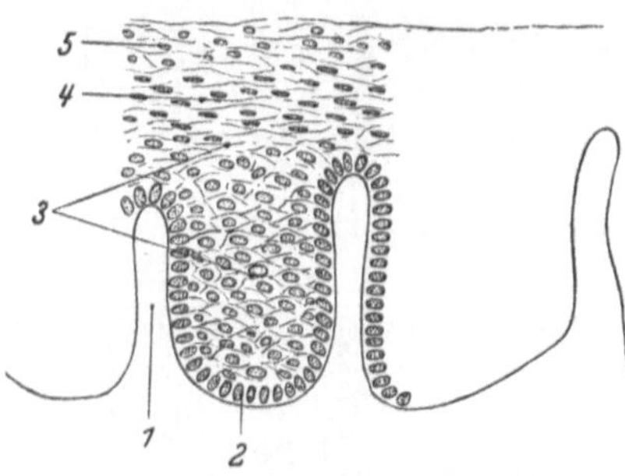

Abb. 28. Dickes, weiches, geschichtetes Plattenepithel (Speiseröhre) mit bindegewebigen Papillen. *1* Papille, *2* zylindrische Basalschicht, eigentliche Vermehrungsschicht, *3* Schicht der polyedrischen Zellen, *2* und *3* als Stratum germinativum zusammengefaßt, *4* Umwandlungsschicht, *5* Schicht der absterbenden und sich abschilfernden Zellen.

unverhornt. An dem harten Epithel der Haut ist die Hornschicht scharf abgesetzt; außer an Hand und Fußsohle ist dieses Epithel

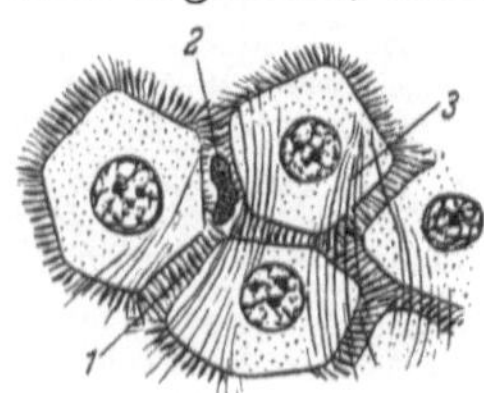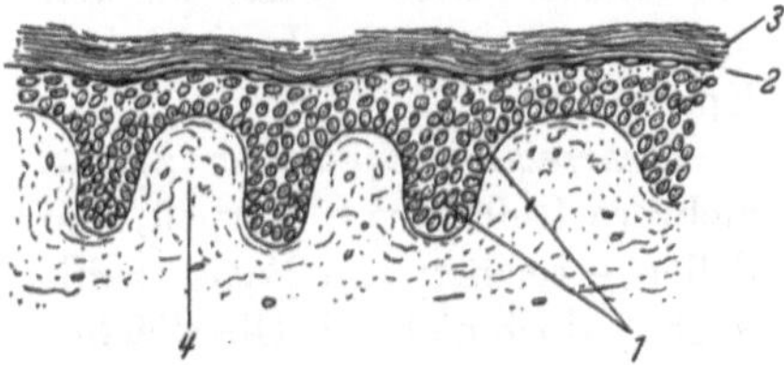

Abb. 29. Stachelzellen aus der Schicht kubischer Zellen eines geschichteten Plattenepithels bei starker Vergrößerung. *1* Zwischenzellücken und -brücken, *2* Wanderzelle darin, *3* Epithelfasern (Tonofibrillen).

Abb. 30. Dünnes, hartes, geschichtetes Plattenepithel (Oberhaut, z. B. am Arm). *1* Stratum germinativum, zylindrische Basal- und kubische Zellen, *2* Stratum granulosum, *3* Stratum corneum, *4* Papille.

viel dünner als die weiche Form; es wird durch ein besonderes Drüsensekret eingefettet. Die Basalfläche beider Arten zeigt in der Regel bindegewebige Papillen, die Blutgefäße führen, der Ernährung dienen und die Keimschichten aufteilen.

Eine besondere *Epithelform* ist die *der Harnwege.* Eine Basalschicht wird von großen, oft zweikernigen Zellen bedeckt. An

der Oberfläche ist das Zytoplasma der Deckzellen als Schutz
gegen die Einwirkung des Harns zu einer Crusta verdichtet. In
gedehntem und nichtgedehntem Zustande sieht dieses Epithel
sehr verschieden aus („Übergangs-
epithel"). Die Basalzellen sind im
nichtgedehnten Zustande stark zu-

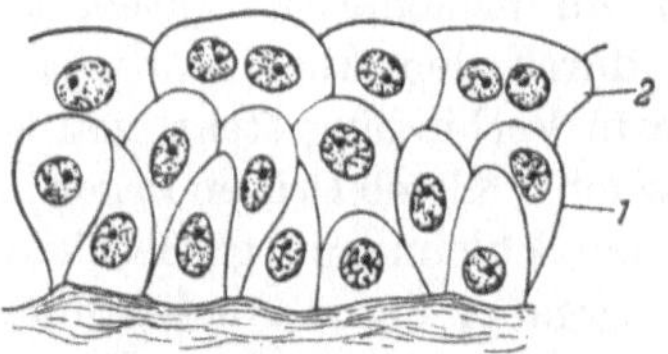
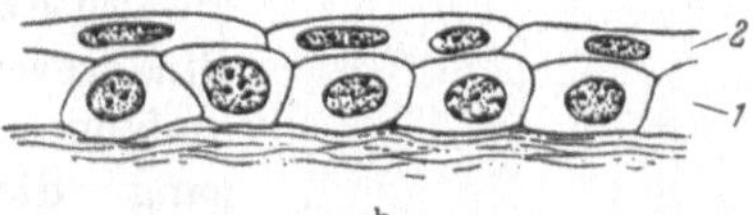

Abb. 31. Harnblasenepithel. a Zusammengeschoben, b gedehnt. *1* Basalzellen, *2* Deckzellen.

sammengeschoben, so daß die Kerne wie bei einem mehrreihigen
Epithel in verschiedener Höhe liegen.

Besondere Formen von Epithelien dienen ferner der Aufnahme
von Reizen, *Sinnesepithelien*. Das Organ dazu ist ein Fortsatz,

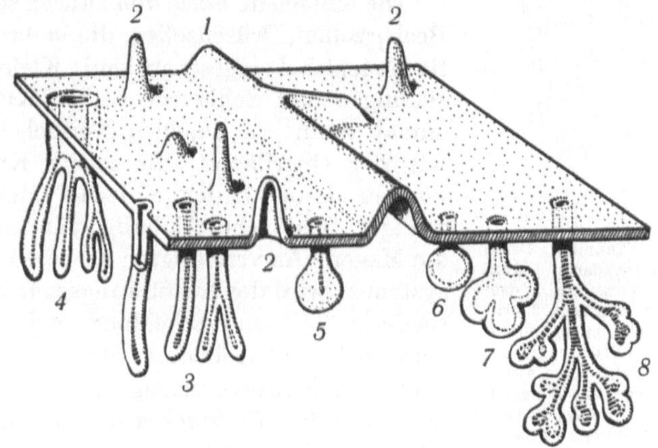

Abb. 32. Epithelplatte mit Oberflächenvermehrung; Schema. *1* Falte. *2* Zotten, *3* tubulöse
Drüsen, *4* Krypte mit einmündenden tubulösen Drüsen, *5* azinöse Drüse, *6* alveoläre Drüse,
7 verzweigte alveoläre Drüse, *8* tubulo-alveoläre Drüse. H.

Sinnesstift, an der freien Oberfläche. An der Basis geht die leitende
Nervenfaser entweder unmittelbar von der Sinneszelle ab (Riechzellen, Sehzellen), oder sie tritt mit dem rezeptorischen Ende
eines Fortsatzes einer Ganglienzelle (Neurit) in Verbindung (Geschmacksknospen, Sinnesepithelien des Labyrinths).

Der Verstärkung der Oberflächenfunktion dient die *Oberflächen-*
vermehrung, z. B. durch Falten und Zotten einer Schleimhaut.

Dient das Epithel der Produktion von Stoffen (Drüsen), so wird es von der Oberfläche fort in die Tiefe verlagert. So entstehen *Drüsen* mit Ausführungsgang, exokrine Drüsen, einfache oder verzweigte Kanalsysteme, deren Wand ein lückenloses Epithel ist, deren Lichtung mit der Oberfläche durch den Ausführungsgang mit *der* Stelle in Verbindung steht, von wo die Drüse auswuchs. Kleine Drüsen liegen im Bindegewebe der Schleimhaut, große bilden umfangreiche Organe, deren Ausführungsgang die Oberfläche erreicht. Drüsen ohne Ausführungsgang, endokrine Drüsen, werden völlig von der Oberfläche abgelöst und bilden dann irgendwo im Innern des Körpers epitheliale Gewebekörper; das Sekret wird durch Blut und Lymphe abgeführt.

Die einfachste Form von Drüsen sind die Becherzellen, Drüsenzellen, die in das Oberflächenepithel eingestreut sind. Kleine Vertiefungen und Schläuche heißen Krypten, zumal wenn sie dasselbe Epithel führen wie die Oberfläche. In solche Krypten können dann wieder einfache oder verzweigte Schläuche (Tubuli) münden, wie am Magen. An verzweigten größeren Gangsystemen wird der Ausführungsgang als besonderer Teil unterscheidbar und oft in verschieden ausgebildete Strecken gegliedert; die Sekretbereitung fällt dann den *sezernierenden Endstücken* zu, die sehr verschiedene Formen haben können, Beeren,

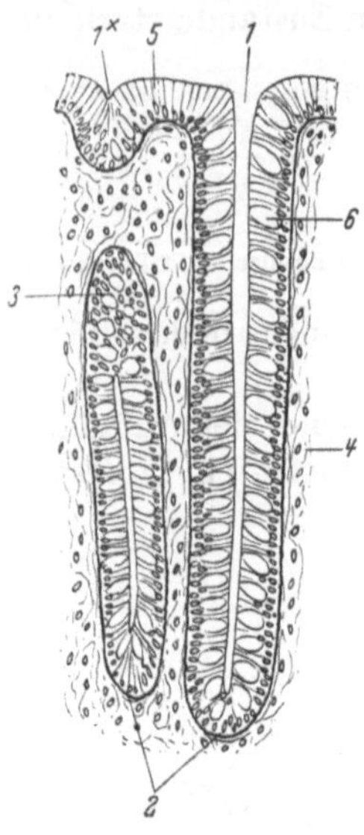

Abb. 33. Tubulöse Drüse aus dem Dickdarm. *1* Mündung des Schlauches, *1×* dasselbe angeschnitten, *2* Drüsenschlauch, mediandurchschnitten, *3* Flachschnitt der Wand des Schlauches, *4* Zwischenbindegewebe (Stratum proprium), *5* Oberflächenepithel, *6* Becherzelle.

Säckchen oder kurze Schläuche, azinöse, alveoläre, tubulöse Drüsen mit Übergangsformen.

Der Drüsenkörper ist gegliedert in Lappen und Läppchen, die von den sezernierenden Endstücken erfüllt sind. So kommt ein Maximum von sezernierendem Gewebe bei einem Minimum an Wegen zustande; die Läppchen sind durch bindegewebige Septen getrennt, so ist das Ganze formbar und verschieblich; eine besondere Kapsel ist meist *nicht* vorhanden.

Die verschiedene Art des Sekretes wird am Bau der Endstücke sichtbar: *Muköse Drüsen* zeigen weite Lichtungen, ihr Sekret ist

Schleim, der die Zellen in Form großer Körner erfüllt und bei
Berührung mit Wasser, im Leben also beim Ausstoßen an die Oberfläche oder in den Ausführungsgang zu der bekannten fadenziehenden
kolloidalen Lösung verquillt. Der abgeplattete Kern liegt an der
basalen Seite der Zelle. *Seröse*[1] *Drüsen* zeigen enge Lichtungen mit
Seitenästchen (zwischenzellige Sekretkapillaren), die runden Kerne
liegen nicht ganz basal, das Zytoplasma enthält Sekretkörnchen.
Seröse und muköse Drüsen finden sich an den inneren Oberflächen
(Darmsystem, Atmungsorgane;
auch die Tränendrüse gehört zu
dieser Gruppe). In manchen
Speicheldrüsen bestehen die
Endstücke sowohl aus serösen
als auch aus mukösen Zellen,
indem muköse Tubuli in einer
Gruppe seröser Zellen enden.
Häufig sind die serösen Zellen
in Form eines Halbmondes von
der Lichtung abgedrängt und
stehen nur durch zwischenzellige
Sekretkapillaren mit ihr in Verbindung. An der äußeren Haut
gibt es noch andere Formen, die
nicht jenen Gruppen zugeteilt
werden können: Die Schweißdrüsen mit eiweißfreiem Sekret,
die Talgdrüsen, bei denen die

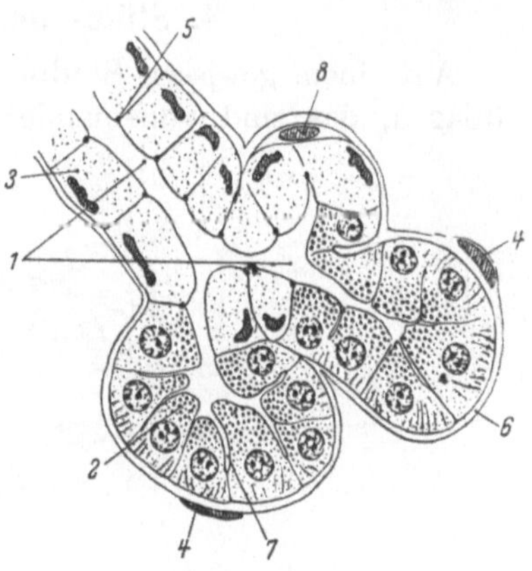

Abb. 34. Kombiniertes, sero-muköses Endstück einer Speicheldrüse. *1* Lichtung des
Schlauches, *2* seröse Zellen, *3* muköse Zellen,
4 Bindegewebszellen, *5* Schlußleisten, *6* Basalmembran, *7* zwischenzellige Sekretkapillare,
8 Muskelzelle (Korbzelle).

Zellen nicht fortlaufend Sekret bilden, sondern bei der Ausbildung
des Hauttalges in der Zelle als Ganzes zugrunde gehen und abgestoßen werden. Drüsen, die auf diese Weise ihr Sekret bereiten,
werden auch als holokrine Drüsen bezeichnet. Apokrine Drüsen
(Milchdrüse, große Knäueldrüsen der Haut) sind solche, deren
Zellen bei der Sekretbildung einen Teil des Zytoplasmas abstoßen,
während der basale, kernhaltige Teil erhalten bleibt. Drüsen, die
unter Erhaltung der Zellen fortlaufend aus der Blutbahn auf-
genommene Stoffe verarbeiten und als Sekret ausscheiden, nennt
man merokrine oder besser ekkrine Drüsen.

Wie die Epithelien sitzen die Drüsenzellen einer Basalmembran
auf. Bei manchen Drüsen (Speicheldrüsen, Schweißdrüsen) kommen

---

[1] Serum heißt in der Sprache der Medizin jede eiweißhaltige Flüssigkeit. Die serösen Drüsen sind stets auch Fermentdrüsen.

zwischen der Basalmembran und den Drüsenzellen Muskelzellen vor, die verzweigt sein können und als Korbzellen die Drüsenendstücke umfassen.

Bei den *endokrinen Drüsen* handelt es sich im typischen Falle um eine von kapillaren Bluträumen durchzogene Epithelmasse, so daß eine sehr innige Berührung zwischen dem Blut und dem Epithel zustande kommt (s. S. 139).

3. Stütz- und Bindegewebe.

Auf einem gewissen Stadium besteht der Embryo aus Organanlagen, das sind voneinander getrennte Zellmassen. Zu diesen

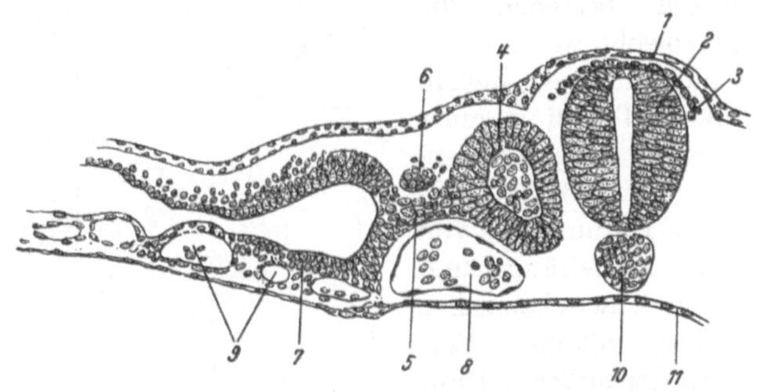

Abb. 35. Gliederung des Mesoderms. *1* Hautektoderm, *2* Medullarrohr, *3* Ganglienleiste, *4* Ursegment, *5* Ursegmentstiel, *6* Vor-Urnierengang (WOLFFscher Gang), *7* Seitenplatte, *8* Aortenanlage, *9* weitere Gefäßanlagen, *10* Chorda dorsalis, *11* Entoderm.

Gebilden kommt nun ein besonderes Gewebesystem hinzu, das sich aus dem mittleren Keimblatt teils durch Auflösung seiner Teile, teils durch Auswanderung von Zellen entwickelt. Dieses *Mesenchym* besteht aus verzweigten und untereinander verbundenen *Zellen*, deren Zwischenräume von einer flüssig-gallertigen *Grundsubstanz* ausgefüllt werden. Das Gewebe füllt im Laufe der Entwicklung allmählich alle Spalten und Räume zwischen den Organanlagen aus, es hat somit keine eigene Form, sondern bildet das Negativ aller umhüllten Teile. Das ganze Gewebe steht unter sich in Zusammenhang, während die Organanlagen getrennt bleiben. Dadurch wird der vollständige gewebliche Zusammenhang des Körpers hergestellt, mit ihm das einheitliche innere Stoffsystem (Milieu interne). Diese wesentlichen Eigenschaften bleiben für das *mesenchymale System* auch bei allen weiteren Entwicklungen erhalten. Jede Stelle des Körpers ist von jeder anderen aus auf dem Wege des mesenchymalen Systems erreichbar. So wird dieses Gewebe auch der Träger aller Leitungsbahnen. Auch in die sich entwickelnden Organe dringt es ein, oder diese wachsen, wie z. B. das epitheliale Gangsystem der Drüse, in das Mesenchym hinein. So unterscheidet man an den Organen das *Parenchym*, d. i. das besondere funktionierende Gewebe, z. B. die Drüsenschläuche, und das *interstitielle Gewebe*, das diese Schläuche umhüllt und gleichzeitig der Träger der Gefäße und Nerven ist.

Die einfachste Form der mesenchymalen Gewebe, das in eine flüssig-gallertige Grundsubstanz eingelagerte Zellnetz, bleibt nicht erhalten. Es treten Fasern verschiedener Art auf (siehe S. 31). Auch diese werden mit zur Grundsubstanz gerechnet. Grundsätzlich bestehen alle Gewebearten der Stützsubstanzgruppe aus *Zellen* und *Grundsubstanz;* sie heißen deshalb auch *Grundsubstanzgewebe.* Die Grundsubstanz ist das mechanisch Bedeutsame. Die Menge und Anordnung der Fasern ist je nach den

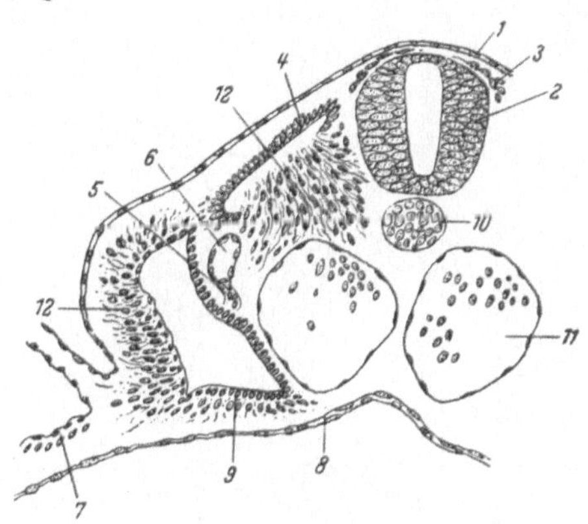

Abb. 36. Entstehung des Mesenchyms. *1* Hautektoderm, *2* Medullarrohr, *3* Ganglienleiste, *4* Myotom, *5* Vornierenkanälchen, *6* WOLFFscher Gang, *7* Seitenplatte (außerembryonale Leibeshöhle), *8* Entoderm, *9* Seitenplatte (innerembryonale Leibeshöhle), *10* Chorda dorsalis, *11* Herzanlage, *12* auswandernde Mesenchymzellen.

mechanischen Anforderungen verschieden; die Masse zwischen den Fasern, die Grundsubstanz im engeren Sinne, kann flüssig, gallertig oder fest sein. Wir geben zunächst eine Übersicht:

A. Ungeformte Bindegewebe, ohne Eigenform, von anderen Geweben übriggelassene Räume ausfüllend, mehrere Zellformen.

Embryonale Formen: Mesenchym, ohne Fasern. Embryonales Bindegewebe mit Fasern, oft mit viel Muzinkörpern, dann Schleim- oder Gallertgewebe genannt, z. B. im Nabelstrang.

Mesenchymales System des Erwachsenen: Lockeres, faseriges oder interstitielles Bindegewebe.

Retikuläres Bindegewebe mit den Sonderformen der blutbildenden Gewebe: Myeloisches Gewebe, rotes Knochenmark (s. S. 57). Lymphatisches Gewebe (s. S. 58).

Sie sind ausgezeichnet durch die Produktion von Wanderzellen. Man schließt ihnen an die ebenfalls Wanderzellen produ-
zierenden, auch faserbildenden Zellauskleidungen der Binnenräume:
Endothel, in den Blut- und Lymphbahnen (s. S. 49). Mesothel, in
den Abschnitten der Leibeshöhle (s. S. 138).

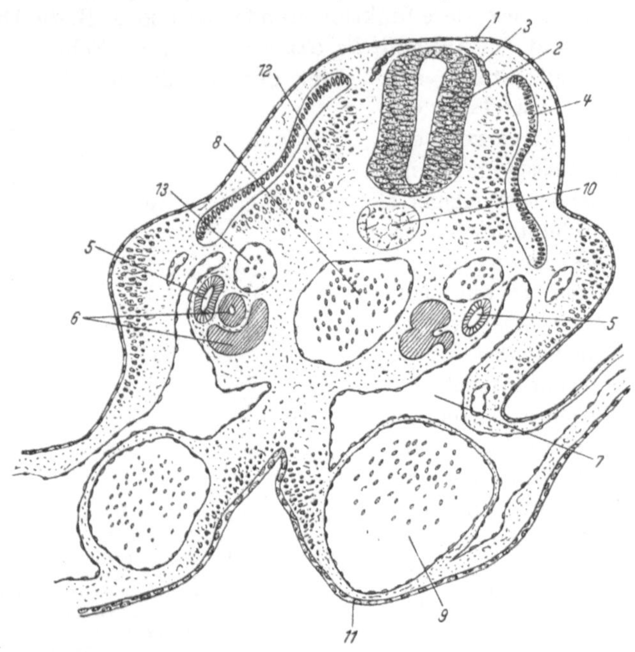

Abb. 37. Entwickeltes Mesenchym. *1—4* wie bei Abb. 36, *5* WOLFFscher Gang, *6* Urnieren-
anlage, *7* Leibeshöhle, *8* Aorta, *9* Blutgefäß (des Dottersackes), *10* Chorda, *11* Entoderm,
zwischen allen Organanlagen das Mesenchym, *12* Sklerotom, *13* Vene.

Die strömenden Flüssigkeiten werden als Gewebe mit flüssiger
Grundsubstanz bezeichnet. Blut (s. S. 55). Lymphe.

B. Geformte Stützgewebe, eigentliche mechanische oder Skeletgewebe, Organe mit Einzelform bildend, nur eine Zellform.

Übergänge zum lockeren interstitiellen Bindegewebe bildet das
straffe Bindegewebe mit parallelen oder gekreuzten Fasern, die
Kapseln und Faszien, das Gewebe der Lederhaut.

Eigentliche Skeletgewebe: Sehnengewebe, Knorpelgewebe,
Knochengewebe und Zahnbein.

Die Gruppe der Stütz- und Bindesubstanzen ist die formen-
reichste aller Gewebe; wir beschränken uns auf einige typische
Formen.

Das *lockere faserige oder interstitielle Bindegewebe hat* folgende *Zellformen:*

1. Fibrozyten (Fibroblasten). Sie gleichen im ganzen den embryonalen Mesenchymzellen; es sind große Zellen mit chromatinarmen Kernen und schleierförmigen Fortsätzen, die untereinander in Verbindung stehen (mesenchymales Zellnetz, Synzytium S. 13). Sie bilden die Fasern der Grundsubstanz. 2. Histiozyten (Makrophagen), mit gedrungenen, minderlangen Fortsätzen, untereinander nicht verbunden, sie können sich als Wanderzellen loslösen (s. S. 63). 3. Fettzellen; sie gehen durch Fettspeicherung aus den Fibrozyten hervor (s. S. 33). 4. Bindegewebsmastzellen, rundliche große Zellen mit basophilen Körnchen einer gerinnungshemmenden Substanz (Heparin). 5. Plasmazellen, zytoplasmareiche Zellen, basophil, Kerne mit großen randständigen Chromatinbrocken (Radspeichenkerne), nicht überall sich findend. 6. Wanderzellen, die aus dem Blute (s. S. 55) oder den lymphatischen Geweben stammen, am häufigsten Eosinophile und Lymphozyten.

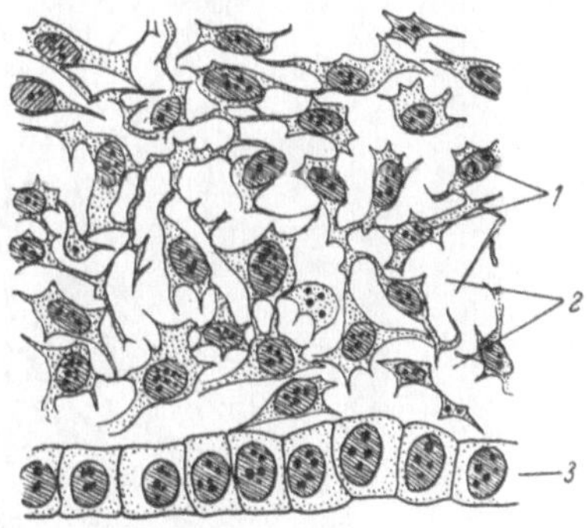

Abb. 38. Mesenchym. *1* Zellen, *2* Interzellularsubstanz, *3* Epithel (nach V. MOELLENDORFF).

Alle diese Zellen sind eingebettet in eine Grundsubstanz, die aus Fasern und einer Zwischenmasse (Grundsubstanz im engeren Sinne) besteht. Letztere ist wohl in der Regel eine tropfbare, im ganzen verschiebliche Flüssigkeit (Sol), die z. B. durch Einspritzen von physiologischer Salzlösung verdünnt werden kann. Übergänge zu mehr oder minder festen Gallerten scheinen vorzukommen, ebenso Sorptionshäutchen der kolloidalen Bestandteile an den Faser- und Zellnetzen.

Unter den Fasern unterscheiden wir: Kollagene Fasern, elastische Fasern und Silberfibrillen (argyrophile Fibrillen). Die *kollagenen Fasern* sind aus Fibrillen von ultramikroskopischer Feinheit aufgebaut; sie quellen in Säuren und Alkalien und lösen sich in kochendem Wasser zu Leim auf. Sie sind schwach lichtbrechend, dabei doppelbrechend. Sie werden verdaut in Pepsinsalzsäure, nicht in alkalischem Trypsin. Bei mechanischer Beanspruchung sind sie sehr wenig dehnbar (5% Maximum) und zugfest (großer elastischer Widerstand), durch ihren Aufbau aus Fibrillen biegsam.

Die *elastischen Fasern* bilden ein durch den ganzen Körper zusammenhängendes, sehr verschieden dichtes Netzwerk homogener, sehr verschieden dicker (bis mehrere μ) Fäden, die auch zu Membranen zusammenfließen können. Sie sind stark licht-

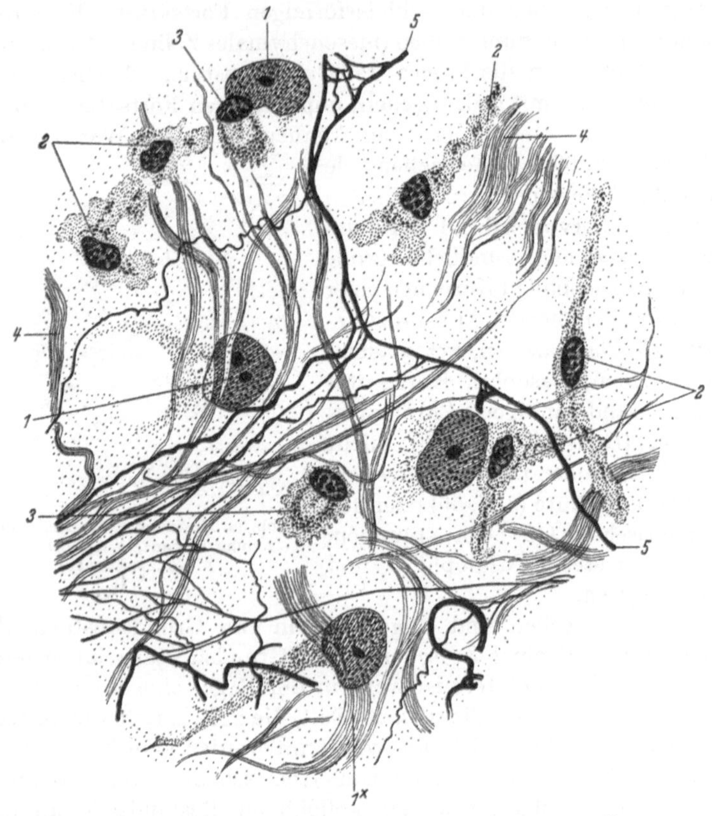

Abb. 39. Lockeres faseriges Bindegewebe (nach MAXIMOW). *1* Fibrozyt, *1*× dasselbe auf Bindegewebsfaser (Strich etwas weiter nach oben führen), *2* Histiozyt, *3* Wanderzellen, *4* kollagene Faser, *5* elastische Faser (nach MAXIMOW).

brechend, aber, entspannt, nicht doppelbrechend, gegen chemische Eingriffe (Laugen, auch in der Hitze, Säuren) widerstandsfähig, sie werden durch Trypsin verdaut, nicht durch Pepsin-Salzsäure. Sie sind in großem Ausmaß elastisch dehnbar (120% und mehr), aber von geringem elastischen Widerstand.

Die *Silberfibrillen* können in lebensfrischem Gewebe nicht wahrgenommen werden; sie zeigen sich nach Reduktion von

Silbersalzen im Gewebe. Zum Teil sind es sehr feine kollagene Fibrillen, zum Teil deren Vorstufen. Ihre wahre Natur ist nicht genauer bekannt.

Die Aufgaben des interstitiellen Bindegewebes sind: 1. Mechanischer Art: Stützen, Zusammenhalten, Umhüllen; 2. Beteiligung am Stoffwechsel, die Kapillaren liegen in ihm, der Stoffaustausch geht zum Teil durch die Grundsubstanz hindurch, der sog. „Gewebssaft“ ist diese Grundsubstanz (i. e. S, oben); 3. Beteiligung am Wasserhaushalt, Wasser wird aus der Blutbahn in die Grundsubstanz abgeschoben, aus ihr nach Bedarf wieder aufgenommen; 4. Beteiligung an den Abwehrfunktionen (s. S. 63); 5. vom interstitiellen Bindegewebe gehen alle Regenerationen und Umbildungen in der Stützsubstanzgruppe aus.

Die lockeren Formen dieses Gewebes bilden zugleich die Gleit- und Verschiebeschichten des Körpers, so bei dessen durchgehendem geweblichem Zusammenhang die Beweglichkeit ermöglichend. Die straffen Formen haben ausgeprägte mechanische Aufgaben, sie sind von lockeren Schichten durchzogen.

Das *retikuläre Bindegewebe* besteht aus einem Verband verzweigter, untereinander zusammenhängender Zellen, den Retikulumzellen, und einer flüssigen Grundsubstanz, die Silberfibrillen und zahlreiche freie Zellen enthält. Die Retikulumzellen können im Gegensatz zu den Fibrozyten des interstitiellen Bindegewebes Fremdkörper phagozytieren und speichern, sich aus dem Zellverband lösen und auf die Wanderschaft gehen (s. S. 63). Das retikuläre Bindegewebe bildet vor allem das Gerüst der blutbildenden Organe (s. S. 57).

Der Ort, an dem das Fett im Körper gebildet und gespeichert wird, ist stets das interstitielle Bindegewebe. *Fettgewebe* besteht aus großen runden Zellen, die einen Fetttropfen enthalten. Der

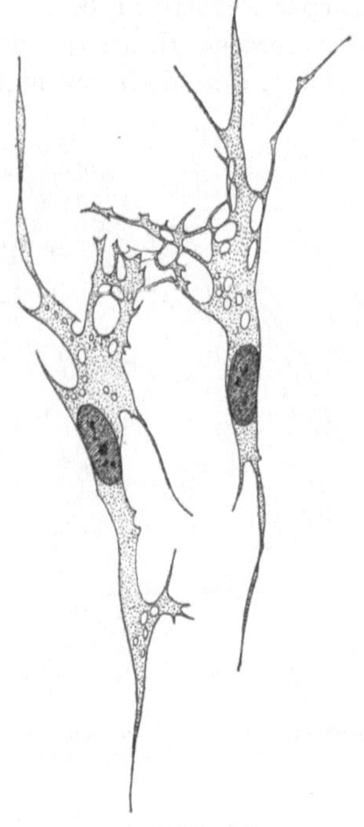

Abb. 40. Fibrozyten des Bindegewebes (v. MOELLENDORFF).

napfförmige Kern liegt in der Zytoplasmahülle, die den Fetttropfen umschließt; hinzu kommt eine Hülle aus Silberfibrillen. Die Zellen liegen einzeln oder in Reihen im interstitiellen Gewebe; sie können sich so stark vermehren, daß die Funktion der Organe (Muskel, Herz) beeinträchtigt wird. Umfangreiche Fettgewebekörper werden an bestimmten Stellen gebildet (Unterhaut, unter den serösen Häuten); sie sind aus Lappen und Läppchen aufgebaut, mit bindegewebigen Septen dazwischen, sie besitzen einen eigenen Gefäßapparat, jede Zelle ist von Kapillaren umgeben. Bei der Abmagerung wird das ganze Gewebe mitsamt den Gefäßen abgebaut.

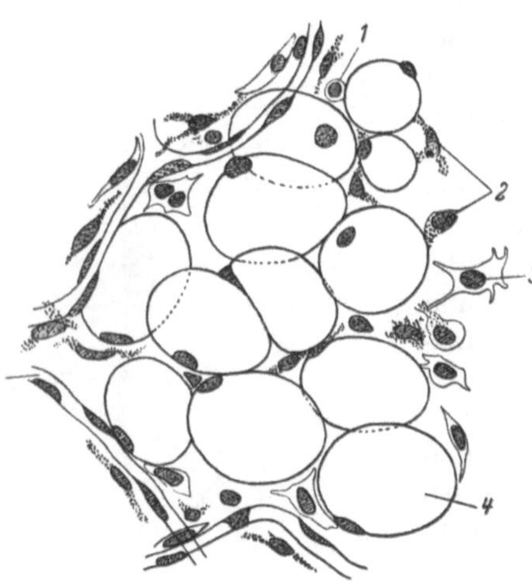

Abb. 41. Fettgewebe. *1* Lymphozyt, *2* Histiozyten, *3* Fibrozyt, *4* Fettzelle (MAXIMOW).

Das *Sehnengewebe* besteht aus den Sehnenfäden, dichten, optisch fast homogenen Bündeln parallel verlaufender kollagener Fasern. Zwischen den Fasern liegen die hier als Sehnenzellen bezeichneten Fibrozyten in Reihen hintereinander; sie besitzen breite Fortsätze (Flügelzellen), mit denen sie untereinander zusammenhängen.

Solche Fäden oder lose Gruppen können einzeln im straffen Bindegewebe vorkommen (Faszien, Unterhautgewebe der Fußsohle); meist sind sie zu mehreren oder vielen durch interstitielles Bindegewebe vereinigt (Sehnen und Bänder). Die einzelnen Sehnenfäden sind von einer spärlichen Menge interstitiellen Bindegewebes, dem Peritenonium internum, umgeben, in dem die Blutgefäße und Nerven verlaufen. Die ganze Sehne wird von einer derberen Hülle, dem Peritenonium externum, umschlossen. Das Sehnengewebe bildet das zugfeste Baumaterial des Körpers.

Die elastischen Bänder bestehen aus derben engmaschigen elastischen Netzen.

Der *Knorpel* besitzt als einzige Art der Stützgewebe rundliche Zellen, die nicht miteinander durch Ausläufer in Verbindung stehen.

Der Typus des Knorpelgewebes ist der *hyaline Knorpel*. In der nahezu durchsichtigen Grundsubstanz liegen die Zellen in Höhlen,

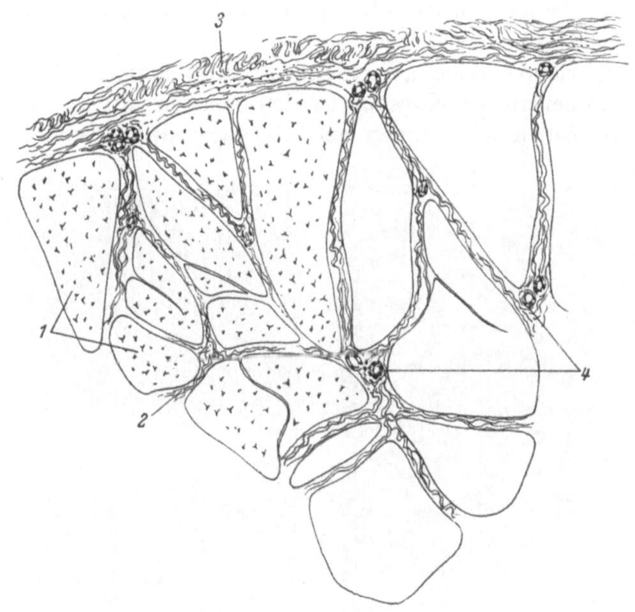

Abb. 42. Querschnitt einer Sehne. *1* Sehnenfäden, *2* interstitielles Bindegewebe (Peritenonium internum), *3* Hüllgewebe (Peritenonium externum), *4* Blutgefäße.

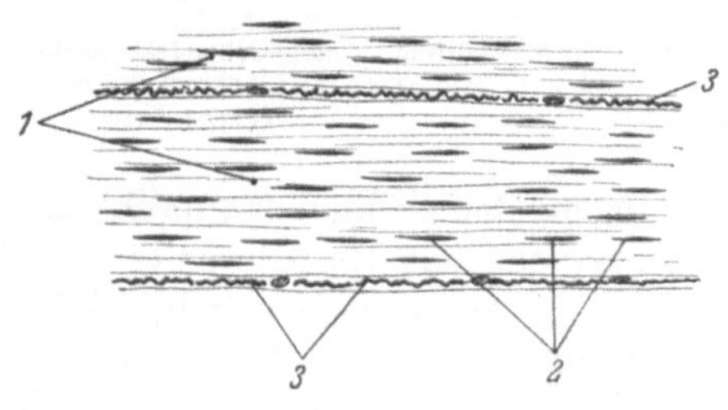

Abb. 43. Sehne im Längsschnitt. *1* Grundsubstanz, *2* Kerne (zahlreich in Reihen), *3* interstitielles Bindegewebe.

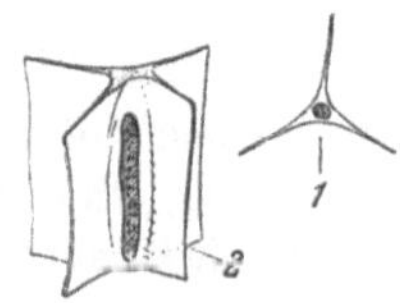

Abb. 44. Sehnenzellen (Flügelzellen). *1* Querschnitt, *2* Schema.

die einzeln oder in Gruppen angeordnet sind. Sie sind sehr wasserhaltig und schrumpfen beim Abtöten zu sternförmigen Gebilden. Sie enthalten in der Regel einige feine Fetttropfen. Rings um die

Höhle ist die Grundsubstanz stärker lichtbrechend (Knorpelkapsel). Sie besteht aus drei Bestandteilen: Wasser, kollagenen Fibrillen und einem Schleimkörper, Chondromukoid; sie enthält außerdem noch Chondroitinschwefelsäure.

Die Fibrillen bilden „Wicklungen" rings um jede Zelle; dies ist die wasserärmere Kapsel. In den meisten älteren Knorpeln liegen die Zellen in Gruppen und Untergruppen beisammen, die

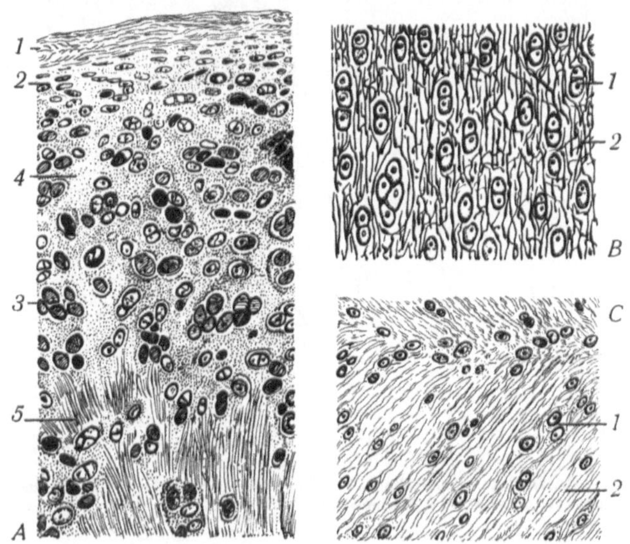

Abb. 45. Knorpelgewebe. *A* Hyaliner Knorpel. *1* Perichondrium, *2* subperichondrale Schicht, *3* Chondrone, *4* hyaline Grundsubstanz, *5* Asbestfasern. — *B* Elastischer Knorpel. *1* Knorpelzellen, *2* elastische Fasern. — *C* Faserknorpel. *1* Knorpelzellen, *2* kollagene Fasern.   H.

jede wieder von Fibrillenwicklungen, den Zellhöfen, umschlossen werden. Diese Gebilde sind das Bauelement des Knorpelgewebes, das Chondron oder die Knorpelkugel. Die Knorpelkugeln werden durch die Zwischenschichten getrennt, deren Fibrillen durch das ganze Knorpelstück hindurchlaufen. Außen ist der Knorpel von der Knorpelhaut, Perichondrium, umkleidet. Über die Architektur des Knorpelstückes s. S. 70.

Die Färbung der Knorpelgrundsubstanz mit basischen Farben verteilt sich in Zonen, die sich der Architektur der Wicklungen und Zwischenschichten anschließen.

Im hyalinen Knorpel sind die kollagenen Fibrillen nicht ohne weiteres sichtbar, sondern durch die Einlagerung in das Chondromukoid und durch die Einwirkung der Chondroitinschwefelsäure verdeckt (,,maskiert"). Der Gehalt des Gewebes an den drei Bestandteilen (s. oben) wechselt auch im selben Knorpelstück erheblich; werden die dann meist gröberen Fibrillenzüge sichtbar, so spricht man von ,,Enthyalinisierung".

Im hyalinen Knorpel älterer Menschen wird hier und da in der Grundsubstanz eine grobe Bündelung kollagener Fibrillen, die sog. Asbestfaserung, sichtbar. Dies sind Stellen, an denen zahlreiche Knorpelzellen zugrunde gehen. Auch die Ablagerung von kohlensaurem Kalk ist eine Alterserscheinung des Knorpels.

Beim *elastischen Knorpel* sind in die hyaline Grundsubstanz noch elastische Fasernetze eingelagert. Es handelt sich um weiche hyaline Knorpel mit vorwiegend einzelligen

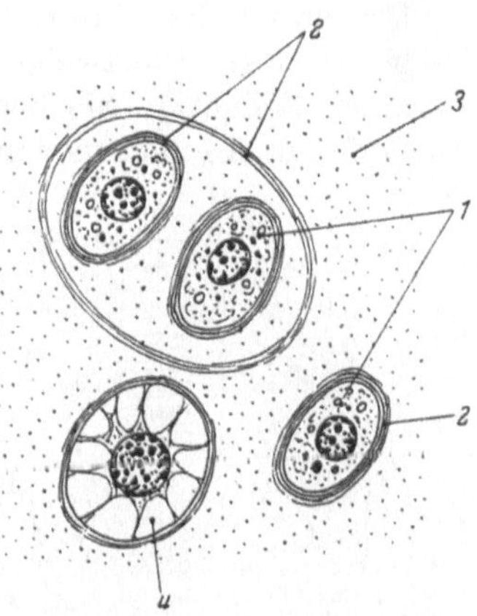

Abb. 46. Hyaliner Knorpel, Zellen- und Grundsubstanz. *1* Zellen, *2* Kapseln, *3* Grundsubstanz zwischen den Kapseln, *4* geschrumpfte Zelle.

Knorpelkugeln, um die herum die elastischen Netze der Grundsubstanz liegen und sich mit denen des Perichondriums verbinden. Solche Knorpel sind stark, aber elastisch formbar (Ohrmuschel).

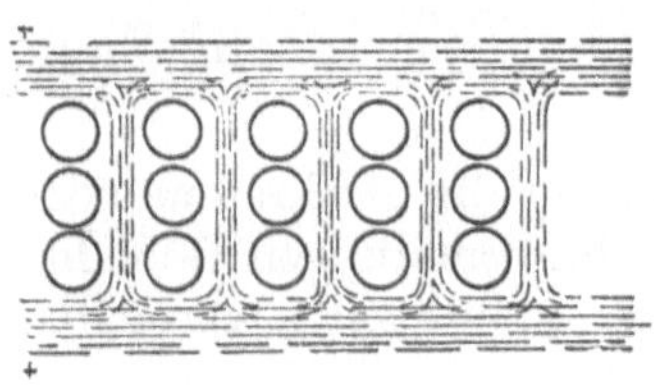

Abb. 47. Schema des Fibrillenverlaufs im Trachealknorpel, im Anschluß an BENNINGHOFF, die runden Kreise sind die Knorpelkugeln.

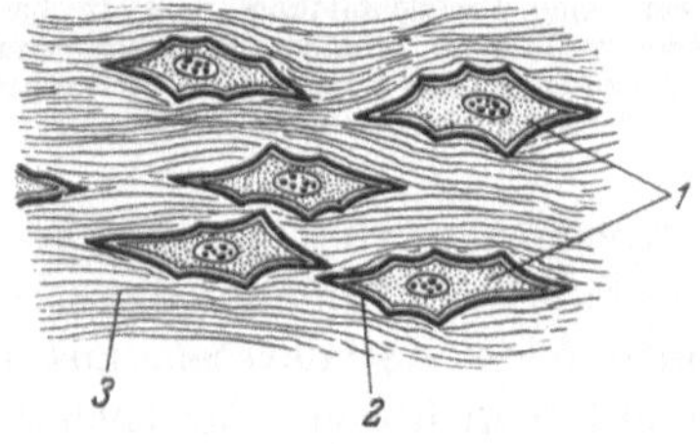

Abb. 48. Embryonaler Knochen. *1* Zellen in den Knochenhöhlen, *2* Scheiden der Knochenhöhle, *3* Grundsubstanz, feinfaserig, geflechtartig.

Der *Faser- oder Bindegewebsknorpel* ist meist weicher, d. h. wasserreicher als der hyaline Knorpel; während dieser elastisch bildsam ist, ist der weiche Faserknorpel plastisch bildsam (Zwischenwirbelscheibe, Symphyse). Die Knorpelkugeln sind kleine einzellige Gebilde, die spärlich in einer Masse grober kollagener

Faserbündel verstreut sind. Die hyaline Knorpelgrundsubstanz ist nur auf die unmittelbare Umgebung der Zellen beschränkt.

Blutgefäße kommen im Knorpelgewebe in der Regel nicht vor.

Das starre Baumaterial des Körpers ist das *Knochengewebe*. Seine *Zellen* sind verzweigt und untereinander verbunden (mesenchymales Zellnetz). Sie liegen in Höhlen der Grundsubstanz, die Ausläufer in Kanälchen von rundem Querschnitt. An der Grenze

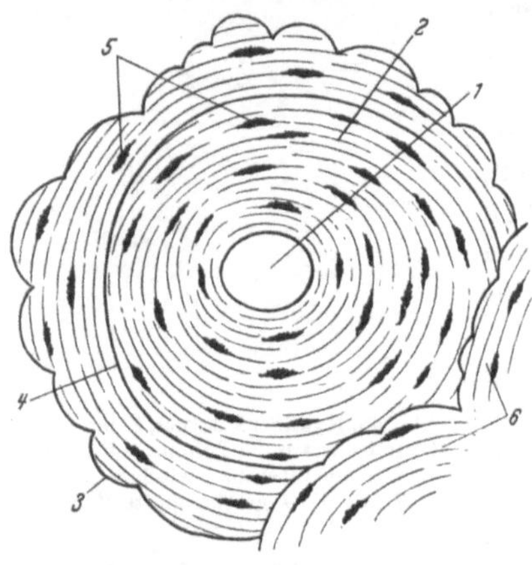

Abb. 49. Ein Osteon des Lamellenknochens. *1* HAVERSscher Kanal, *2* Speziallamellen um den Kanal, *3* Grenze (Kittlinie) des Lamellensystems, *4* Unterbrechungskittlinie im System, an der die Knochenbildung pausiert hat, *5* Knochenzellen in Höhlen, *6* andere, zum Teil in das erste Osteon nach dessen teilweiser Zerstörung hineingebaute Osteone.

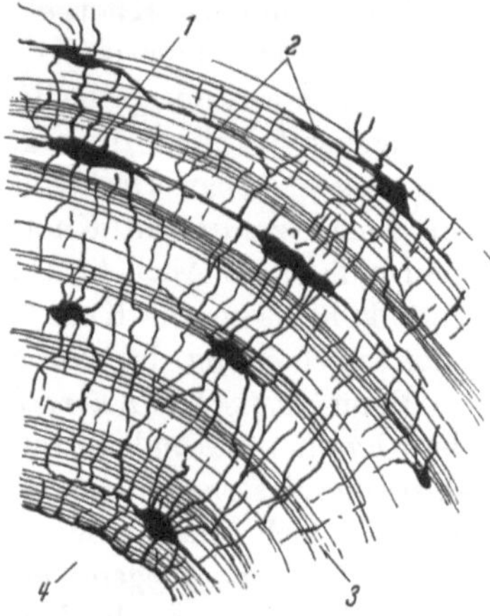

Abb. 50. Teil des Osteons bei starker Vergrößerung. Knochenquerschliff, Höhlen leer. *1* Knochenhöhlen, *2* Knochenkanälchen, *3* Lamellen, *4* HAVERSscher Kanal.

des Knochengewebes, nach außen, ferner in die Markräume oder die Gefäßkanäle, mündet dieses von protoplasmatischen Gebilden erfüllte feine Kanalsystem aus und die Zellfortsätze verbinden sich mit dem übrigen Mesenchymnetz.

Die *Knochengrundsubstanz* besteht 1. aus Bündelchen kollagener Fibrillen (Knochenfasern), 2. aus einer Kittsubstanz, in die diese Fasern eingelassen sind. Werden die Fasern zerstört, so bleiben diese Hohlräume übrig. Die Kalksalze sind an die Kittsubstanz gebunden und optisch nicht nachweisbar. Sie können durch Säuren herausgelöst werden; das Gewebe verändert dabei sein Aussehen nicht. Die Wand der Kanälchen und Höhlen ist mit einer fibrillenfreien, anscheinend besonders kalkreichen Schicht ausgekleidet (Scheiden).

Knochengewebe kommt in mehreren Formen vor. Wir nennen: 1. Die feinfaserige Knochensubstanz des Embryos und Fetus. Die sehr feinen Fibrillenbündel sind geflechtartig angeordnet, das Gewebe ähnelt so dem Bindegewebe. Es bildet zusammenhängende Massen, Bälkchensysteme, die durch mesenchymerfüllte Hohlräume getrennt werden. 2. Der Lamellenknochen; er wird erst nach der Geburt gebildet. Die Fibrillenbündel sind gröber und lagenweise einander parallel geordnet.

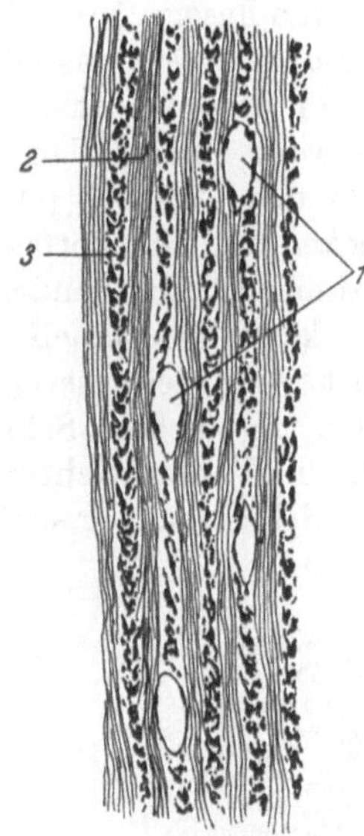

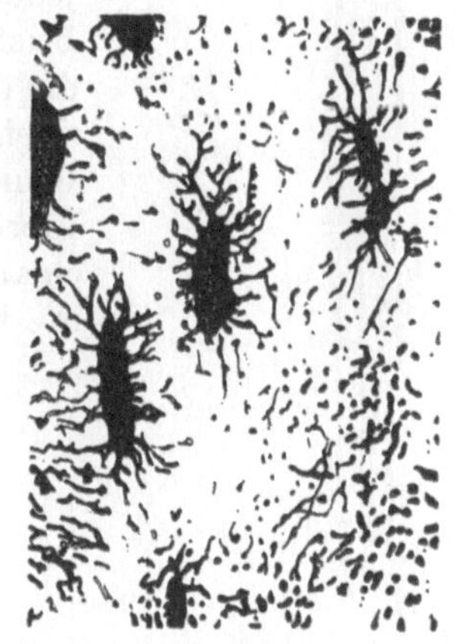

Abb. 51. Knochenlamellen mit gekreuztem Faserverlauf. *1* Knochenhöhlen, *2* gestreifte, d. h. parallel dem Fibrillenverlauf getroffene Lamelle, *3* punktierte, d. h. quer zum Fibrillenverlauf getroffene Lamelle.

Abb. 52. Knochenhöhlen und Kanälchen aus einem Knochenlängsschliff.

So kommen die Lamellen mit verschiedenem Faserverlauf zustande. Die Knochenzellen liegen in zwetschgenkernförmigen Höhlen, die lange Achse parallel den Fasern, die Fläche entsprechend den Lamellen; die Kanälchen laufen parallel und senkrecht, nicht schräg zu den Lamellen. Die Lamellen sind vorwiegend konzentrisch um Gefäßkanäle und Markräume angeordnet. Um die Gefäßkanäle entsteht so ein zylinderförmiger Lamellenmantel, das Osteon oder Knochenröhrchen, das das Bauelement des Knochens des Erwachsenen ist. Über die Architektur der Skeletstücke s. S. 67 f. 3. Grobfaseriger Knochen findet sich ebenfalls erst von der Kindheit an. Er enthält grobe Fibrillenbündel in geflechtartiger Anordnung, die zum Teil von außen einstrahlen. Solche „SHARPEYsche Fasern" finden sich auch in Lamellenknochen (s. S. 68). Der grobfaserige geflechtartige Knochen findet sich an Rauhigkeiten, Band- und Sehnenansätzen und auch sonst an der Oberfläche von Knochen. Bei allen Formen des Knochengewebes ist das Verhältnis von Zellen und Grundsubstanz, in dieser von Fasern, Kittsubstanz und Kalksalzen grundsätzlich dasselbe.

Zahnbein ist ein dem Knochengewebe sehr ähnliches Gewebe. Die Zellen liegen jedoch am Rande des Gewebes (Odontoblasten) und strecken nur ihre Fortsätze in die die Grundsubstanz durchziehenden verzweigten Zahnbeinkanälchen hinein. Die Grundsubstanz ist sehr feinfaserig, die Fibrillen verlaufen in dicken Schichten einander parallel, die Verlaufsrichtung ist in benachbarten Schichten verschieden.

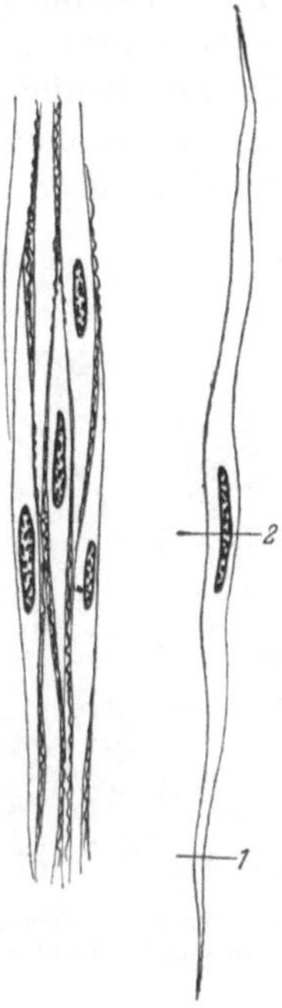

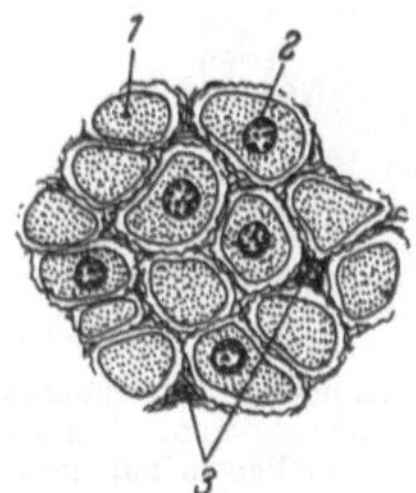

Abb. 53. Glatte Muskelzellen in der Längsansicht. *1* und *2* siehe nächstes Bild.

Abb. 54. Glatte Muskulatur im Querschnitt. *1* Getroffen wie Strich *1* der Abb. 53, *2* wie Strich *2* ebendort, *3* Zwischenbindegewebe mit Zellen.

Auch hier ist der Kalk an eine Kittsubstanz gebunden und durch Säuren ohne optische Veränderung des Gewebes entfernbar.

4. Muskelgewebe.

Die Gruppe des Muskelgewebes umfaßt drei verschiedene Arten, die glatte Muskulatur, die quergestreifte Skeletmuskulatur und die ebenfalls quergestreifte Herzmuskulatur.

Die *glatte Muskulatur* geht aus dem Mesenchym hervor, und zeitlebens können sich Zellen des mesenchymalen Systems, Fibro-

zyten und Perizyten der Kapillaren, in glatte Muskelzellen umwandeln. Die glatte Muskulatur ist dadurch unbeschränkt fähig,
wiederhergestellt, nach- und umgebildet, vermehrt zu werden.
Ein gleiches gilt für die übrige Muskulatur nicht. Die glatte
Muskulatur besteht aus spindelförmigen Zellen verschiedener Form;
lange dünne kommen in den Muskelschichten des Darmes vor,
kurze in den Gefäßwänden; in der Aorta sind kurze, breite und
platte, fast rhombische Gebilde vorhanden, auch verzweigte Zellen
und Übergangsformen zu Fibrozyten kommen vor. Die Kerne sind
lang und liegen in der Mitte des spindelförmigen Zelleibes. Dieser
ist ganz erfüllt von Myofibrillen, die in ihrer ganzen Länge gleich-
artig sind, daher *glatte* im Gegensatz zur quergestreiften Muskulatur.
Vom Zytoplasma ist wenig zu sehen; so erscheint die ganze Zelle
positiv einachsig doppelbrechend. Die Kontraktion ist an die
Myofibrillen gebunden, die Zelle geht dabei aus einem längeren
und dünneren in einen kürzeren und dickeren Zustand ohne Volum-
änderung über. Der Kern macht die Formänderung nur beschränkt
mit und wird bei stärkerer Zusammenziehung in eine Schlangen-
linie gelegt. Das Besondere der glatten Muskulatur ist, daß sie
in jedem Kontraktionszustand beharren kann. Die Zellen sind in
ein System kollagener Fasern eingelagert, und Fibrillenhüllen
(auch Silberfibrillen) umschließen die Zelle. Bei der Kontraktion
wird dieses System mitgenommen, so daß das ganze Gewebe,
Muskelzellen und Bindegewebe, seine Form selbsttätig ändert; ein
Hohlzylinder wird z. B. enger und dickwandiger, durch innere
dehnende Kräfte bei der Erschlaffung wieder weiter und dünnwandiger, z. B. bei der peristaltischen Bewegung des Darmrohres
oder bei der Ein- und Umstellung der Blutgefäße. Die Tätigkeit
der glatten Muskulatur unterliegt nicht dem Willen, sie kommt
also an den unwillkürlich bewegten Organen vor, am Darmkanal,
an den Drüsen, und zwar an den sezernierenden Endstücken
wie an den Ausführungsgängen, am Urogenitalapparat, den Blutgefäßen, in der Haut.

Die *Skeletmuskulatur* besteht aus den *quergestreiften Muskelfasern*. Es handelt sich um lange (mehrere Zentimeter), verhältnismäßig auch dicke (10—60 μ), fadenförmige Gebilde, die jede aus
einer Zelle (Myoblasten) hervorgehen. Die letzteren entstammen
teils den Myotomen unmittelbar, teils mesenchymalen Bildungs-
geweben (Blastemen), wie z. B. im Kopf und den Extremitäten-

knospen. Die Fasern können sich teilen; Neubildung aus anderen Quellen, also wahre Regeneration, ist nicht beobachtet.

Die Muskelfaser ist ein einheitliches protoplasmatisches Gebilde, mit vielen, meist außen am Rande liegenden Kernen. Das Zytoplasma, hier Sarkoplasma genannt, tritt an Masse zurück gegenüber den Myofibrillen, die die ganze Faser der Länge nach durchziehen. Eine Aufteilung der auch im Leben zu beobachtenden Fibrillen ist unwahrscheinlich, diese sind nur bis in ultramikro-

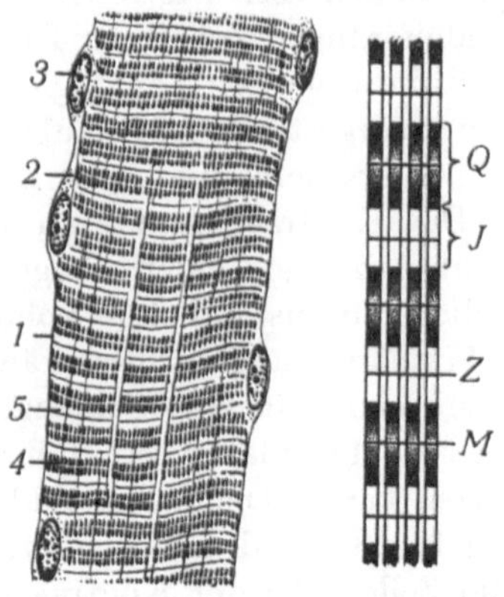

Abb. 55. Teil einer quergestreiften Skelet-muskelfaser. Längsansicht. Rechts Schema der Querstreifung. *1* Sarkolemm *2* Sarkoplasma, *3* Kern, *4* doppel- und starkbrechender, anisotroper Streifen (*Q*), *5* einfach- und schwachbrechender Streifen (*J*). H.

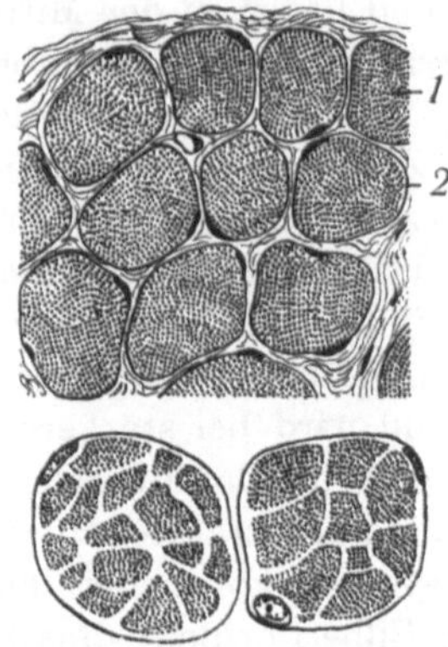

Abb. 56. Quergestreifte Muskelfasern im Querschnitt. Unten zwei Fasern mit COHNHEIMscher Felderung. *1* Myofibrillen, *2* Sarkolemm. H.

skopische Dimensionen hinein der Länge nach spaltbar. Die Fibrillen sind „quergestreift", d. h. es wechseln kurze, stark-, gleichzeitig doppelbrechende (anisotrope) Streifen (*Q*), mit schwach-, nicht-doppelbrechenden (isotropen) Streifen (*J*) ab. Die Querstreifen aller Fibrillen liegen auf gleicher Höhe, so daß die ganze Faser gleichmäßig quergestreift erscheint. Durch die Mitte der isotropen Schichten verlaufen feine Streifen (*Z*-Streifen, Grundmembranen), die nicht auf die Fibrillen beschränkt sind, sondern auch das Sarkoplasma durchsetzen. Dies gilt auch für die noch feineren *M*-Streifen, die in der Mitte der *Q*-Streifen liegen. An der Oberfläche der Faser hängen die *Z*- und *M*-Streifen fest mit dem Sarkolemm zusammen. Dies ist eine Hülle, die die ganze Faser, Sarkoplasma, Kerne und Fibrillen, einschließt. Sie besteht aus

einem Maschenwerk von kollagenen und Silberfibrillen (Fibrillen-
strumpf), das mit dem interstitiellen Gewebe, Perimysium internum,

in Zusammenhang steht. Am zu-
gespitzten oder abgerundeten Ende
der Faser wird das Sarkolemm von
den Myofibrillen durchbohrt, die
kontinuierlich in die kollagenen Fibrillen eines Sehnenfadens (s. S. 34)
übergehen. Außerdem setzen sich
auch Fibrillen des Sarkolemms in
Sehnenfibrillen fort.

Es gibt sarkoplasmareiche, zugleich rote (Hämoglobin), trübe,
körnchenreiche Fasern und sarko-
plasmaarme, fast ganz aus Muskelfibrillen bestehende, helle, fast farb-
lose Fasern. Bei Tieren erklärt sich
daraus die verschiedene Farbe der
Muskeln, rote und weiße; beim
Menschen sind alle Muskeln gleichmäßig rot, jedoch verschieden reich
an den beiden Faserarten. In den
sarkoplasmareichen Fasern sind die
Myofibrillen zu Bündeln (Muskel-

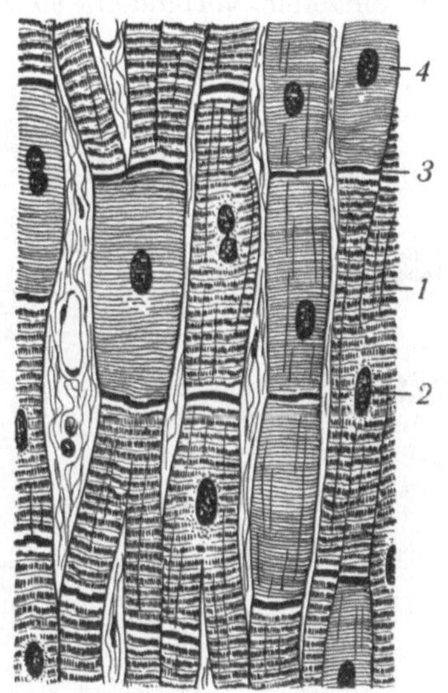

Abb. 57. Herzmuskulatur; Längsansicht.
1 Muskelfaser, *2* Kern, *3* Glanzstreifen,
4 kontrahierter Faserabschnitt. H.

säulchen) zusammengefaßt, so daß auf dem Querschnitt eine
Felderung (COHNHEIMsche Felder) zu sehen ist. Sarkoplasma-

reiche Fasern kommen
vor allem in Muskeln mit
Dauerwirkung (Atmungs-,
Kau-, Augenmuskeln) vor;
Muskeln mit sarkoplasma-
armen, fibrillenreichen
Fasern kontrahieren sich
rascher, ermüden aber auch
schneller.

Die *Herzmuskulatur* bil-
det zwei in sich zusammenhängende protoplasmatische

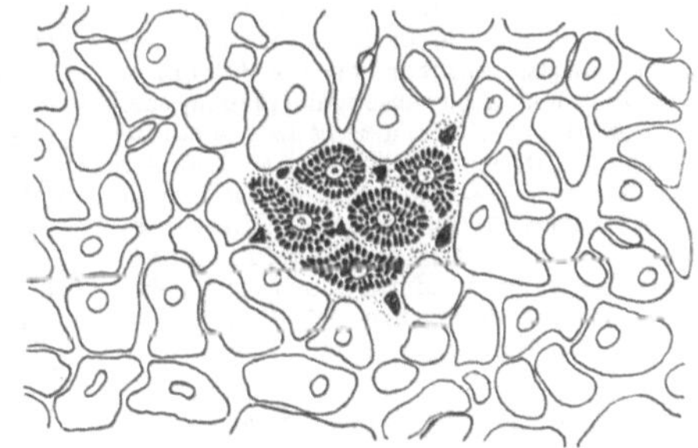

Abb. 58. Herzmuskulatur im Querschnitt.

Einheiten (Synzytien), eines für beide Kammern, eines für beide
Vorhöfe.

Es handelt sich um zylindrische Gebilde von rundlichem, eckigem oder unregelmäßigem Querschnitt, die sich teilen und miteinander verbinden, so daß ein völlig zusammenhängendes Netzwerk entsteht. Die Teilungen sind spitzwinklig, so daß bündelweise ein bestimmter Faserverlauf zustande kommt. Die unregelmäßigen Querschnitte erklären sich durch die Teilungen.

Die rundlichen Kerne liegen im Innern des Zylinders, inmitten einer größeren Sarkoplasmamasse, die zu kleinen länglichen Felderchen angeordneten Myofibrillen liegen um diesen Mittelraum herum; die Myofibrillen selbst zeigen dieselbe Querstreifung wie die Skeletmuskelfasern. Auch ein Sarkolemm ist vorhanden, das sich allen Ästen und Verzweigungen genau anschließt. An den Klappenansätzen und den Papillarmuskeln enden die Äste spitz; der Übergang in die Sehne erfolgt in der gleichen Weise, wie dies bei den Skeletmuskelfasern der Fall ist.

Die Äste und Verzweigungen des Netzes werden durch quere, wegen ihres Aussehens am lebensfrischen Objekt *Glanzstreifen* genannte Strukturen geteilt. Die Fibrillen laufen durch sie hindurch. Sie liegen vorwiegend an den Astabgängen und haben die Aufgabe, an diesen Stellen die parallele Anordnung der Fibrillen aufrechtzuerhalten. Die Herzmuskulatur geht hervor aus einer verzweigten völlig homogenen Protoplasmamasse, in der später die Fibrillen entstehen.

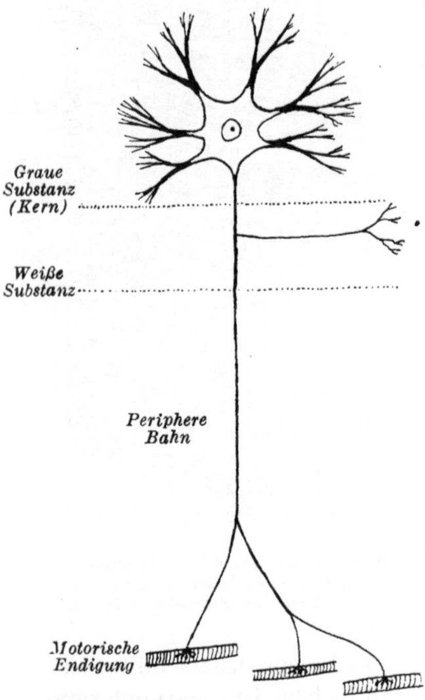

Abb. 59. Schema eines motorischen Neurons (die Hüllen der peripheren Bahn s. Abb. 64 und 65). Sind, wie in der Darstellung angenommen ist, worüber aber die Meinungen der Forscher noch auseinandergehen, die Neurofibrillen im Leben *nicht* als gesonderte Erregungsleitungen vorhanden, so befindet sich das *ganze* Gebilde mit allen Ästen stets in demselben Erregungszustand (Erregungstonus). Für den Aufbau des ganzen Apparates, Kern, Bahn, Muskel, und seine Wirkungsweise ergeben sich daraus grundsätzliche Fragen. — K.

5. Nervengewebe.

Alles Nervengewebe geht hervor aus *einem* Embryonalorgan, dem Medullarrohr mit den angehängten Ganglienleisten. Das Epithel läßt aus sich hervorgehen die Neuroblasten und ein Hilfsgewebe, die Neuroglia (Glia). Aus den Neuroblasten entstehen die Nerven- oder Ganglienzellen; nur die ersteren teilen und vermehren sich, die letzteren nicht mehr, so daß der Körper mit dem Bestand an Ganglienzellen zeitlebens auskommen muß, der nach Abschluß aller Vermehrungen im frühen Kindesalter vorhanden ist. Verlorene Nervenzellen werden also nicht ersetzt. Die

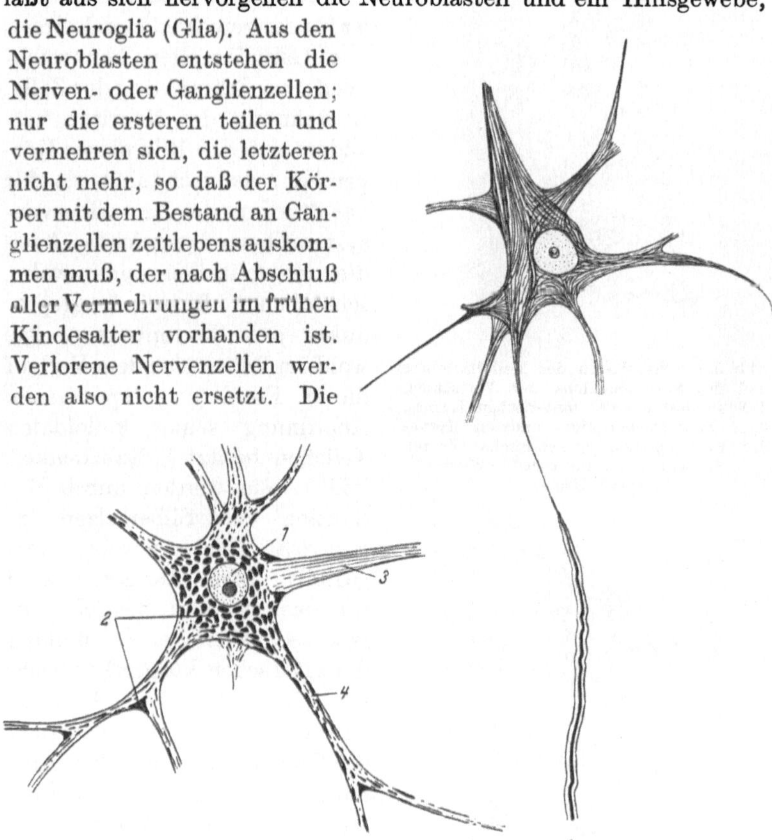

Abb. 60. Multipolare Ganglienzelle. a Färbung der NISSLschen Körperchen. *1* Kern, *2* NISSLsche Körperchen, *3* Neurit, *4* Dendrit. b Fibrillenfärbung (nach BIELSCHOWSKY).

Ganglienzelle mit sämtlichen Fortsätzen nennt man *Neuron*. Der bläschenförmige Kern ist auffallend chromatinarm, womit wahrscheinlich die Unfähigkeit zur Teilung zusammenhängt. Er enthält einen deutlichen Nukleolus.

Am Zytoplasma, hier *Neuroplasma* genannt, ist im Leben eine besondere Struktur nicht nachzuweisen. Nach der Fixierung

werden die NISSLschen *Körperchen* durch basische Farben sichtbar
gemacht; es sind gröbere Schollen oder feinere Granula, die
Ribose-Nukleinsäure enthalten.

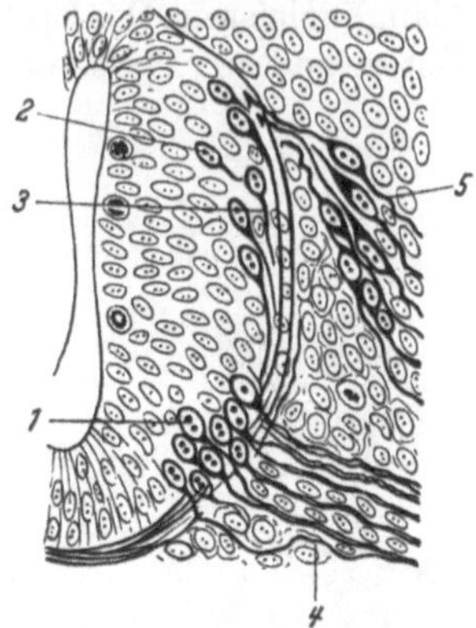

Abb. 61. Neuroblasten des Medullarrohres
und des Spinalganglions mit Fortsätzen.
1 Neuroblasten eines motorischen Kernes,
2, 3 Neuroblasten eines anderen Kernes
des Rückenmarks, *4* motorische Wurzel,
5 Spinalganglion und sensible Wurzel
(nach HELD).

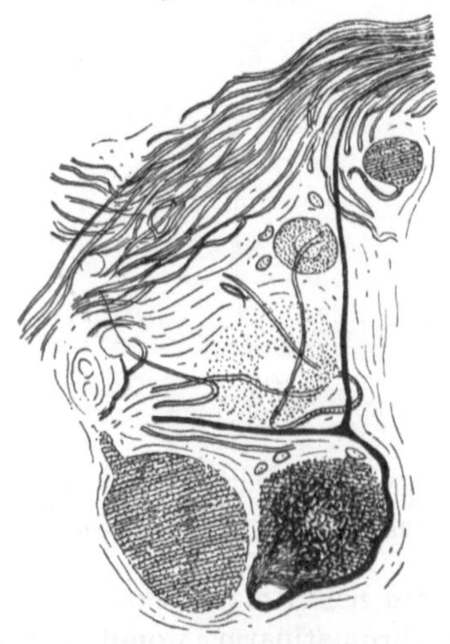

Abb. 62. Pseudounipolare Ganglienzelle des
jugendlichen Spinalganglions (aus STÖHR).

Die Anordnung dieser Gebilde
ist für die verschiedenen Formen
von Ganglienzellen kennzeich-
nend; bei Erkrankung der Zelle,
Abtrennung des Neuriten verändert sich das Bild dieser Körperchen, dadurch sind sie für
das Studium des Zentralnervensystems besonders wichtig. Auch
die Neurofibrillen sind wahrscheinlich Entmischungspro-
dukte des Neuroplasmas, das
wohl im Leben eine dem Verlauf
dieser Fibrillen entsprechende
Anordnung seiner kolloidalen
Teilchen besitzt („Stäbchenkol-
loid"). Sie werden durch Reduktion von Silbersalzen im
fixierten Nervengewebe dar-
gestellt. Diese Methoden sind
für das Studium des Nerven-
gewebes neben der Darstellung
derNISSLschen Körperchen wichtig. Eine andere ältere Methode
ist die vollständige Schwärzung
der Ganglienzelle mit allen Ausläufern durch chromsaures Silber
(GOLGIs schwarze Reaktion).

Die im Zentralnervensystem
vorkommenden Formen gehören
alle zum Typus der multipolaren
Ganglienzelle. Man unterscheidet
den *Zellkörper*, der auch den
Kern enthält, und die Fortsätze.
Es gibt sehr kleine Zellen, deren
Körper kaum größer ist als ein rotes Blutkörperchen, und solche,
die zu den größten Zellen des Körpers gehören ($60 \times 120\,\mu$, Riesen-

pyramiden der Großhirnrinde). Die Fortsätze breiten sich gewaltig nach allen Seiten aus, und die Gesamtmenge ihres Neuroplasmas kann die des Zellkörpers sehr übertreffen. Man unterscheidet die Dendriten, die an ihren Anfangsteilen Nisslsche Körperchen führen und innerhalb der grauen Substanz (s. S. 82) bleiben, vom Neuriten, der stets in der Einzahl vorhanden ist und mit einem

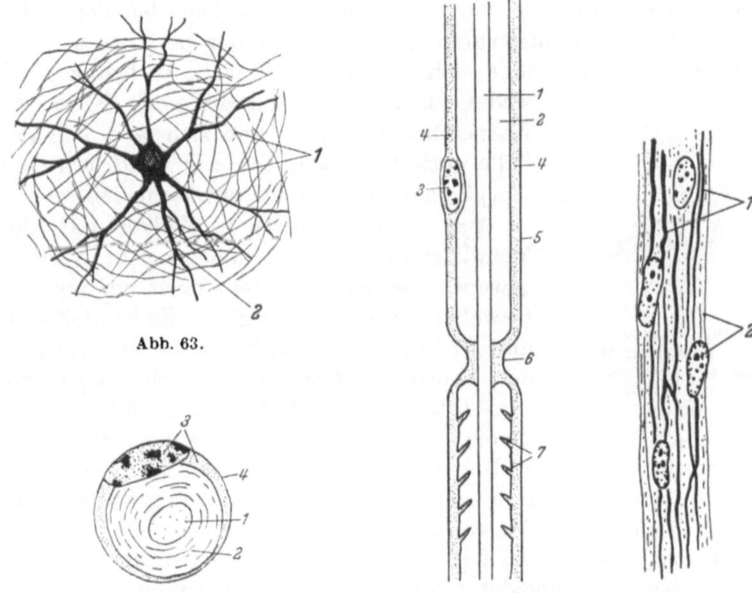

Abb. 63.

Abb. 65.   Abb. 64.   Abb. 66.

Abb. 63. Gliagewebe. *1* Gliafasern, *2* Astrozyt (vgl. auch Abb. 104).
Abb. 64. Weiße markhaltige Nervenfaser in der Längsansicht (Schema). *1* Neurit, *2* Markscheide, *3* Kern einer Schwannschen Zelle, *4* Schwannsche Scheide, *5* Neurilemm, *6* Ranviersche Einschnürung, *7* Schmidt-Lantermansche Kerben. — K.
Abb. 65. Weiße markhaltige Nervenfaser im Querschnitt. *1* Neurit, *2* Markscheide, *3* Schwannsche Scheide mit Schwannschem Zellkern, *4* Neurilemm. — K.
Abb. 66. Graues markloses Nervenbündel in der Längsansicht. *1* Neuroplasmastränge, *2* Leitzellgewebe aus Schwannschen Zellen.

von Nisslschen Körperchen freiem Stück (Ursprungskegel) am Zellkörper ansetzt, in die weiße Substanz eindringt und dort weite Strecken verläuft, auch als periphere Nervenfaser das Zentralnervensystem verläßt und im Bindegewebe bis zu entfernten Stellen des Körpers dringen kann (Deitersscher Zelltyp). Es gibt auch Nervenzellen, deren Neurit nur kurz ist und sich bereits in nächster Umgebung des Zellkörpers verzweigt (Golgischer Zelltyp). In den peripheren Ganglien finden sich Ganglienzellen ohne Dendriten mit zwei Fortsätzen, die Neuriten entsprechen, bipolare Ganglienzellen der Retina, des Ganglion spirale cochleae, des Ganglion vestibulare oder der embryonalen Spinalganglien, pseudounipolare Zellen des erwachsenen Spinalganglions mit einem sich nach kurzem Verlauf teilenden Fortsatz. Ganglienzellen mit nur einem Fortsatz, unipolare Zellen, sind die Riechzellen der Riechschleimhaut und die Stäbchen- und Zapfenzellen der Netzhaut. An den multipolaren Ganglienzellen der peripheren autonomen Ganglien findet sich nur eine Art von Ausläufern, die weder einen Ursprungskegel noch Nisslsche Körperchen enthalten und sich weit von der Zelle entfernen. Neuriten und Dendriten sind morphologisch nicht zu unterscheiden.

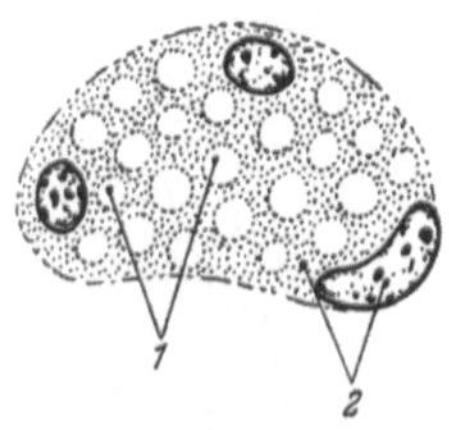

Abb. 67. Graues markloses Bündel im Querschnitt. *1* Neuroplasmastränge, *2* Leitzellgewebe.

Aus dem epithelialen Zellverband des Medullarrohres entsteht neben dem Nervengewebe, den Neuroblasten, noch ein anderes Gewebe, die *Glia* (Neuroglia). Es handelt sich um ein Begleit- und Hilfsgewebe des Systems der Neurone. Diese und alle ihre Fortsätze sind stets in ein Gliagewebe eingeschlossen und niemals unmittelbar mit dem mesenchymalen System in Berührung. Der Aufbau des Gliagewebes ist nicht völlig geklärt, er gleicht in vielem dem des mesenchymalen Systems, es gibt Zellen und eine Art von Grundsubstanz mit sehr feinen Fasern, Gliafasern, die man im Leben allerdings nicht sehen kann. Unter den Zellen unterscheidet man drei Arten, Astrozyten, Hortega-Zellen und Oligodendrogliazellen. Die Astrozyten sind die größten Gliazellen (Makroglia); sie kommen in zwei Formen vor, als Langstrahler mit langen, dünnen, wenig verzweigten Fortsätzen und als Kurzstrahler mit kurzen, stark verzweigten Fortsätzen. Hortega-Zellen und Oligodendroglia werden als Mikroglia zusammengefaßt. Die Hortega-Zellen haben reich verzweigte Fortsätze; sie können wandern und Fremdstoffe, z. B. Gewebstrümmer, speichern (Körnchenzellen). Die Oligodendrogliazellen haben nur wenige kurze, kaum verzweigte Fortsätze. Die Gliafasern werden nur von den Astrozyten gebildet. Das Verhältnis dieser Zellen zueinander und zu den Neuronen ist noch wenig geklärt. Die Begleitzellen der peripheren Nervenzellen nennt man Mantelzellen, die der peripheren Nervenfasern Schwannsche Zellen. Diese periphere Glia umhüllt *alle* nervösen Gebilde außerhalb der Zentralorgane: Spinal- und autonome Ganglienzellen und die periphere Bahn.

Die Neuriten der im Zentralnervensystem und der in den Spinalganglien liegenden Nervenzellen werden nach kurzem Verlauf von einem Mantel aus einer fettähnlichen Masse (Myelin) umhüllt, die weiß aussieht (weiße Substanz der Zentralorgane, weißer peripherer Nerv). Sie wird gebildet von Gliazellen, die den Neuriten (Achsenzylinder) begleiten; im peripheren Nerven sind diese Leitzellen die SCHWANNschen Zellen, im Zentralorgan Oligodendrogliazellen. So ist die *periphere weiße Nervenfaser* von einer *Markscheide* umgeben mit den SCHWANNschen Zellen. Von Strecke zu Strecke ist das Myelin unterbrochen (RANVIERsche Einschnürung). Die Strecke zwischen zwei Einschnürungen gehört zu je einer SCHWANNschen Zelle. Außerdem kommen an der Markscheide in unregelmäßigen Abständen schräge Spalten, die SCHMIDT-LANTERMANschen Einkerbungen vor. Um die Scheide aus SCHWANNschen Zellen und Mark liegt dann eine feine Hülle aus einem Fibrillengitter, das Neurilemm, das dem Sarkolemm weitgehend gleicht[1]. Neurilemm und SCHWANNsche Scheide sind an den RANVIERschen Einschnürungen *nicht* unterbrochen. Wird der Neurit abgetrennt, so geht das periphere Stück zugrunde, ebenso das Myelin. Die SCHWANNschen Zellen bleiben als Zellreihen (BÜNGNERsche Bänder) in den Neurilemmen erhalten; in ihnen wächst der Neurit vom zentralen Stumpf wieder aus.

Im *grauen Nerven* des peripheren autonomen Systems sind wohlabgegrenzte Fasern *nicht* erkennbar. Es handelt sich um Stränge eines „Leitgewebes" aus SCHWANNschen Zellen, in denen die Fortsätze der Ganglienzellen zu mehreren verlaufen. Das Element der grauen Nerven ist also ein solches „graues Bündel", das von der „weißen Faser" deutlich verschieden ist.

III. Der Feinbau der Organsysteme.

1. Kreislauforgane.

Das Gefäßsystem.

Alle Wirbeltiere besitzen eine *geschlossene Blutbahn*, d. h. das Blut kreist in einem geschlossenen Endothelrohr; durch dieses Endothel bleibt es in allen Organen vom Gewebe getrennt, der

---

[1] In der Bezeichnungsweise dieser Dinge ist in den 80 Jahren, seit SCHWANN die nach ihm benannte Scheide entdeckte, Verwirrung eingetreten. Neurilemm und SCHWANNsche Zellscheide sind nicht dasselbe; das Neurilemm hieß früher HENLEsche Scheide.

Austausch der Stoffe geht also durch das Endothel hindurch. Der Ort des Austausches sind die Kapillaren. Alle Organe sind erfüllt von Kapillarnetzen; diese sind also der wichtigste Teil der Gefäßbahn, alle anderen Teile sind Hilfsorgane, um das Blut durch die Kapillarnetze hindurchzutreiben. Die *Arterien* führen das Blut den Kapillarnetzen zu, die Venen führen es ab, das Herz ist der Motor, die Pumpe.

Die *Kapillaren* sind nur aus Endothel bestehende Röhren, denen außen ein feines Häutchen aus Silberfibrillen, das Grundhäutchen, aufliegt. Die Zellgrenzen sind an manchen Kapillargebieten (z. B. Pfortaderkapillaren der Leber) nicht nachweisbar. Die Kapillaren können sich selbsttätig öffnen und schließen (Kontraktilität der Endothelien). Außen aufsitzende Zellen werden als Perizyten (EBERTH-ROUGETsche Zellen) bezeichnet; sie sind Bindegewebszellen. Neue Kapillaren werden das ganze Leben hindurch häufig gebildet; hierbei entstehen die Endothelien aus den vorhandenen durch Sprossung. Bei den *zu- und ableitenden Gefäßen* tritt zum

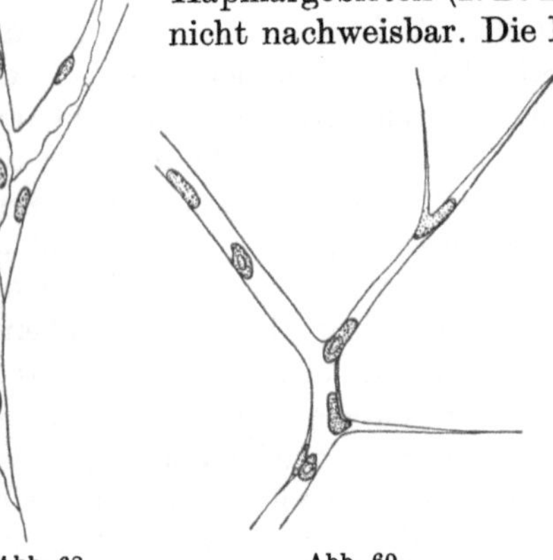

Abb. 68.
Kapillare mit
Zellgrenzen.

Abb. 69.
Kapillare mit Sprossen.

Endothel eine je nach Größe und Art des Gefäßes verschieden dicke Wand hinzu (perithele Wand). Während das Endothel nur aus dem Vorhandenen entsteht, wird die äußere Wand aus dem umgebenden Bindegewebe aufgebaut. Das erste Stadium eines neuen Gefäßes ist also eine Kapillare, die sich dann zur Vene und Arterie ausbaut. Um- und Ausbau neuer Kreislaufsgebiete mit zu- und ableitenden Gefäßen und Kapillarnetzen findet das ganze Leben hindurch statt (Wachstum von Organen, Heilung von Defekten, Aufbau des Fettgewebes beim Dickwerden).

Unmittelbar unter dem Endothel liegt eine je nach Größe des Gefäßes verschieden dicke Schicht von Bindegewebe mit reichlichen Zellen, feinen elastischen Netzen und an manchen Stellen (Nähe von Teilungen) glatter Längsmuskulatur; diese Schicht, der Schleimhaut eines Hohlorganes in gewisser Weise vergleichbar, ist die *Tunica intima*. Nach außen folgt die *T. media*, die mechanische Hauptschicht der Gefäßwand, schließlich die *T. adventitia*, die das Gefäß in die Umgebung einfügt. Adventitia und Media enthalten Gefäße (Vasa vasorum).

Die Arterien sind durch ihre *Ringmuskulatur* ausgezeichnet. Geht man von der Kapillare aus, so zeigen die kleinsten Arterien (präkapillare Arterien, Arteriolen) zunächst vereinzelte Muskelzellen, wobei Übergangsformen zu den Perizyten zu beobachten sind. Etwas größere besitzen eine geschlossene Muskellage, noch größere eine mehrschichtige Muskulatur. Diese Muskelwand ist die Media. Hinzu kommt elastisches Material, das auch hier geschlossene Netze bildet. Sie sind innerhalb der Media zart und verdichten sich an der Grenze zur Intima zu der Membrana elastica interna, die man der Intima zurechnet, an der Außenseite zur Membrana elastica externa, die man der Adventitia zurechnet. Letztere enthält derbe elastische Fasern und Muskelzüge, die in steilen Spiralen das Gefäß umgeben. Von den durch den Blutdruck entstehenden Wandspannungen werden die Längsspannungen von der Elastica interna, von der Media die Ringspannungen aufgenommen, die äußeren Beanspruchungen von der Adventitia.

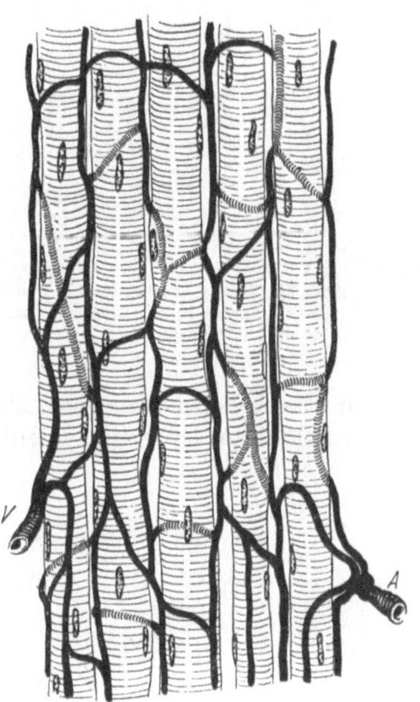

Abb. 70. Kapillarnetz des Muskels (Zunge). *A* zuführende Arterie, *V* abführende Vene, zwischen ihnen das schwarz gezeichnete Kapillarnetz.

Die *großen Arterien* (Aorta, Truncus brachiocephalicus, Anfangsteile der Carot. communes und Subclav., Ilic. communes) zeigen nicht den geschichteten Bau. Das elastische Material überwiegt; es besteht aus Platten mit Löchern (gefensterte Membranen), die durch dichte Fasernetze verbunden sind (Arterien des elastischen Typs). Zwischen ihnen liegen reichliche Schichten von Muskelzellen verschiedener Verlaufsrichtung, die an den elastischen Membranen ansetzen und ihre Spannung regulieren (Spannmuskeln).

Die Wand der *Venen* ist bei entsprechenden Gefäßen dünner
als die Wand der Arterien, reicher an kollagenen Fasern, ärmer

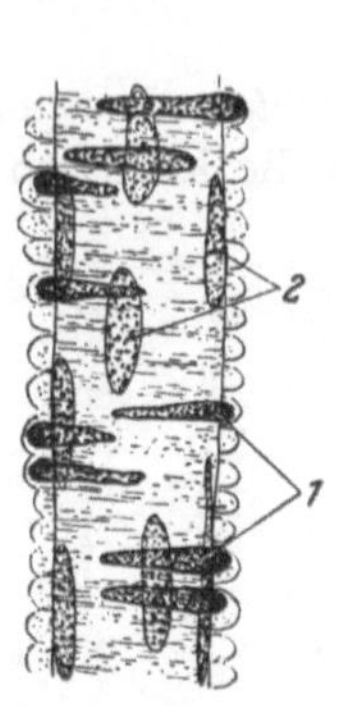

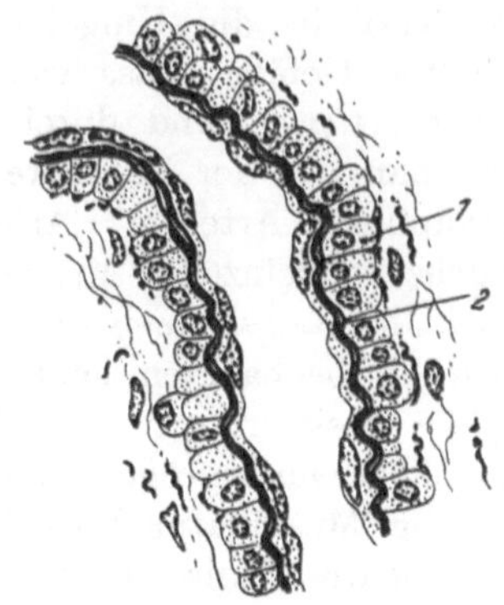

Abb. 71. Kleine Arterie der Pia mater,
Totalpräparat in der Längsansicht.
1 Muskelkerne, *2* Endothelkerne.

Abb. 72. Kleine Arterie im Längsschnitt.
1 Muskelzellen der Media im Querschnitt,
2 Membrana elastica interna, nach innen
davon das Endothel.

an elastischen Netzen und Muskulatur. Die Gliederung der Wand
in Schichten ist weniger deutlich, im ganzen ihr Bau weit unregel-

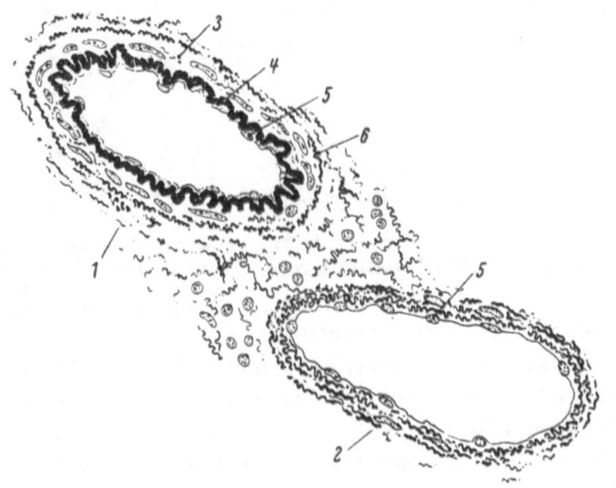

Abb. 73. Kleine Arterie und Vene im Querschnitt, Elastikafärbung. *1* Arterie, *2* Vene,
3 Mediamuskulatur, *4* M. elastica int., *5* Endothel, *6* M. elastica externa.

mäßiger und von Strecke zu Strecke wechselnd (Teilungen). Die
Muskulatur ist gebündelt, meist in spiraligem Verlauf angeordnet,
innen in flachen, außen in steilen Spiralen. Eine Elastica interna

ist meist deutlich, aber aufgelockert. Die *Klappen* werden von der Intima gebildet; sie bestehen aus beiderseits vom Endothel überzogenen Bindegewebsplatten mit spärlichen elastischen Fasern. Der Bau der Venen ist von einer Körpergegend zur anderen sehr verschieden, auch bei verschiedenen Menschen in der gleichen Gegend.

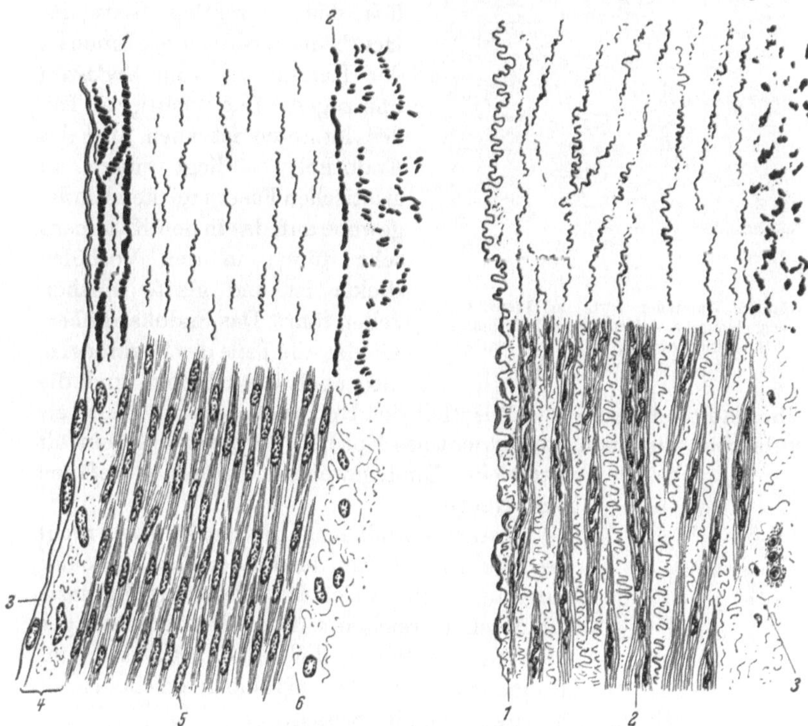

Abb. 74. Mittlere Arterie, Querschnitt der Wand, oben Elastikafärbung, unten Muskelfärbung. *1* M. elastica interna, *2* M. elastica externa, *3* Endothel, *4* T. intima, *5* T. media (Ringmuskulatur), *6* T. adventitia.

Abb. 75. Mittlere Vene im Querschnitt. Oben Elastikafärbung, unten Muskelfärbung. *1* T. intima, *2* T. media mit Ringmuskelbündeln, *3* T. adventitia, darin ein Längsmuskelbündel.

Neben dem Weg über die Kapillaren gibt es, wahrscheinlich in vielen Organen, für das Blut einen Kurzschluß aus der Arterie über die *arterio-venöse Anastomose* zur Vene. Zahlreich sind sie in der Haut der Tastballen, besonders der Fingerendglieder; auch aus Drüsen sind sie bekannt. Die Verbindungsstrecke ist ein kurzes, enges, oft gewundenes Stück. Unter dem Endothel liegt ein Polster großer, „epitheloider" Zellen, durch deren Quellung und Entquellung die Lichtung des Gefäßes verengt und erweitert werden kann.

Das Herz ist ein Hohlmuskel aus dem S. 43 näher besprochenen Muskelgewebe. Diese Muskulatur macht den Hauptteil der Herzwand aus (Myokard). Nach außen ist sie vom Epikard bedeckt, einer serösen Haut, nämlich dem viszeralen Blatt der Herzbeutelauskleidung. Innen ist der Herzmuskel vom *Endokard* überzogen. Der wichtigste Teil des letzteren ist auch hier das Endothel; es liegt einem an elastischen Fasern reichen Bindegewebe auf, das in den Kammern sehr dünn, in den Vorhöfen dicker ist und glatte Muskelzellen führt. Das Endokard überkleidet alle Teile des Herzinnern, also auch die Klappen und die

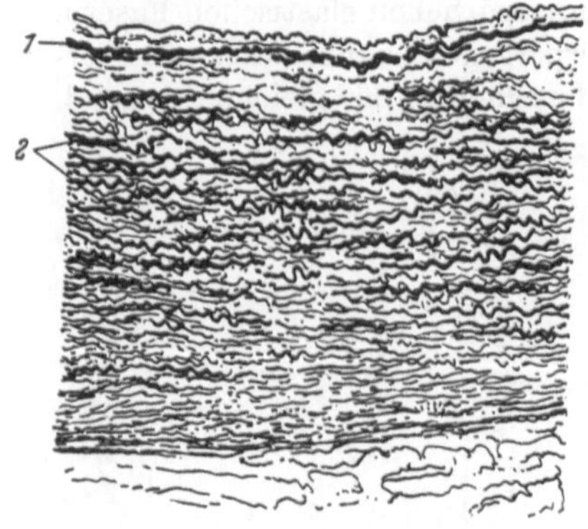

Abb. 76. Wand der Aorta im Querschnitt, sog. elastische Arterie, Elastikafärbung. *1* M. elastica interna, *2* elastische Platten und Netze der T. media.

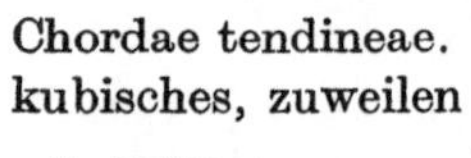

Chordae tendineae. Das Mesothel des Epikards erscheint meist als kubisches, zuweilen zweischichtiges Epithel; darunter liegt ein oft fettreiches Bindegewebe mit größeren Gefäßen und Nerven.

An den Vorhöfen ist die Muskelwand nicht geschlossen, zwischen den Balken der Trabeculae carneae berühren sich Endokard und Epikard, die Muskeln reichen auf die Venenmündungen hinauf. Die Wand der Vene setzt sich ins Endokard fort, das Myokard erscheint als hinzukommende Schicht.

Aus den Kammern entspringen die großen Arterien mit einem zum sog. Herzskelet gehörenden Bindegewebsring, an dem die Kammermuskulatur endet. Die eigentliche Gefäßwand wächst dann aus dem Endokard hervor.

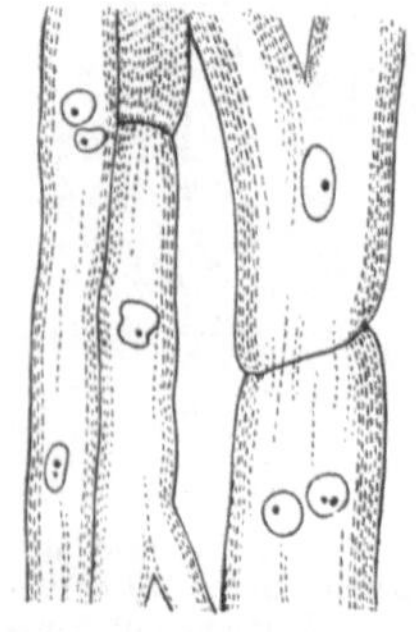

Abb. 77. Muskeln des Reizleitungssystems des Herzens, sog. PURKINJEsche Fasern von der Innenwand der Kammer.

Die Klappen bestehen aus Platten kräftigen Bindegewebes mit elastischen Netzen.

Der *Reizleitungsapparat* besteht aus einer besonderen Form der Herzmuskulatur; an den Ursprungsteilen (Knoten, HISsches Bündel) sind die Fasern feiner, an den Ausbreitungen an der

Innenseite der Kammerwand dicker als die sonstige Muskulatur; stets enthalten sie viel Sarkoplasma und nur einen dünnen Mantel quergestreifter Fibrillen (PURKINJEsche Fasern).

Die Lymphgefäße beginnen im Bindegewebe fast aller Organe mit geschlossenen Netzen, Schlingen oder blinden Enden (Dünndarmzotten). Ihre Wand besteht zunächst aus einem Endothel. Die zahlreichen Klappen scheinen oft nur aus einer Lage Endothelzellen zu bestehen. An den größeren Gefäßen kommt Muskulatur und Bindegewebe mit elastischen Netzen hinzu. Die verhältnismäßig starke Muskulatur zeigt innen Längs-, außen Ringfasern. Im ganzen ähnelt die Wand der der Venen; ist ein Inhalt vorhanden, so kann das Fehlen der roten Blutkörperchen gegenüber der Vene zur Unterscheidung dienen. Dasselbe gilt für den Ductus thoracicus.

Das Blut.

Das Blut besteht aus einer Flüssigkeit, dem Blutplasma, und den darin aufgeschwemmten Blutkörperchen oder Blutzellen. Bei der Gerinnung scheidet das Plasma das Fibrin ab; die übrigbleibende Flüssigkeit ist das Serum.

Unter den Blutkörperchen unterscheidet man rote (Erythrozyten), weiße (Leukozyten) und Blutplättchen (Thrombozyten). Als Blutstäubchen (Hämatokonien) werden optisch in Erscheinung tretende Plasmabestandteile bezeichnet, die die kolloidale Größenordnung eben überschreiten; im wesentlichen sind es feinste Fetttröpfchen.

Die Erythrozyten sind flache Scheiben von $7,5\,\mu$ Durchmesser, in der Mitte sind sie dünner als am Rande; von der Fläche gesehen sind sie kreisrund, von der Kante gesehen erkennt man die Verdünnung der Mitte (sog. Biskuitform); die Form wechselt (Näpfchenformen). Im durchfallenden Licht sind sie hellgrünlichgelb, im auffallenden und im Dunkelfeld rot. Der Farbstoff ist das Hämoglobin. Sie haben keinen Kern und eine beschränkte Lebensdauer im strömenden Blut. Ihre Zahl beträgt 4—5 Millionen im Kubikmillimeter. Sie entstehen im roten Knochenmark.

Unter den *Leukozyten* unterscheidet man 5 Arten (Abbildungen siehe die Farbentafel). Ihre Zahl ist im ganzen 6000—8000 im Kubikmillimeter. 3 Arten von weißen Zellen, die größer sind als Erythrozyten, führen Körnchen im Zytoplasma (Granulozyten) und haben einen gelappten (polymorphen) Kern; sie entstehen im roten Knochenmark. Diese 3 Arten werden nach der Färbbarkeit (S. 8) der *Körnchen* unterschieden: 1. Neutrophile (50—70% der Gesamtzahl); 2. Eosinophile (2—4%); 3. Basophile (unter 0,5%) polymorphkernige Granulozyten.

Die vierte Art sind die *Lymphozyten* (20—35% der Gesamtzahl). Sie sind kleiner als die bisher genannten, von der Größe der roten Blutzellen; der Kern ist rund und füllt fast die ganze Zelle aus.

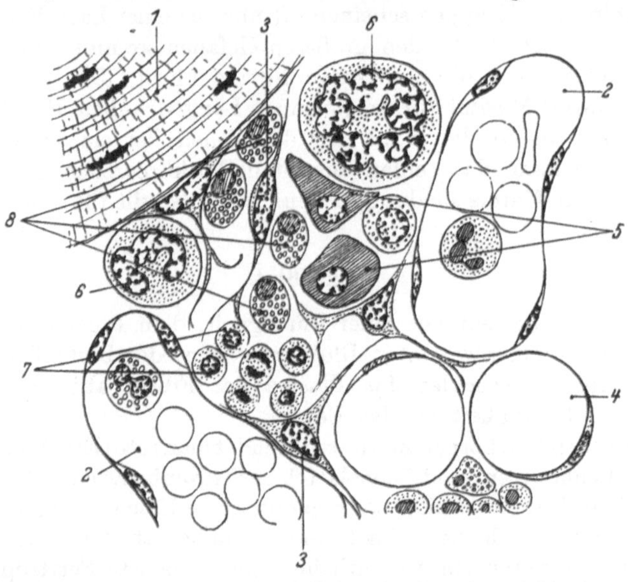

Abb. 78. Rotes Knochenmark. *1* Knochenbälkchen der Spongiosa, *2* Blutsinus, *3* Retikulumzellen, *4* Fettzelle, *5* Myeloblasten, *6* Riesenzelle (Megakaryozyt), *7* Erythroblasten, *8* Myelozyten.

Körnchen sind in dem schmalen basophilen Zytoplasmasaum nicht zu erkennen. Sie entstehen in den lymphatischen Organen.

Die fünfte Art ist zugleich die größte, die großen Mononukleären oder *Monozyten* (6—8% der Gesamtzahl). Der Kern ist in der Regel nierenförmig, das Zytoplasma reichlich ohne Körnchen. Sie entstehen im Knochenmark, vielleicht aber auch an anderen Stellen des retikuloendothelialen Systems.

Die *Thrombozyten* sind sehr kleine Elemente; bei der Blutgerinnung, die sie durch ihren Zerfall in Gang setzen, verändern sie sich sehr stark. Im ganz unveränderten Blut haben sie eine längliche bis sichelartige Gestalt, im Ausstrichpräparat sind es unregelmäßige „Körperchen". Einen Kern enthalten sie nicht;

sie können daher nicht als vollwertige Zellen angesehen werden. Ihre Zahl beträgt etwa 600000 im Kubikmillimeter. Sie entstehen im roten Knochenmark.

Alle diese Zellen vermehren sich nicht im Blute; sie haben ihre Teilungsfähigkeit eingebüßt und gehen nach mehr oder minder langer Zeit zugrunde. Bei Lymphozyten und Monozyten ist das, was aus ihnen unter Umständen werden kann, sehr umstritten. Sie werden von bestimmten Organen her ersetzt (Blutmauserung),

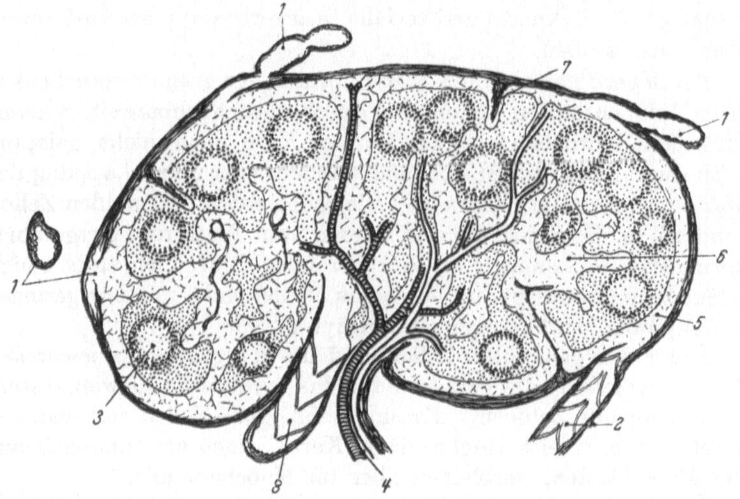

Abb. 79. Schema eines Lymphknotens, etwa aus dem Mesenterium. *1* Zuführende Lymphgefäße (Vasa afferentia), *2* dasselbe, schematisch mit Klappen, *3* Rindenknötchen, *4* Blutgefäße, *5* Randsinus, *6* Intermediärsinus, *7* Bälkchen von der Kapsel ausgehend, *8* Vas efferens.

die man deshalb *blutbildende* (hämopoetische) *Organe* nennt. Diese Organe umfassen das Knochenmark, die lymphatischen Organe und das retikuloendotheliale oder Makrophagensystem.

Blutbildende Organe.

Das rote Knochenmark findet sich in den Knochen des Rumpfes mit Ausnahme des Schlüsselbeinschaftes, in den Knochen des Hirnschädels, nicht des Gesichtes; nur im aufsteigenden Kieferast ist es vorhanden. In den Knochen der freien Gliedmaßen kommt kein rotes Knochenmark vor. Es füllt die Räume der Spongiosa vollständig aus; die Knochenbälkchen dienen als Stützgewebe. Das rote Knochenmark enthält an Stelle der Kapillaren weite

Bluträume, Sinus; zwischen diesen und den Knochenbälkchen spannt sich ein mesenchymales Zellnetz (Retikulum) aus, in dessen Maschen die blutbildenden Zellen liegen. Die Stammzellen sind die *Myeloblasten*, große, undifferenzierte Zellen embryonalen Charakters mit basophilem Zytoplasma.

Aus ihnen entstehen die *Erythroblasten*, die Hämoglobin enthalten und sich teilen. Sie liegen in Häufchen zusammen; man sieht Teilungsfiguren. Die Erythroblasten verlieren den Kern, er schrumpft (Pyknose) und zerfällt (Karyorhexis) oder wird unzerfallen ausgestoßen.

Die *Myelozyten* sind die Stammformen der granulierten Leukozyten; sie enthalten schon die durch ihre Färbbarkeit gekennzeichneten Körnchen, jedoch ist der Kern noch nicht gelappt. Auch diese Zellen teilen sich und wandeln sich unter Lappung des Kernes in die reife Form um. Die reifen roten und weißen Zellen wandern in die Sinus ein und werden vom Blutstrom fortgeführt. Normalerweise kommen im zirkulierenden Blut auch stets einige jugendliche Granulozyten, besonders Neutrophile, mit nur geringer Kernlappung (stabkernige Granulozyten) vor.

Außer den genannten Zellen sind die *Knochenmarksriesenzellen* (Megakaryozyten) die geradezu für das myeloische Gewebssystem kennzeichnende Zellform. Es sind sehr große Zellen mit vielfach zerschnürtem, meist ringförmigem Kern. Auch sie entstehen aus den Myeloblasten, verbleiben aber im Knochenmark.

Aus ihnen gehen die *Thrombozyten* hervor, die sich zeitweise in großen Mengen von den Riesenzellen abschnüren.

Das rote Knochenmark enthält stets reichlich Fettzellen.

Die Blutzellbildung geht also außerhalb der Gefäße vor sich. Das ist die bleibende Form der Blutbildung, die sich beim Fetus ausbildet. Der Ort der ersten embryonalen Blutbildung sind die Blutinseln, Zellhaufen in der Wand des Dottersacks, im Haftstiel und weit verbreitet im Mesenchym des Embryos. Vom 2. Embryonalmonat an übernimmt die Leber, später auch die Milz die Blutbildung. Diese erste Art der Blutbildung liefert kernhaltige rote Blutkörperchen. Kernlose Erythrozyten besitzen nur die Säugetiere und der Mensch.

Die Grundlage der *lymphatischen Organe* ist das *lymphatische Gewebe*, das aus retikulärem Bindegewebe mit eingelagerten Zellen besteht. Diese sind die Lymphzellen, die sich nur wenig von den im Blute kreisenden Lymphozyten unterscheiden und sich teilen.

In diesem Gewebe bilden sich nach der Geburt Knötchen aus.
Sie zeigen in der Mitte einen helleren Raum, der zahlreiche, auch
sich teilende Retikulumzellen enthält, spärliche Lymphozyten und

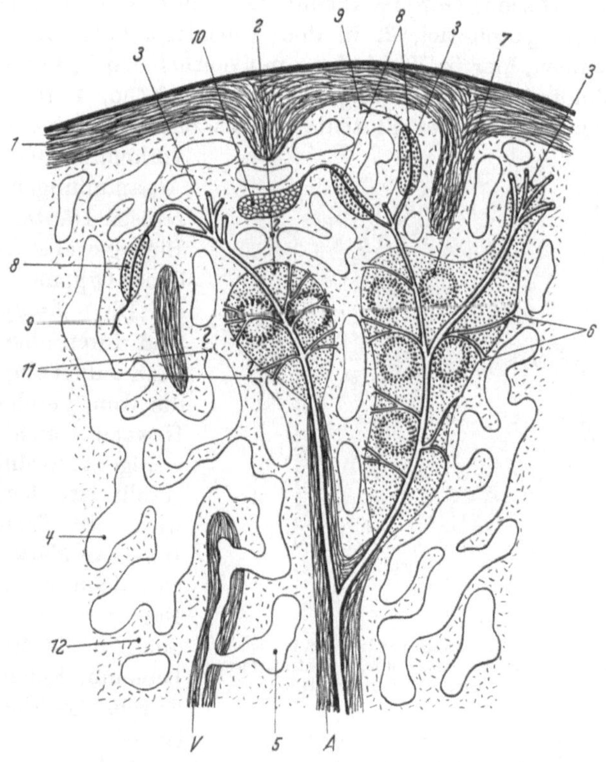

Abb. 80. Schema der Milz; jede Säugetierart hat dabei ihre Besonderheiten, was bei Experi-
menten beachtet werden muß. Die Milz des Menschen hat mehr Sinus als hier gezeichnet,
auch sind die MALPIGHIschen Körperchen (Lymphscheide) dünner. *1* Kapsel, *2* MALPIGHI-
sches Körperchen mit Zentralarterie, *3* Pinselarterie, *4* venöse Sinus, *5* Sinus, der durch
eine Pulpavene in eine Balkenvene mündet, *6* Ausmündung der Kapillaren des MALPIGHI-
schen Körperchens in das Retikulum der roten Pulpa, *7* Reaktionsknötchen, *8* Hülsenkapillare, *9* Ausmündung der Hülsenkapillare in das Retikulum der roten Pulpa, *10* sog.
Kölbchen, beim Menschen nicht vorkommend, *11* offene Mündungen der venösen Sinus,
beim Menschen fraglich, *12* Pulparetikulum. *A* Balkenarterie, *V* Balkenvene.

zahlreiche Reste zerstörter Zellen; letztere können sehr reichlich
werden, so daß ein verödetes Zentrum erscheint. Rund um diesen
Raum sind die Lymphozyten in dichten Reihen angeordnet. Diese
Reaktionsknötchen oder *Reaktionsherde* (HELLMANN) sind Stätten
besonderer Funktion, Vernichtungsfelder für schädliche Körper.

Sie bilden sich nur aus, wenn der Organismus mit der von Mikroorganismen und giftigen Stoffen erfüllten Außenwelt in Berührung tritt.

Lymphatisches Gewebe kommt vor 1. in der Darmschleimhaut als Noduli lymphatici, 2. in den Tonsillarorganen des Mundes und Rachens, hier in Verbindung mit epithelialen Krypten, 3. als Lymphknoten in Verbindung mit Lymphbahnen, 4. in der Milz in Verbindung mit der Blutbahn, 5. als zerstreute, unregelmäßig vorkommende kleine Ansammlungen in den serösen Häuten und im Bindegewebe verschiedener Organe.

Die *Lymphknoten* sind durch eine Kapsel nach außen abgegrenzt, die vom lymphatischen Gewebe mehr oder weniger vollständig ausgefüllt ist; das Äußere wird als Rinde, das Innere als Mark bezeichnet, doch wechselt der Bau sehr, bildet sich auch im Laufe des Lebens um. Einige Bindegewebszüge, die von der

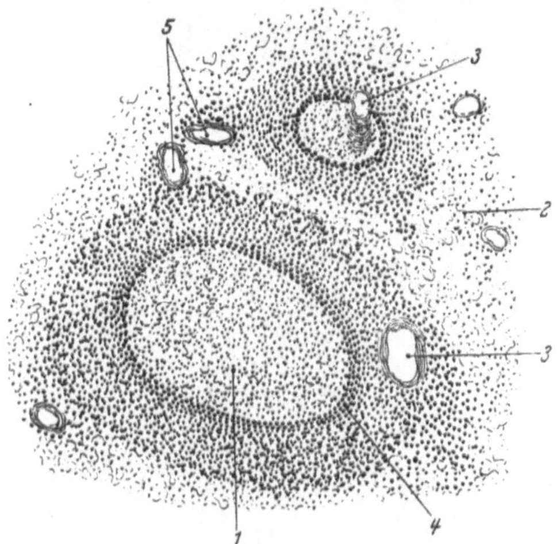

Abb. 81. Milz. MALPIGHIsches Körperchen vom Menschen.
1 Zentrum des Nodulus, *2* rote Pulpa, *3* Zentralarterie,
4 Lymphozytenwall, *5* Pinselarterien.

Kapsel ausgehen, stützen das Innere (Trabekel). Die Kapsel durchbohren Lymphgefäße (Vasa afferentia), die beim Eintritt in die Kapsel ihre Muskelwand verlieren und nach einigen Windungen in einen unter der Kapsel befindlichen Lymphraum, den Randsinus, münden. Von diesem aus breiten sich die Intermediärsinus im Innern aus. Zwischen den Sinus liegt das lymphatische Gewebe mit Knötchen. Aus den Intermediärsinus führen ein oder wenige Vasa efferentia die Lymphe ab. Zu- und abführende Lymphgefäße sind an der Stellung der Klappen kenntlich. Gewöhnlich ist ein *Hilus* vorhanden, an dem die Blutgefäße ein- und austreten und sich das Vas efferens findet. Die Gefäße durchziehen das Innere in den Balken und bilden im lymphatischen Gewebe ein Kapillarnetz.

Die Sinus sind von Endothel ausgekleidete Räume; in ihrer Lichtung ist ein Netz von Retikulumzellen ausgespannt. In den

Sinus finden sich ferner Lymphozyten, die vom lymphatischen Gewebe durch das Endothel einwandern, sowie abgelöste Endothelzellen, Monozyten und bisweilen Plasmazellen. Die in dem Lymphknoten gebildeten Lymphozyten werden auch durch die Blutbahn hinweggeführt.

Der Lymphknoten ist als lymphatisches Organ eine Brutstätte für Lymphozyten; ferner dient er als Filtrierapparat für die Lymphe.

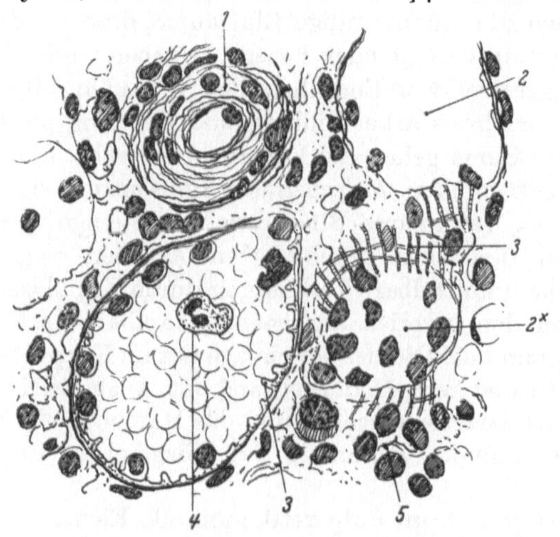

Abb. 82. Milzsinus und Hülsenkapillare. *1* Hülsenkapillare, quer getroffen, *2* Sinus, $2^\times$ dasselbe, zum Teil im Flachschnitt der Wand, *3* langgestreckte Endothelien der Wand, rechts längs, links quer getroffen; *4* Makrophag im Sinus, *5* Pulparetikulum mit Lymphozyten.

Aus dieser werden fremde Bestandteile durch die Endothelzellen der Sinus herausgefischt und unschädlich gemacht (s. S. 63).

Auch die *Milz* ist von einer Kapsel umgeben, von der aus sehr reichliche Trabekel durch das weiche innere Gewebe, die Pulpa, hindurchziehen. Sie enthalten in der Kapsel zahlreiche elastische Netze, beim Menschen wenig glatte Muskulatur; die Milz ist dehnbar wie ein Gummiballon. An der Pulpa unterscheidet man die Milzknötchen oder MALPIGHIschen Körperchen als weiße Pulpa von der roten Pulpa. Die genauere Betrachtung geht am besten von den Gefäßen aus.

Die größeren Arterien und Venen treten in den Hilus ein und verzweigen sich im Trabekelgerüst (Balkenarterien und -venen). Die Arterien trennen sich jetzt von den Venen, treten in die Pulpa aus (Pulpaarterien) und umgeben sich mit einer Hülle lymphatischen Gewebes mit Reaktionsknötchen (MALPIGHISCHE

Körperchen und Art. centrales). Nach dem Austritt aus den MALPIGHISchen Körperchen verzweigen sie sich schnell (Pinsel-arterien, A. penicillatae), verlieren bald ihre Muskulatur und umgeben sich mit einer Zellhülle (Hülsengefäß oder SCHWEIGGER-SEIDELsche Kapillare). Der weitere Verlauf ist nicht völlig geklärt.

Beim Menschen wird der größte Teil der roten Pulpa von den *Milzsinus* eingenommen. Dies sind netzartig untereinander zu-sammenhängende, dünnwandige Bluträume, deren Endothel außen von reifenförmig verlaufenden Fasern umgeben wird, die senkrecht zu den langgestreckten Endothelzellen verlaufen. Diese springen ins Innere vor, bei starker Füllung und Dehnung platten sie sich ab. Aus den Sinus gehen die Pulpavenen hervor, die dann in die Trabekelvenen münden. Zwischen den Sinus spannt sich das Pulpa-retikulum aus, retikuläres Bindegewebe mit eingelagerten Zellen.

Zwischen den oben geschilderten Arterien und den Sinus besteht keine unmittelbare Verbindung durch Kapillaren. Vielmehr münden von den Arterien ausgehende kapillare Äste frei in das Pulparetikulum aus. Dies ist der einzige Ort im Körper, wo die Blut-bahn offen ist und keine Endothelwand hat. Auch die Kapillaren, die von der Zentralarterie ausgehen und das MALPIGHISche Körperchen durchziehen, münden außerhalb des Körperchens frei ins Pulpa-retikulum.

So befinden sich im Pulparetikulum alle Elemente des Blutes, vor allem auch Erythrozyten. Ferner liegen zahlreiche Lymphozyten und Gruppen von Plasmazellen in diesem Gewebe. Es nimmt beim Menschen nur schmale Räume zwischen den Sinus ein. Bei manchen Säugetieren sind die Sinus viel spärlicher. Durch Lücken, die zeitweise wahrscheinlich durch Auseinanderweichen der Endothel-zellen in der Wand der Sinus entstehen, treten die Blutzellen aus dem Pulparetikulum in die Sinus und damit wieder in den Blut-strom ein.

Die Milz liefert als lymphatisches Organ Lymphozyten, ferner werden in ihr die ausgedienten roten Blutzellen abgebaut; auch dient sie als Blutspeicher.

Alle bisher als blutbildende Organe beschriebenen Einrichtungen sind zugleich Teile eines umfangreichen Organsystems, das der Abwehr belebter und unbelebter, ins Innere des Körpers gelangter Schädlichkeiten dient. Eine wichtige Rolle spielt dabei das Ver-mögen vieler Zellen, geformte Teile aufzunehmen, *Phagozytose*. Mikrophagen, d. h. im wesentlichen Bakterienfresser, sind die neu-trophilen Granulozyten. Makrophagen, d. h. Zellen, die größere

Teile, z. B. rote Blutkörperchen aufnehmen können, sind die
Monozyten des Blutes und die Histiozyten des Bindegewebes.
Letztere können sich loslösen und wandern. Daneben haben viele
Endothelien die Eigenschaft der Makrophagie, die der Lymphsinus
der Lymphknoten, der Milzsinus, der Knochenmarksinus, der
Leberkapillaren, der Kapillaren der Nebenniere und Hypophyse.
Alle diese Zellen können sich auch loslösen und auf die Wander-
schaft gehen.

Die dritte Gruppe von Makrophagen sind die Retikulumzellen
der blutbildenden Organe.

Neben der Fähigkeit, grobe Teile zu fressen, haben alle Makrophagen das Vermögen, kolloidale Teilchen, z. B. künstlich ein-
gebrachte Farbstoffe, Tusche, die eingeatmeten Kohlenteilchen,
artfremdes Eiweiß und Ähnliches aufzunehmen, zu speichern und
wenn möglich zu zerstören. Damit kann man diese Zellen am
besten nachweisen. Das ganze System aus Histiozyten, Retikulumzellen und Endothelien heißt retikulo-endotheliales System oder
System der Makrophagen.

2. Bewegungsapparat.
Die Entwicklung.

Am Bewegungsapparat unterscheidet man den aktiven, bewegenden Teil, nämlich die Muskulatur mit ihren Hilfsorganen
und Gleitvorrichtungen von dem passiven, bewegten Teil, d. i.
das Skelet mit Gelenken und Bandapparaten.

Das Skelet entwickelt sich aus dem Mesenchym, in dem
Bildungsgewebe, Blasteme auftreten (Stadium des häutigen, besser
Blastemskeletes). Aus diesen Blastemen gehen Knorpel hervor,
die zusammen das Knorpel- oder *Primordialskelet* bilden.

Es wird ersetzt durch das bleibende Knochenskelet, und zwar
so, daß der größere Teil des Knorpels zerstört und durch Knochen
ersetzt wird; hinzu kommen Ergänzungs- (Beleg-) Knochen, vorzüglich am Kopfe, denen kein Knorpelstück vorhergeht. So ist
der passive Bewegungsapparat des Menschen dann ein Knorpel-
Knochen-Bandskelet.

Wir unterscheiden also bei der Entwicklung der Knochen
die *freie Knochenbildung im Mesenchym* und die *Knochenbildung
auf knorpeliger Grundlage*. Bei der ersteren entstehen aus dem
mesenchymalen Zellnetz, aber mit diesem dauernd in Verbindung
bleibend, große Zellen, die *Osteoblasten*, die zwischen sich die
Knochengrundsubstanz aufbauen. Im Mesenchym bereits befindliche

kollagene Fasern werden in den Knochen hineingenommen. Ist das in größerem Ausmaße der Fall, wie bei älteren Feten, bei

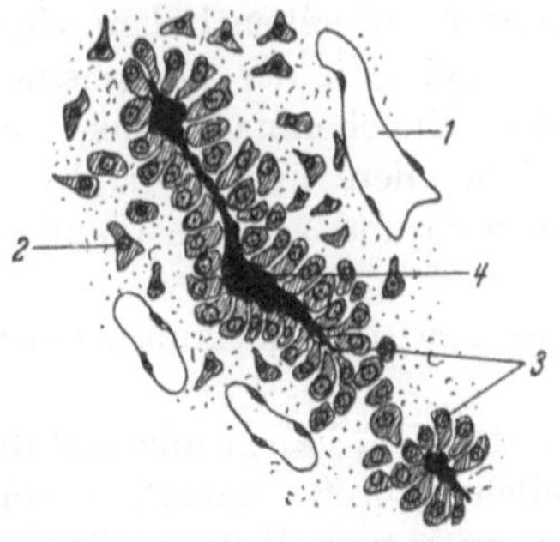

Abb. 83. Freie Knochenbildung im Mesenchym. *1* Blutgefäß, *2* Mesenchymzelle, *3* Osteoblasten, *4* Knochengrundsubstanz.

denen das Mesenchym bereits in ein faserreiches embryonales Bindegewebe übergegangen ist, so spricht man von *Bindegewebsverknöcherung.* Die Osteoblasten geraten beim Aufbau der Grundsubstanz in diese hinein, bleiben aber zeitlebens durch ihre Ausläufer untereinander und mit dem Zellnetz der Umgebung in Verbindung. So entsteht das System der Knochenhöhlen und -kanälchen mit dem darin befindlichen protoplasmatischen Zellnetz. Gleichzeitig wird ein System größerer Kanäle ausgespart, in dem, umgeben vom mesenchymalen Gewebe, die Gefäße verlaufen. So entsteht das Netz der Gefäßkanäle und Markräume.

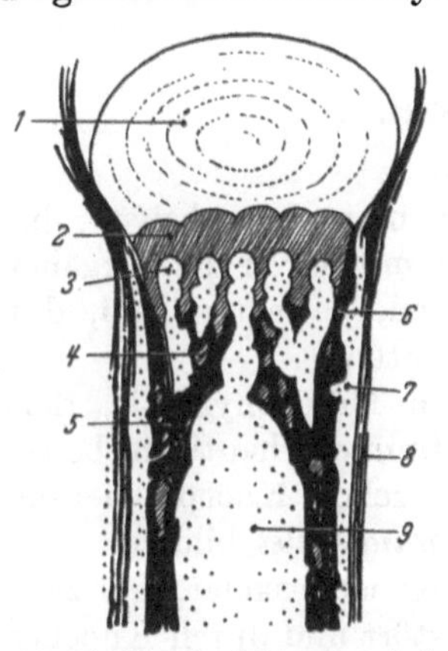

Abb. 84. Knochenbildung auf der Grundlage eines knorpelig vorgebildeten Skeletstückes, früheres Stadium. *1* Epiphysenknorpel, *2* verkalkter Knorpel, *3* Eröffnung der Knorpelhöhlen, *4* Knorpelreste in *5* dem enchondralen Knochen, *6* perichondraler Knochen mit seinem Ende der Epiphyse aufliegend, *7* Periost, Kambiumschicht, *8* Periost, fibröse Schicht, *9* Markraum.

Die neugebildete Knochengrundsubstanz enthält noch keine Kalksalze (Osteoid); erst einige Zeit nach der Bildung nimmt sie den Kalk, anscheinend ohne unmittelbare Beteiligung der Zellen auf und erhärtet dadurch zum Knochen.

Grundsätzlich werden das Knochengewebe und die knöchernen Skeletorgane mit ihrem Hohlraumsystem überall auf die geschilderte Weise von den Osteoblasten aufgebaut. Bei der *Knochenbildung auf knorpeliger Grundlage* wird dieser Aufbau vereinigt mit der *Zerstörung* eines großen Teiles des *vorhandenen Knorpelstückes.* Zuerst setzt die *perichondrale Knochenbildung* ein; eine röhrenförmige Knochenhülle wird so, wie es eben für die freie

Knochenbildung geschildert wurde, rund um den Knorpel, unmittelbar auf dem Knorpelgewebe aufgebaut. Die knorpeligen

Epiphysen ragen zu beiden Seiten aus dieser Röhre heraus. Bald nach Beginn dieses Vorganges wird der Knorpel in der Mitte der Diaphyse zerstört. Der Zerstörung geht stets, auch bei allen weiteren Vorgängen, eine Verkalkung der Knorpelgrundsubstanz voraus. Die Knorpelzellen sind in dieser Verkalkungszone durch

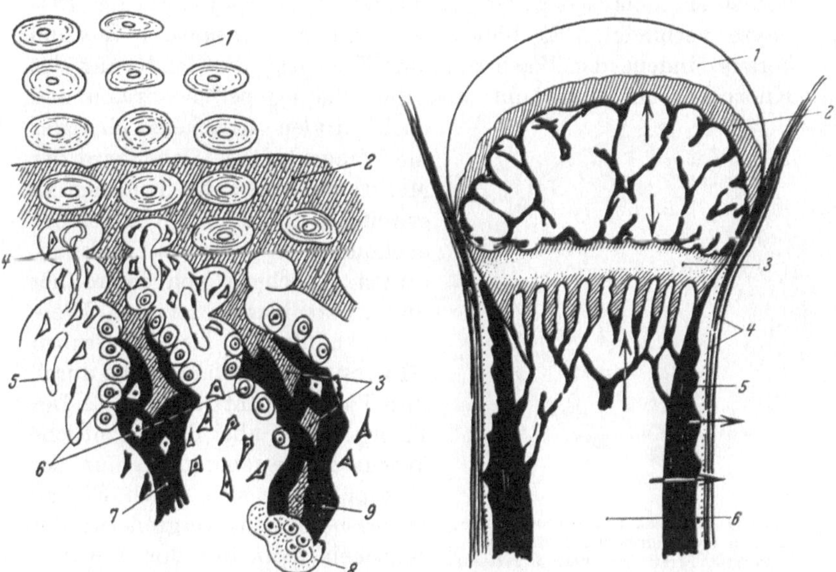

Abb. 85. Erweiterung des Markraumes gegen die Epiphyse zu, enchondraler Knochen. *1* unverkalkter, *2* verkalkter Knorpel, *3* Reste des verkalkten Knorpels in enchondralem Knochenbälkchen, *4* Kapillare mit Mesenchym eröffnet die Knorpelhöhle, *5* Kapillare des Markes, *6* Osteoblasten, *7* Knochenbälkchen, *8* Osteoklast, der *9* ein Knochenbälkchen abbaut.

Abb. 86. Dasselbe wie Abb. 84, späteres Stadium. *1* Gelenkknorpel, *2* dessen verkalkte Schicht, *3* knorpelige Epiphysenscheibe, zwischen *2* und *3* der Knochenkern der Epiphyse, *4* Periost, in die Gelenkkapsel übergehend, *5* Diaphysenknochen, *6* Markraum, die Pfeile geben die Wachstumsrichtung an, Erweiterung des Markraumes, Dickenwachstum der Diaphyse, Vergrößerung des Epiphysenkernes.

Flüssigkeitsaufnahme vergrößert, die Knorpelhöhlen entsprechend erweitert. In der Umgebung ordnen sich die Knorpelzellen infolge lebhafter Vermehrung zu parallelen Reihen an. Es dringt embryonales Bindegewebe mit Kapillarschlingen durch einen großen Gefäßkanal der Knochenhülle gegen den Knorpel vor und schafft durch dessen Zerstörung den *primordialen Markraum*. Die Kapillarschlingen eröffnen dabei die Knorpelhöhlen, die Knorpelzellen verschwinden. Die weitere Zerstörung der Grundsubstanz wird von

vielkernigen Riesenzellen, Chondro- oder Osteoklasten, übernommen.
So wächst der Markraum und dringt gegen die Epiphysen vor, so
daß diese nur noch wie Pfröpfe in der periostalen Knochenröhre
sitzen. Die *enchondrale Knochenbildung* übernimmt die Befestigung;
Teile der Knorpelgrundsubstanz werden vom Knochen umhüllt
und so ein Bälkchensystem gebaut, das die Epiphyse mit der Diaphyse verbindet. Es bildet sich nun ein stationärer Zustand
heraus, indem das Wachstum des Knorpels, die Zerstörung des
Knorpels vom Markraum aus, die Bildung perichondralen und
enchondralen Knochens einander
die Waage halten. Dabei wird der
Markraum gegen den Knochen zu
erweitert, also ständig ein Teil des
enchondralen wie des perichondralen Knochens von innen her
durch Osteoklasten zerstört. Diese
liegen häufig in kleinen Gruben
(HOWSHIPsche Lakunen), die durch
ihre Tätigkeit entstanden ist. Der
Knorpel ist dabei das eigentliche
Wachstumsgewebe, denn nur der
Knorpel kann sich durch Einbau
(Intussuszeption) vergrößern; der
Knochen kann nur durch Anbau
(Apposition) wachsen, muß also
durch Zerstörung des Überflüssigen
in seiner Form ausgestaltet werden.

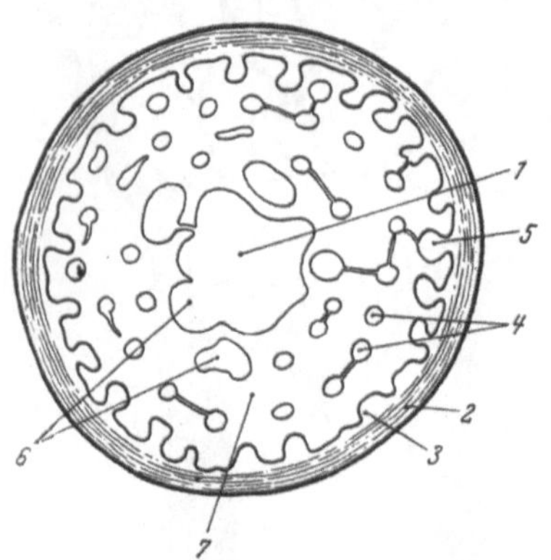

Abb. 87. Röhrenknochen vom Neugeborenen im Querschnitt. *1* Markhöhle,
2 Periost, Strat. fibrosum, *3* Periost,
Kambiumschicht, *4* HAVERSsche Kanäle,
5 HAVERSscher Kanal in Bildung,
6 Abbauräume.

In den Epiphysen und kurzen Knochen wird später ebenfalls,
und zwar zunächst enchondraler Knochen in inneren Knochen-
herden gebildet. Auch hierbei wird vorher die zu zerstörende
Knorpelgrundsubstanz mit Kalk beladen. Gegen diese verkalkten
Stellen dringen Gefäßkanäle vor, das weitere entspricht den Vor-
gängen im Markraum der Diaphyse. Die Knochenkerne erreichen
die Oberfläche und eine perichondrale Kortikalis schließt die
Binnenräume ab. Zunächst bleibt neben dem *Gelenkknorpel* die
Epiphysenscheibe als Organ des Längenwachstums erhalten. Nach
Abschluß des Wachstums werden die Markräume der Epi- und
Diaphyse unter Zerstörung dieser Knorpelscheibe vereinigt.

Was zunächst gebildet wird, ist feinfaseriger geflechtartiger
Knochen. Im zweiten Jahr nach der Geburt wird er durch Lamellen-

knochen ersetzt, zuerst im Innern von den Gefäßkanälen aus, die von Osteoklasten zu großen Hohlräumen erweitert und von Lamellenknochen wieder bis auf den Gefäßkanal ausgefüllt werden. Dann wird auch von außen Lamellenknochen gebildet, der Knochen wächst ständig, der Markraum erweitert sich, die ganze zuerst gebildete Knochensubstanz wird dabei zerstört. Der Umbau, Zerstörung durch Osteoklasten und Aufbau neuer Lamellensysteme durch Osteoblasten, hört erst mit dem Tode auf.

Der Bau der Skeletorgane.

Das Ergebnis dieser Vorgänge zeigt der Bau der *Kompakta der Röhrenknochen*. Sie besteht aus einem Mauerwerk verschiedener und verschieden alter Lamellensysteme und aus Bruchstücken davon. Sie wird durchzogen von den HAVERSschen Kanälen, zu denen die HAVERSschen Lamellensysteme (Speziallamellen) gehören, beide zusammen haben wir S. 39 als Osteon oder Knochenröhrchen bezeichnet. Manche Strecken der vom Periost bekleideten Oberfläche, niemals die ganze, sind von äußeren General- oder Grundlamellen bedeckt, der Markraum von ebenso unregelmäßigen inneren Generallamellen begrenzt. Zwischen den Osteonen liegen Bruchstücke älterer Osteone und von Generallamellen (Interstitial- oder Schaltlamellen). Die verschiedenen Lamellensysteme werden durch Kittlinien begrenzt, die wie die Scheiden der Knochenhöhlen und -kanälchen aus fibrillenfreier Grundsubstanz bestehen.

In den, in der Regel der Länge nach verlaufenden HAVERSschen Kanälen findet man je eine kleine Arterie und Vene. Die Kapillaren liegen in den VOLKMANNschen *Kanälen*, die keine eigenen Lamellensysteme besitzen und die HAVERSschen Längskanäle sehr reichlich der Quere nach untereinander und mit dem Markraum, weniger reichlich mit der Periostfläche verbinden.

Auch die *Spongiosa* zeigt den Bruchstückbau, der je nach dem Knochen aus feineren oder derberen Balken und Platten besteht. In den gröberen kommen auch kleinere Osteone vor; sie werden häufig von kurzen VOLKMANNschen Kanälen durchbohrt. Die kurzen Knochen und die Epiphysen bestehen ganz aus Spongiosa mit einer dünnen Außenhaut (Kortikalis) ohne Kompakta.

Das *Periost* besteht aus einer derben gefäßarmen äußeren Faserschicht und einer gefäßreichen inneren Kambiumschicht, die das Dickenwachstum besorgt; sie enthält zahlreiche Gefäße, an

Wachstumsstellen Osteoblasten. Vom Periost dringen die SHARPEY-schen Fasern in die äußeren Generallamellen ein; diese sind daran kenntlich, auch wenn sie beim Wachstum als Bruchstücke tief ins Innere geraten. Auch Abtragungsstellen finden sich reichlich, die mit grobfaserigem Knochen ausgefüllt werden, so Verbindungen zwischen Periost und Knochenoberfläche schaffend.

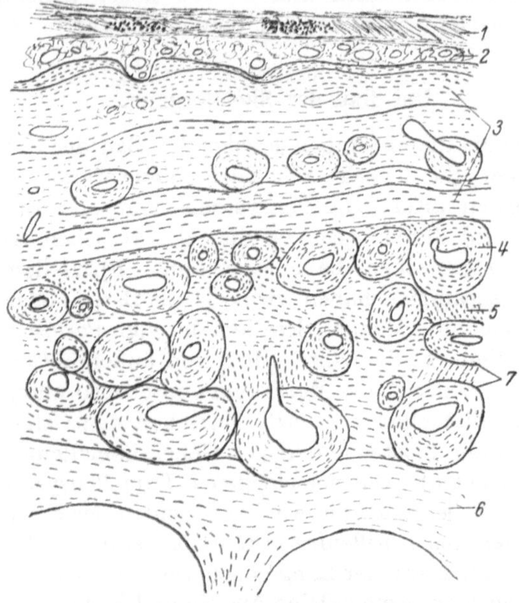

Abb. 88. Röhrenknochen, Querschnitt. *1* Stratum fibrosum, *2* Kambiumschicht des Periosts, *3* äußere Generallamellen, *4* Speziallamellen, *5* Interstitiallamellen, *6* innere Generallamellen, *7* Kittlinien. K.

Die *Bandansätze* enthalten sehr häufig Faserknorpel vom primordialen Skelet her, an dem sich der Knochen dann als enchondral gebildeter Knochen von innen her anlagert. Andere Stellen zeigen größere Spitzen und Zacken grobfaserigen Knochens, in den Teile der Bänder einstrahlen, andere legen sich parallel der Oberfläche auf die Tuberositäten darauf. Gerade an und in diesen Bandansätzen wird dauernd abgetragen und aufgebaut. In der Regel ist ein Teil des einstrahlenden Bandes verkalkt.

An den *Gelenken* ist der *Knorpelüberzug* ein Rest des Primordialknorpels. Seine Oberfläche ist die Grenze, bis zu der die Abtragung des Knorpels vorrückte; sie ragt mit spitzen Zacken in

den Knochen hinein. Eine schmale Zone des Knorpels ist verkalkt. Die Oberfläche ist glatt und hängt am Rande mit dem
Periost zusammen; an diesen Rändern findet sich oft Faserknorpel.

Die *Gelenkkapsel* besteht außen aus derbem Band- und Sehnengewebe, wozu auch die Bänder und einstrahlenden Sehnen gehören.

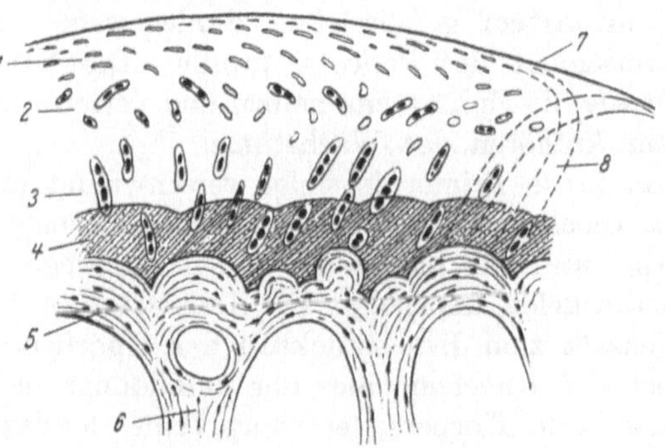

Abb. 89. Gelenkknorpel. *1* Oberflächenschicht, *2* Mittelschicht, *3* Tiefenschicht mit großen
ovalen Chondronen, *4* verkalkte Schicht, *5* Knochen unter dem Knorpel, *6* Spongiosabalken.
7 Gelenkfläche, *8* Verlauf der Fibrillen.

Die harten Bandmassen werden von gefäßreichen Fettschichten
unterbrochen und sind auch außen reichlich von Fettmassen umgeben; so kommt die Beweglichkeit der Kapsel zustande. Innen

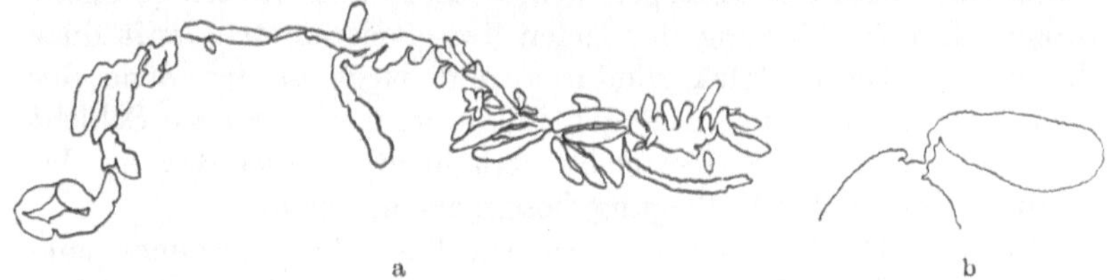

Abb. 90 a u. b. Synovialzotten nach Totalpräparaten aus dem Kniegelenk.

liegt dann meist wieder unter Zwischenschaltung reichlicher Fettmassen die *Synovialhaut* der Kapsel auf. Sie enthält reichlich Gefäße;
ihre Oberfläche besteht aus zartem Bindegewebe, oft mit Zellschichten (Bindegewebszellen) bekleidet. Wo Sehnen und Bänder
auf dem Knorpel schleifen, fehlt die Synovialhaut. Die Gelenk-
zotten finden sich nur auf der weichen Synovialhaut, vorzugsweise
in Nischen und Winkeln. Sie enthalten keine Gefäße und bestehen
aus einem Strang von Bindegewebe, der mit Zellen oft in kleinen
Ballen besetzt ist.

Wo die Knochenoberfläche in das Gelenk hineinragt, ist sie auf dem Periost von Synovialhaut bekleidet, die meist reichlich Zotten trägt.

An den *Knochennähten* des Schädels wird der feste Zusammenhalt beider Knochen neben der Verzahnung der beiden Knochenkanten durch die beiden Periostüberzüge hergestellt. Die Naht selbst ist von zartem gefäßreichen Bindegewebe, entsprechend der Kambiumschicht des Periosts, erfüllt. Die Nähte sind Zuwachsstellen wie die Epiphysenscheiben und verschwinden allmählich mit dem Aufhören des Wachstums.

Nicht das ganze Primordialskelet verschwindet mit der Ausbildung des knöchernen. Neben den Gelenkknorpeln bleiben die Rippenknorpel und das Skelet der tiefen Luftwege, auch einige Teile des Nasenskelets knorpelig. Die *Architektur der Knorpelstücke* ist im Gegensatz zum Bruchstückbau des Knochens einheitlich, allerdings ist der Knochen eines der umbildungs- und heilungsfähigsten Gewebe des Körpers; der Knorpel eines der dazu am wenigsten fähigen. Außen ist das Knorpelstück vom Perichondrium überzogen, einer derben Faserhülle, die verzweigte Bindegewebszellen führt. Sie geht ohne scharfe Grenze durch Einlagerung von Chondromukoid in Knorpel über; in einer bestimmten Fläche werden die Zellen rundlich, zunächst flach, linsenförmig. Dann kommen einzelne rundliche Zellen mit eigener Wickelung, in der Tiefe und Mitte des Knorpelstückes mehr- und vielzellige Chondrone. Die Fibrillierung der tiefen Zwischenschichten läuft quer durch das Knorpelstück hindurch und biegt in der Zone der einzelligen Chondrone im Bogen in die subperichondrale Schicht um, hier parallel zur Oberfläche verlaufend. Dieser Bau ist der Beanspruchung durch Biegung besonders angepaßt.

Die *Gelenkknorpel* zeigen denselben Bau; die Oberfläche entspricht der subperichondralen Schicht, der das Perichondrium fehlt. Die tiefen Schichten der Chondrone — hier meist langgestreckt, oval, mit der Achse senkrecht zur Oberfläche — werden dann von der Verkalkung und der Zerstörung bei der Knochenbildung erfaßt.

Die *Zwischenwirbelscheiben* und die *Symphyse* sind mit Hyalinknorpelschichten auf dem Knochen befestigt. Die Knochenknorpelgrenzen gleichen denen der Gelenkknorpel. Aus diesen Hyalinknorpelschichten wächst dann ein Faserknorpel heraus, der die plastische formbare Innenzone bildet. An der Symphyse ist dieser Knorpel gekreuzt faserig, an den Zwischenwirbelscheiben besteht er aus konzentrischen Ringen, die nach innen in einen ganz weichen, sehr wasserreichen Knorpel, den Nucleus pulposus, übergehen. Am Erwachsenen sind die hier beim Fetus vorhandenen Reste der Chorda dorsalis völlig verschwunden. Nach außen geht dann sowohl bei der Symphyse wie an den Zwischenwirbelscheiben der Faserknorpel in derbes Binde- und Sehnengewebe über.

Die Muskulatur.

Der ganze aktive Bewegungsapparat, vor allem die *Muskulatur*, weist nicht die Mannigfaltigkeit des Feinbaues auf wie das Skelet.

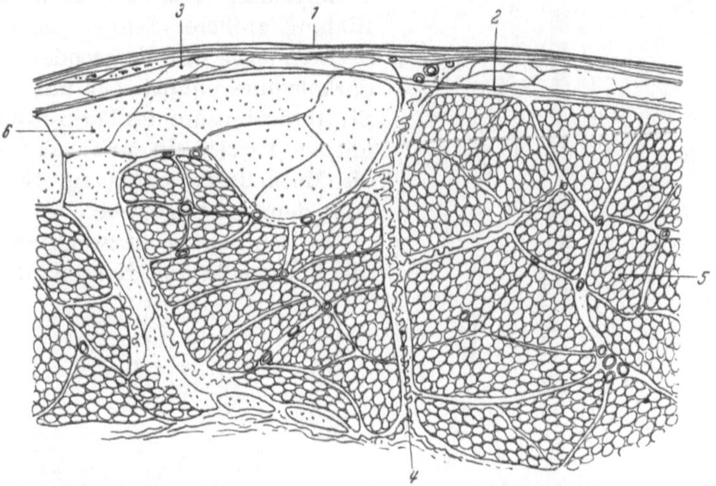

Abb. 91. Querschnitt des Muskels mit Sehne. *1* Faszie, *2* Perimysium externum, *3* Gleit-schicht zwischen *1* und *2*, *4* Perimysium internum, *5* Muskelbündel, *6* Sehne.

Im *Muskel* sind die Elemente, die quergestreiften Fasern, zunächst zu parallelfaserigen *Primärbündeln,* den „Fleischfasern", vereinigt. Diese Bündel sind das eigentliche Bauelement des Muskels, das Myon; auch in der mimischen Muskulatur bestehen die „Fasern" aus solchen Bündeln, einzelne Muskelfasern kommen nirgends vor. Aus solchen Bündeln sind dann die größeren Verbände aufgebaut, selten in paralleler Anordnung der Bauteile, sondern zu Fiede-rungen, Fächern usw. zusammengefügt. Das ganze System ist von Bindegewebe erfüllt, Perimysium, dessen äußerer, den Muskel umhüllender Teil Perimysium externum, der andere Perimysium internum genannt wird. Beide hängen zusammen.

Die Primärbündel werden von Bindegewebe umhüllt, schließlich ist im Primärbündel jede Muskelfaser von Bindegewebe, dem Endomysium, umgeben, dessen kollagene Fasern sich nicht von den Sarkolemmschläuchen trennen lassen. Dieses ganze System macht die Formänderung des Muskels, den Wechsel zwischen gespannten und schlaffen, zwischen dicken kurzen und dünneren längeren Zuständen mit.

Die *Sehnen* entwickeln sich durch Zusammentreten der Endsehnen des Primärbündels. Nicht alle Muskelfasern laufen vom Ursprung zum Ansatz durch; sie enden und neue beginnen im Perimysium. Kommt es nicht zur Bildung größerer Sehnen, so verflechten sich die Faserenden der Sarkolemme unmittelbar mit dem Stratum fibrosum des Periosts oder mit den Faszien. In der Regel steht die Muskelfaser schräg zur Sehne oder dem Ansatzgewebe.

In den Septen verzweigen sich die Blutgefäße und Nerven; diese

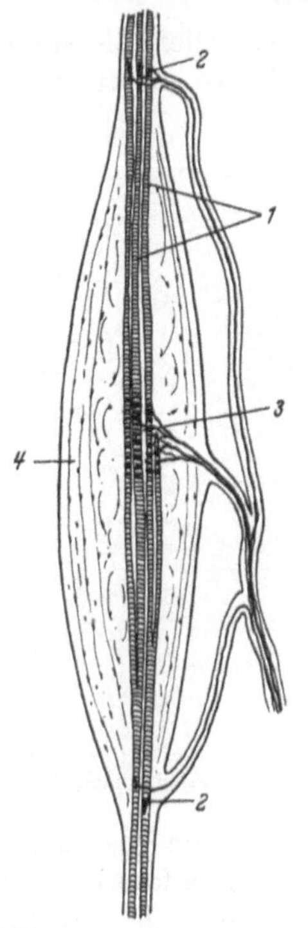
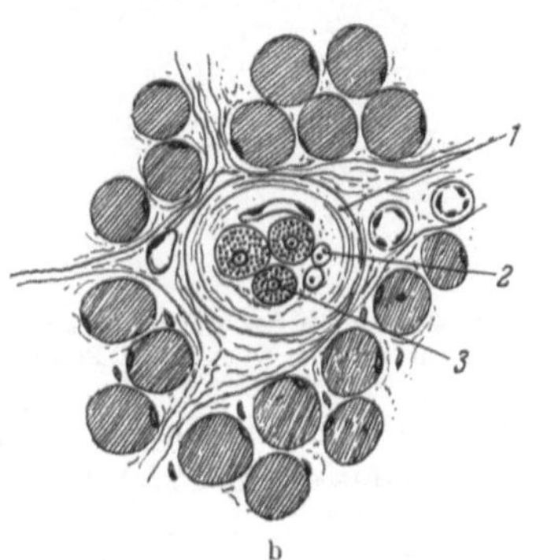

Abb. 92 a. Muskelspindel in der Längsansicht. *1* Muskelfasern, *2* motorische Endigungen, *3* sensible Endigungen, *4* Hülle. b Querschnitt. *1* Hülle, *2* Nervenfaser, *3* Muskelfaser.

machen ebenfalls die Formänderungen und Bewegungen mit; im zusammengezogenen Muskel verlaufen sie geschlängelt. Schließlich verzweigen sie sich zu Kapillarnetzen im Primärbündel und zu den Endigungen (s. S. 93) an jeder Muskelfaser. Im Muskel kommen Sinnesorgane, die *Muskelspindeln*, vor. Einige Fasern treten in ein spindelförmiges System zarter konzentrischer, durch Flüssigkeit aufgeblähter Hüllen ein, spalten sich und treten am anderen Ende wieder aus; das eine Ende zeigt also mehr Fasern als das andere.

In der Mitte verschwinden die quergestreiften Fibrillen ganz oder bis auf eine dünne Hülle. Dieses etwas dickere Stück enthält zahlreiche Kerne. An ihm endet eine sensible Faser. Motorische Endigungen finden sich an den Fasern ober- und unterhalb der Spindel. In den Sehnen kommen die *Sehnenspindeln* vor.

Zu den Hilfsorganen der Muskulatur gehören auch die Faszien, derbe Membranen straffen Bindegewebes, oft mit Sehnenfasern durchflochten. Zwischen Perimysium und Faszie liegt die Gleitschicht, eine Schicht sehr zarten wasserreichen Bindegewebes, das durch seine Formbarkeit das reibungslose Spiel des Muskels ermöglicht. Ebensolche Schichten finden sich zwischen den Muskeln, zwischen Muskeln und Periost.

Andere Gleitvorrichtungen sind weiche Fettkörper, die in Hüllen sehr zarten Bindegewebes eingeschlossen sind, ferner die Schleimbeutel, die Ähnlichkeit mit dem Bau der Gelenke zeigen, wenn auch eigentliche Kapseln und Synovialhäute nur schwach ausgebildet sind.

Die Sehnenscheiden haben völlig den Bau der Gelenke. Die Gleitflächen sind glatt, ohne Synovialhaut, die Winkel und Spalten zeigen richtige Synovialhäute mit Zellbelägen (S. 69).

3. Die Haut.

Die Oberhaut und Lederhaut.

Von „Häuten" ist schon S. 21 die Rede gewesen. Auch die äußere Körperbedeckung hat den grundsätzlichen Aufbau aus einer Schicht von Bindegewebe (Lederhaut, Korium) und einem Epithel (Oberhaut, Epidermis). Zwischen der Haut und der äußeren Faszie des Bewegungsapparates befindet sich die Unterhaut (Subkutis, Tela subcutanea). Sie besteht aus bindegewebigen Platten und Strängen, die in der Regel Fettläppchen einschließen. Die Unterhaut macht die Haut gegen die Faszie verschieblich.

Die *Epidermis* ist ein geschichtetes Plattenepithel. Man unterscheidet zwei Hauptschichten, die Keimschicht (Stratum germinativum), die aus lebenden Zellen besteht, und die Hornschicht (Stratum corneum), die von abgestorbenen, wasserarmen, platten Schüppchen gebildet wird. Zwischen beiden liegt das Stratum granulosum, in dem sich die Zellen der Keimschicht in die Hornschüppchen umwandeln.

Das *Horn* ist ein besonderes Produkt eines chemischen Aufbaues und bildet eine mechanisch und chemisch sehr widerstandsfähige Außenhaut. Es besteht aus sehr feinen Stäbchen oder Fibrillen, die positiv einachsig doppelbrechend sind. Die Fibrillierung läuft in der Hornschicht parallel der Oberfläche. Sie setzt sich als Epithelfaserung (Tonofibrillen s. S. 24) in Form eines zarten, schwach doppelbrechenden Fibrillensystems in die Keimschicht fort, dort senkrecht zur Oberfläche verlaufend. In der Hornschicht tritt die tiefste Lage durch Lichtbrechung, Färbung und starke Doppelbrechung hervor (Stratum lucidum).

Das *Stratum granulosum* führt seinen Namen von Körnchen, die als Abfallprodukt bei der Bildung des Horns in den Zellen

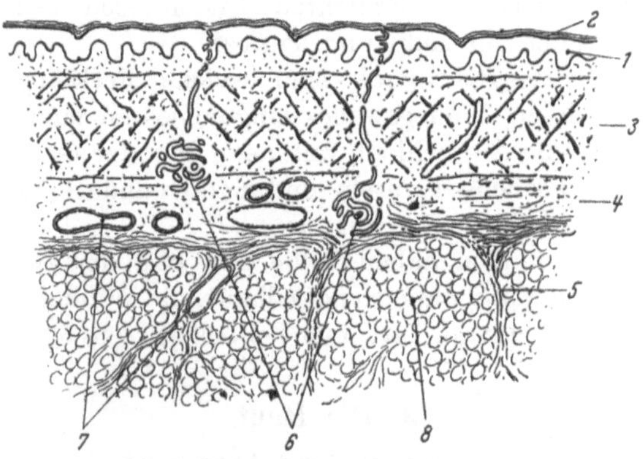

Abb. 93. Übersicht über Haut und Unterhaut. *1* Epidermis, Keimschicht, *2* Epidermis, Hornschicht, *3* Lederhaut (Stratum compactum), *4* Gefäß-Drüsenschicht, *5* Unterhaut (Subkutis), *6* Schweißdrüsen, *7* Blutgefäße, *8* Fettläppchen der Unterhaut.

entstehen (Keratohyalinkörnchen). Im Stratum lucidum zerfließen die Körnchen zu Eleïdin.

Die *Keimschicht* wird durch die Papillen zerlegt in ein Netzwerk von gegen die Lederhaut vorspringenden Leisten oder *Kämmen*. Diese haben drei- und viereckigen Querschnitt und werden an der basalen Seite von einer Schicht von Zylinderzellen bekleidet, die mit Basalfüßchen am Bindegewebe verankert sind. Diese Zellen vermehren sich. Die überzähligen wandern in die Masse der Kämme hinein, die aus vieleckigen Zellen bestehen. Zwischen diesen Zellen sind Spalten (Zwischenzellücken), die von den Zwischenzellbrücken durchzogen werden. Die isolierten Zellen dieser Schicht zeigen also Stacheln (Stachelzellschicht).

Aus der Stachelzellschicht ergänzt sich unter Abflachung der Zellen die Schicht der granulierten Zellen, aus dieser die Hornschicht, die an ihrer Oberfläche ständig abgerieben wird und

Hornschüppchen verliert. Von der Schicht der Zylinderzellen aufwärts sind also alle Schichten Durchgangsschichten einer Zellbewegung und Zellumwandlung.

Die Summe der Papillen mit den Kämmen der Keimschicht heißt *Corpus papillare*. Die Papillen ragen bis dicht unter die Hornschicht. Bei oberflächlichen Verletzungen werden also ihre Spitzen angeschnitten und treten in Form von Blutpünktchen hervor; bei Brand- und anderen Blasen hebt sich die Hornschicht ab; es liegt also am Boden der Blase die Keimschicht bloß, in der die Endigungen der Schmerznerven liegen. An der behaarten Haut, also an der ganzen Haut mit Ausnahme der Handflächen und Fußsohlen, ist die Epidermis dünn, auch die Hornschicht. Von außen gesehen ist sie gegliedert in kleine Felderchen, die durch Furchen getrennt sind. Die dicken kurzen Papillen finden sich nur unter den Feldern und zeigen keine besondere

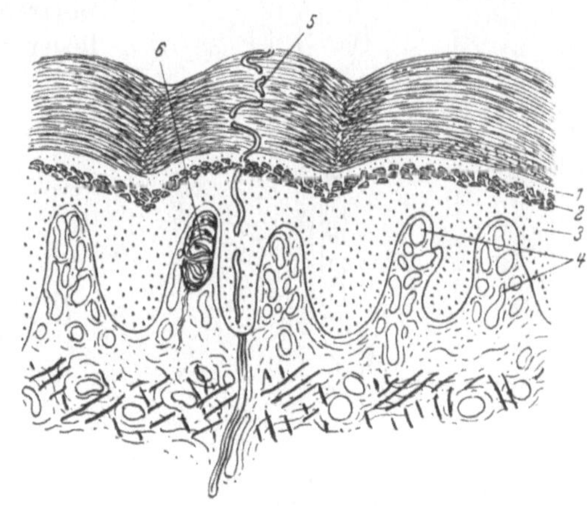

Abb. 94. Epidermis von der Hohlhand. *1* Stratum lucidum, *2* Stratum granulosum, *3* Stratum germinativum, *4* Papillen mit Gefäßen, *5* Schweißdrüsengang, der Strich zeigt auf das Stück im Stratum corneum, *6* Papille mit Tastkörperchen.

Anordnung. Die Schweißdrüsengänge treten an den Leisten zwischen den Papillen in die Epidermis ein; sie münden also auf den Feldern, nicht in den Furchen. An den Tastballen der Hände und Füße ist die Epidermis dick, insbesondere die Hornschicht. Hier finden sich keine Felder, sondern Leisten und Furchen, die besondere Figuren bilden. Die Papillen stehen in Doppelreihen unter den Leisten. Den Furchen entsprechen weit vorspringende derbere Kämme; zwischen den beiden Reihen der Doppelreihe liegt ein schwächerer Kamm, nur an diesen treten die Schweißdrüsengänge in die Epidermis, so daß diese also in der Mitte der Leisten nach außen münden.

Die *Lederhaut* besteht unmittelbar unter der Epidermis aus feinfaserigem Bindegewebe mit ebensolchen elastischen Netzen; diese *subpapilläre Schicht* bildet die Papillen. Darunter liegt das derbe Stratum compactum (aus ihm macht man das Leder), aus kollagenen, sich nach drei Richtungen durchflechtenden, dicken Fasern mit dichten und derben elastischen Netzen. Die Schweißdrüsengänge gehen senkrecht durch diese Schicht hindurch und bilden unter ihr in verschiedener Tiefe die Drüsenknäule. Unter dem Stratum compactum liegen auch zahlreiche große, parallel der Oberfläche verlaufende Gefäße. Beide, Gefäße und Drüsen, werden von Fettzellen und Kapillaren begleitet; dazwischen liegen dann als Fortsetzung des

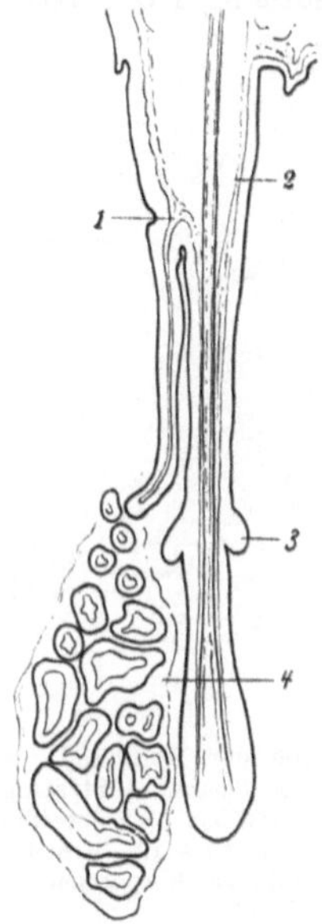

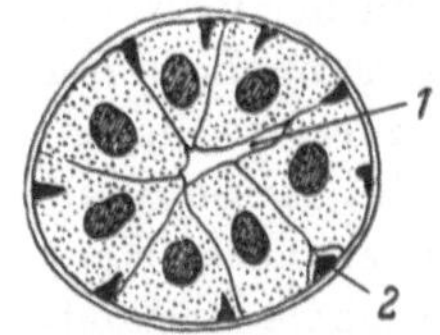

Abb. 95. Querschnitt des sezernierenden Teiles eines Schweißdrüsenschlauches. *1* Sekretkapillare, *2* Muskelzelle.

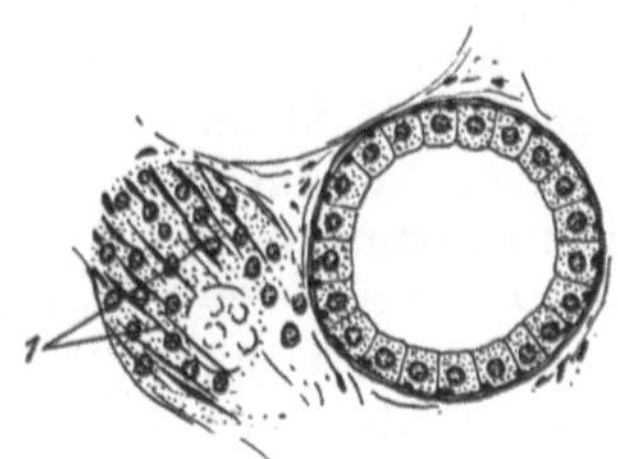

Abb. 96. Apokrine Knäueldrüse mit *1* Mündung in den *2* Haarbalgtrichter, *3* Talgdrüsenmündung, *4* Drüsenknäuel.

Abb. 97. Querschnitt und Flachschnitt durch den Schlauch einer apokrinen Knäueldrüse. *1* Muskelzellen.

Stratum compactum nach unten derbe Balken von Bindegewebe mit elastischen Fasernetzen. Diese ganze *Gefäßdrüsenschicht* ist gewöhnlich dicker als das Stratum compactum; erst unter ihm, oft durch eine geschlossene Membran (Grenzhäutchen) nach oben abgegrenzt, beginnt die *Subkutis*.

Das *Gefäßsystem der Haut* hat neben der Aufgabe der Ernährung die der Wärmeabstrahlung durch die Haut und der Wasserabgabe durch die Schweißdrüsen, die ebenfalls der Wärmeregulierung dient. Es zerfällt in eine Reihe völlig getrennter Kapillargebiete. Die Lederhaut besitzt überhaupt keine Kapillaren. Die Arterien steigen von der Faszie durch die Unterhaut und bilden in der Gefäßdrüsenschicht ein Netz von Anastomosen. Von diesen Gefäßen oder von besonderen langen dünnen Horizontalarterien werden die Fettläppchen der Unterhaut mit Blut versorgt. Von dem Netz steigen besondere Arterien (Kandelaberarterien) in die Höhe, wobei ebenfalls gelegentlich Anastomosen vorkommen. Sie teilen sich in Äste, deren letzte unmittelbar in den Papillen enden, so daß also jede Papille von einer kleinen Arteriole versorgt wird. Hier ist eine Kapillarschlinge, bei großen verzweigten Papillen (Tastballen) ein kleines Kapillarnetz vorhanden, aus dem eine postkapillare Vene aus der Papille herausführt. Diese mündet in das venöse Hauptnetz ein, ein unter den Papillen liegendes Netzwerk ziemlich weiter, dünnwandiger Venen, aus denen dann große klappenführende Stämme das Blut durch die Lederhaut abführen, wobei in der Gefäßdrüsenschicht besonders reichliche Verbindungen mit horizontalen Ästen gebildet werden. Die Schweißdrüsen besitzen jede ein gesondertes Kapillarnetz, die abführenden Venen münden zum Teil nach unten in größere Venen, stets wird der Ausführungsgang von einem zarten Venengeflecht begleitet, das zum Hauptnetz aufsteigt. Haare, Nerven und größere Gefäße, Fettläppchen und Lamellenkörperchen haben ihre besondere Gefäßversorgung.

Die Drüsen der Haut.

Die *Drüsen der Haut* sind die kleinen *Knäueldrüsen* oder Schweißdrüsen, die großen Knäueldrüsen oder Duftdrüsen, die *Talgdrüsen* und die *Milchdrüsen*. Die Verbindung der Schweißdrüsen mit der Epidermis ist S. 75 erwähnt, der Ausführungsgang verbindet sich mit dem Stratum germinativum, seine Lichtung läuft spiralig durch die Epidermis hindurch; der Drüsenkörper wird von einem aufgeknäulten Schlauch großer Zellen mit enger Lichtung gebildet. Unter der Basalmembran liegen spiralig verlaufende Muskelzellen, die weit in das Epithel vorspringen.

Die *großen, apokrinen Knäueldrüsen* kommen in der Achselhöhle, in der Regio pubis, am Brustwarzenhof vor, gleiche Drüsen sind die Mollschen Drüsen der Augenlider und die Ohrschmalzdrüsen; auch im Vestibulum nasi sind sie beobachtet. Sie münden in den Trichter des epithelialen Haarbalges (Wurzelscheide) aus. Sie bilden ebenfalls Knäule aus je einem Schlauch mit sehr weiter Lichtung und kubischen Zellen. Auch Muskelzellen sind vorhanden. Bei der Sekretion wird ein Teil der Zelle abgestoßen, der basale, kernhaltige Teil bleibt erhalten (apokrine Sekretion).

Die *Talgdrüsen* besprechen wir beim Haar, in dessen Wurzelscheiden sie einmünden. Freie Talgdrüsen ohne Haare kommen vor am Brustwarzenhof, an den äußeren Genitalien, am After.

Die *Milchdrüsen* bestehen aus je 15—20 selbständigen Einzeldrüsen, die in einen einheitlichen derben Bindegewebskörper eingelassen sind. Die Ausführungsgänge, *Milchgänge* (Ductus lactiferi), ziehen radiär zum Warzenhof, unter dem sie sich spindelförmig zum Milchsäckchen (Sinus lactiferus) erweitern, um dann als enger Kanal in die Brustwarze einzutreten und mit einer punktförmigen Öffnung zu münden. Im ruhenden Zustand enthalten die Drüsenläppchen nur die Verzweigungen der Ausführungsgänge. Für die Bildung der Milch wachsen während der Schwangerschaft aus diesen Gängen die sezernierenden Endstücke aus, große, weite, gekammerte Säcke mit einem niederen kubischen Epithel. Nach dem Absetzen des Kindes geht dieser ganze sezernierende Teil wieder zugrunde; es bleiben nur die Stümpfe der Ausführungsgänge übrig. Bei der männlichen Drüse ist nur der Bindegewebskörper mit einigen Drüsengängen vorhanden.

Die Haare und die Nägel.

Die *Haare* sind Bildungen der Epidermis. Von der Keimschicht wächst schon beim Fetus ein zylindrischer Haarzapfen aus, der hohl wird und an dessen unterem Ende das Haar entsteht. Jedes Haar steckt also in einer epithelialen Röhre, die von der Epidermis aus in die Lederhaut, bei großen Haaren bis ins Unterhautgewebe hineinreicht. An ihrem Unterende ist die Röhre angeschwollen und eine bindegewebige Papille ragt in diese *Haarzwiebel* hinein. Rings um die Papille befindet sich das eigentliche epitheliale Bildungsgewebe, von dem aus der *Haarschaft*, d. i. das eigentliche Haar, in die Höhe wächst. Nur von hier aus wird das Haar gebildet; der ganze aufwärts davon befindliche Teil des Haares innerhalb und außerhalb der Röhre besteht aus toten Hornmassen.

Am Haar wird ein innerer Teil, das Mark, unterschieden, das nicht an jedem Haar vorhanden ist und aus lufthaltigen Zellen besteht, nach außen folgt die Rinde, Hornschüppchen, die Pigment enthalten, ganz außen liegt die *Haarkutikula*, dachziegelförmig übereinanderliegende Hornschuppen, deren freie ·Ränder nach außen (oben) zeigen.

Die Röhre ist die *Wurzelscheide*, die von einem bindegewebigen *Haarbalg* umgeben ist. Die äußere Wurzelscheide gleicht dem

Stratum germinativum der Epidermis; gegen den bindegewebigen Haarbalg ist sie durch eine Basalmembran, die Glashaut, begrenzt.

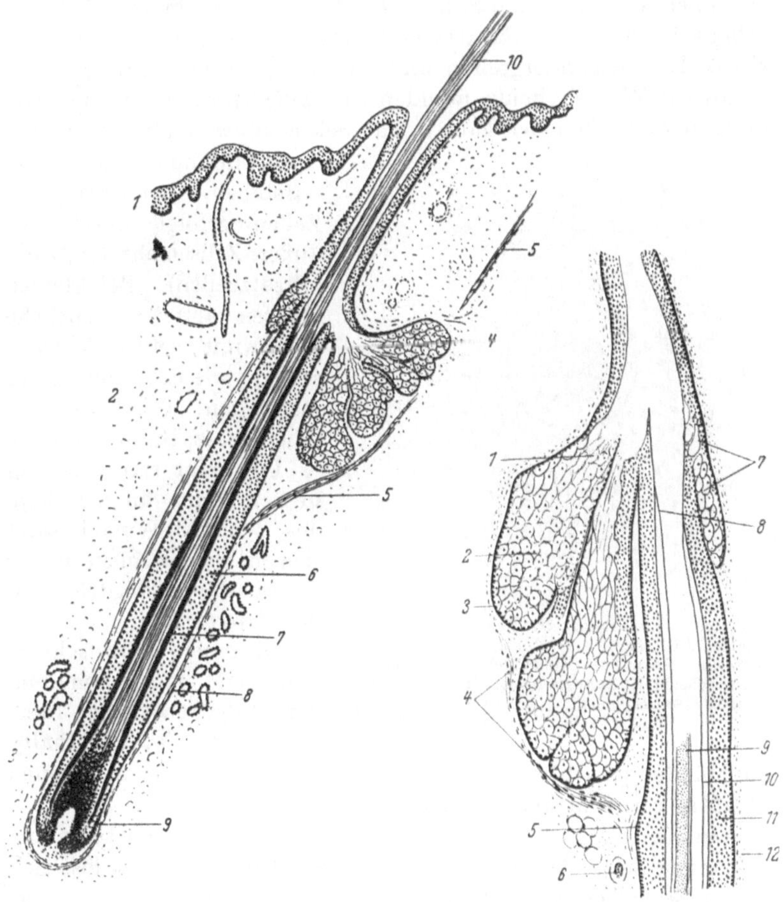

Abb. 98. Übersicht über das Haar und die Haarwurzelscheide. *1* Oberhaut, *2* Lederhaut mit *3* Unterhaut, *4* Talgdrüse, *5* Musc. arrector pili, *6* äußere Wurzelscheide, *7* innere Wurzelscheide, *8* bindegewebiger Haarbalg, *9* Haarzwiebel, *10* Haar.

Abb. 99. Talgdrüse. *1* Mündung in die Wurzelscheide, *2* Talgzellen, *3* Ersatzzellen, *4* Musc. arrector pili, *5* Haarbeet (Ansatz des Muskels), *6* Blutgefäß, *7* kleine Talgdrüse, *8* Ende der inneren Wurzelscheide, *9* Haarschaft, *10* innere Wurzelscheide, *11* äußere Wurzelscheide, *12* bindegewebiger Haarbalg.

Die innere Wurzelscheide wird nicht von der äußeren gebildet, sondern wächst mit dem Haar von der Haarzwiebel aus in die Höhe. In der Tiefe besteht sie aus zwei Zellschichten, der inneren

HUXLEYschen und der äußeren HENLEschen Schicht; weiter oben hat sie sich in eine dichte einheitliche Hornschicht verwandelt. Ihr innerster Teil ist die *Scheidenkutikula*, die wie die *Haarkutikula* gebaut ist, aber mit abwärts gerichteten Schuppen, so daß beide Kutikulae ineinandergreifen und so das Haar festgehalten wird.

In die Wurzelscheide münden die *Talgdrüsen*, sackartige Gebilde, deren Zellen sich ganz in das Sekret umwandeln und so den Typus der holokrinen Drüse darstellen. Der Ersatz der Zellen erfolgt durch die äußere Zellschicht der Drüse (Ersatzzellen). Bei kleinen Haaren kann das eigentliche Haar mit seiner Wurzelscheide wie ein Anhang der mächtigen Talgdrüse erscheinen (z. B. im Gesicht).

Das Haar steckt schräg in der Haut; an der Seite des stumpfen Winkels setzt sich ein glatter Muskel etwas unterhalb der Talgdrüse an, der *Arrector pili*.

Die innere Wurzelscheide reicht nur bis zur Mündung der Talgdrüse, hier verschwindet sie; oberhalb, im Mündungstrichter, ist die Wurzelscheide von einem dünnen Stratum corneum ausgekleidet.

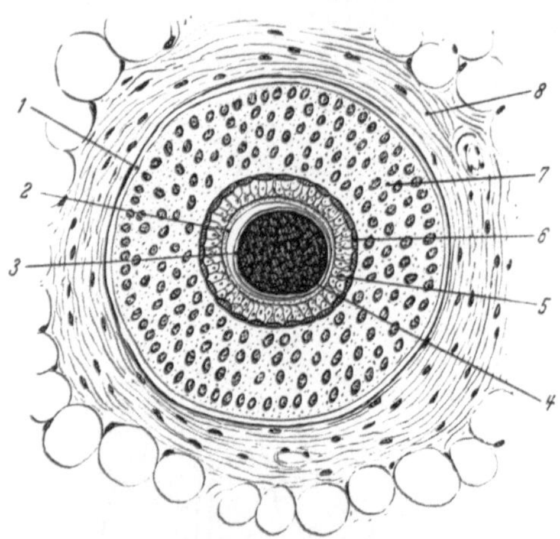

Abb. 100. Querschnitt von Haar und Wurzelscheide. *1* Glashaut, *2* Scheidenkutikula, *3* Haarkutikula, *4* Haarschaft (Rinde und Mark), *5* innere Wurzelscheide, HUXLEYs Schicht, *6* innere Wurzelscheide, HENLEs Schicht, *7* äußere Wurzelscheide, *8* bindegewebiger Haarbalg.

Der Haarwechsel erneuert die Haare. Jedes Haar wächst nur eine bestimmte Zeit. Bald nach dem Aufhören des Wachstums löst sich sein unterer Teil von der Zwiebel; er sieht dann wie ein etwas stacheliger Kolben aus (Kolbenhaar) und wandert in die Höhe bis in die Gegend des Ansatzes des Arrector pili. An dieser etwas angeschwollenen Stelle, dem Haarbeet, kann das Haar lange sitzen bleiben; es läßt sich aber leicht und schmerzlos ausziehen und zeigt an seinem Unterende den Kolben. Der untere Teil der Wurzelscheide sinkt zu einem Epithelstrang zusammen und wird vollständig zurückgebildet. Aus dem Haarbeet wächst dann in dem alten bindegewebigen Haarbalg ein neuer Haarzapfen aus, der eine Zwiebel mit einer Papille bekommt und das neue Haar hervorbringt. Dieses wächst dann oft neben dem alten Haar in den oberen Teil der Wurzelscheide nach außen heraus. Das alte Haar fällt schließlich aus. Die Lebensdauer der Haare ist verschieden, meist steht es noch

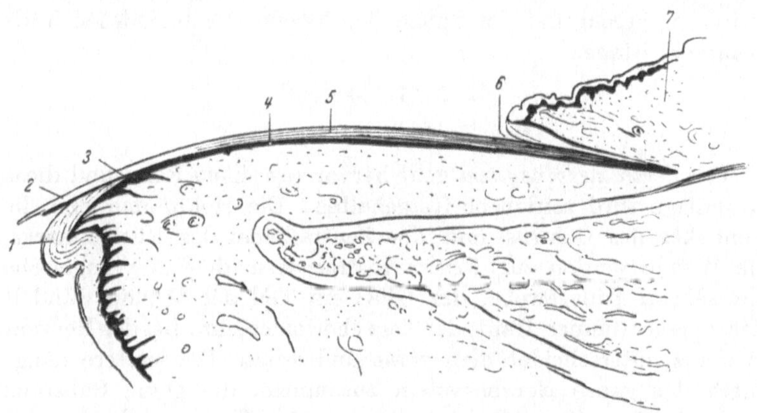

Abb. 101. Nagel im Längsschnitt. *1* Sohlenhorn, *2* freies Ende der Nagelplatte, *3* Stratum germinativum, *4* Hyponychium, *5* Nagelplatte, *6* Nagelfalz, *7* Nagelwall.

längere Zeit als Kolbenhaar in der Haut. Am kurzlebigsten sind die Zilien der Augenlider, die Kopfhaare dauern mehrere Jahre aus.

Auch der *Nagel* ist eine Hornbildung der Epidermis. Er besteht aus einer *Hornplatte*, die in den *Nagelfalz* eingelassen ist. Nur der quere Teil dieser Rinne enthält am Grunde die *Matrix*, ein Zellpolster, das die Nagelplatte hervorbringt und sie aus dem Falz heraus gegen die Spitze zu schiebt. Dabei gleitet sie über eine Epithelschicht, das Hyponychium,

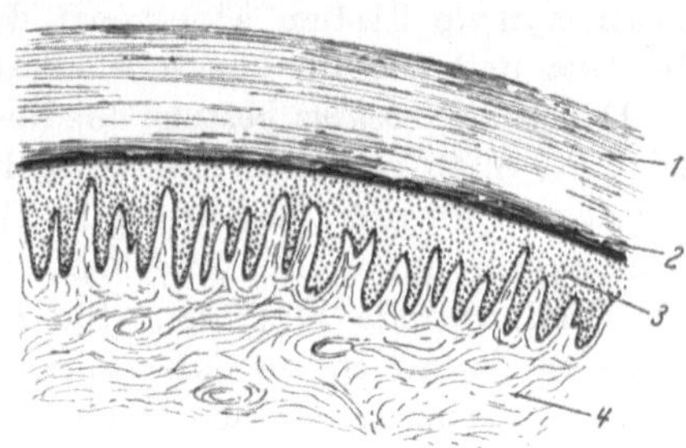

Abb. 102. Nagelquerschnitt. *1* Nagelplatte, *2* deren Basis, die über *3* das Hyponychium beim Wachstum hinübergeschoben wird, *4* Lederhaut (das Nagelbett).

hinüber, ganz ähnlich wie die innere Wurzelscheide des Haares über die äußere. In der Matrix stecken lange Papillen schräg in der Epithelmasse; das Hyponychium besitzt an der Unterfläche Blätter, zwischen die bindegewebige Blätter mit Gefäßschlingen hineinragen. Der die Nagelwurzel bedeckende Teil der Wand des

Nagelfalzes heißt *Nagelwall* und enthält lange Papillen, deren
Gefäße bei der Kapillarmikroskopie im Leben beobachtet werden
können. Am Übergang des Hyponychiums in die Haut der Finger-
beere ist eine starke Hornschicht, das Sohlenhorn, entwickelt;
zwischen diesem und der Spitze der Nagelplatte befindet sich die
bekannte Rinne.

4. Nervensystem.

Das Zentralnervensystem.

Das *Zentralnervensystem* geht hervor aus einem Rohr, und diese
Grundlage wird zeitlebens festgehalten. Die Hohlräume sind die
Ventrikel des Gehirns und der Zentralkanal des Rückenmarks,
die Wände werden zur *Nervensubstanz*, d. h. dem Nervengewebe
mit seinem Hilfsgewebe, der Glia; ein Teil der Wände wandelt
sich zu einer dünnen Haut, der Tela chorioidea, um. Bei der Nervensubstanz unterscheidet man *graue* und *weiße*. Die letztere hängt
durch das ganze Nervensystem zusammen, die graue Substanz
ist durch die weißen Fasermassen zerteilt. Wir unterscheiden das
Höhlengrau, rings um die Ventrikel und den Zentralkanal, das
durch Hirnstamm und Rückenmark eine zusammenhängende
Masse bildet, die voneinander getrennten *grauen Kerne* und die
Rinden. Die Nervensubstanz, graue wie weiße, ist gegen das
mesenchymale System abgegrenzt durch eine Grenzhaut, an der
die Glia und das Bindegewebe zusammentreffen.

Die *graue Substanz* besteht aus Neuronen und Glia. Die letztere
zeigt die S. 48 geschilderten Bestandteile, die Oligodendroglia begleitet und umgibt die Körper der Ganglienzellen. Die Dendriten
breiten sich auf weite Strecken, z. B. durch die ganze Dicke
der Großhirnrinde hin, aus. Sie hängen wahrscheinlich untereinander zusammen, so daß ein neuroplasmatisches Netzwerk die
graue Substanz durchzieht, in der aber die einzelnen Neurone als
autonome Lebenseinheiten vorhanden sind und bei bestimmten Vorgängen, z. B. Ausfall durch Erkrankung, Tod, erkennbar bleiben,
auch sind die Zusammenhänge sicher nach Art und Leistung der
Zellen gegliedert. Aus diesem neuroplasmatischen System laufen,
ausgehend von den einzelnen Ganglienzellen, die Neuriten heraus,
bleiben entweder in der grauen Substanz in der Nähe ihres Ur-
sprunges oder verbinden deren entferntere Teile oder aber sie
treten in die weiße Substanz ein und verlaufen als Bahnen oft
weithin zu anderen grauen Massen. Hier treten sie mit dem

dortigen neuroplasmatischen System auf verschiedene Art, z. B.
durch Bildung von Endfüßchen mit den Zellkörpern, durch
Kletterfasern mit bestimmten Dendriten in Verbindung, so die
einzelnen grauen Massen in bestimmter Weise untereinander ver-

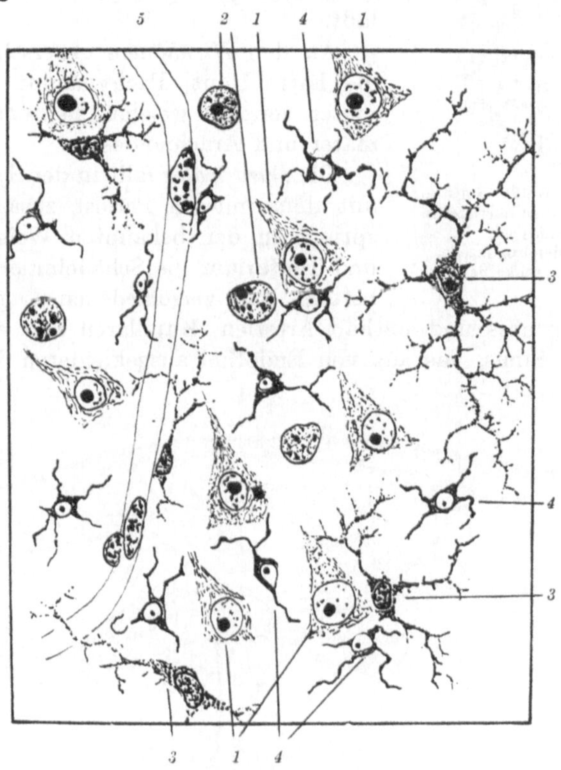

Abb. 103. Graue Substanz des Zentralnervensystems (Großhirnrinde). An der Kapillare
unten Kern eines Perizyten. *1* Ganglienzelle, *2* Kern eines Astrozyten, *3* HORTEGA-Zelle,
4 Oligodendroglia, *5* Kapillare mit Endothelkernen.

bindend. Wir unterscheiden also die neuroplasmatischen Netz-
werke der Dendriten und den Anschluß der Neuriten an diese
durch *Synapsen*. Dies scheint das Organisationsprinzip des zentralen Nervensystems zu sein.

Die *weiße Substanz* enthält in typischer Ausbildung keine
Ganglienzellen, sondern nur markumscheidete Neuriten, ein-
gelagert in ein aus Astrozyten und HORTEGA-Glia gebildetes
Gliasystem. Die Oligodendrogliazellen liegen entlang den mark-

haltigen Nervenfasern und scheinen wie die ihnen entsprechenden SCHWANNschen Zellen der peripheren Nervenfasern auch hier die Markscheide aufzubauen, die auch Segmente mit Einschnürungen dazwischen erkennen läßt.

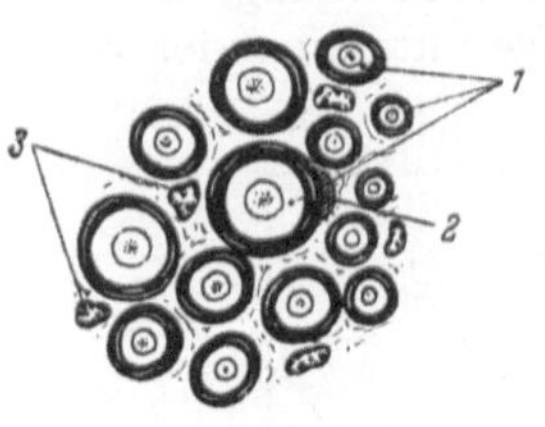

Abb. 104. Weiße Substanz des Zentralnervensystems. *1* Nervenfasern, *2* Oligodendrogliazelle, *3* Astrozytenkerne.

An den *Hirnhäuten* unterscheidet man die harte Haut, Pachymeninx oder Dura mater von der weichen Leptomeninx, Pia mater und Arachnoides.

Die *Dura mater* fällt in der Schädelhöhle mit dem inneren Periost zusammen und springt in der bekannten Weise als Falx und Tentorium ins Schädelinnere vor. Sie besteht aus verschiedenen Lagen derben Bindegewebes und enthält Arterien, Kapillaren und ein System venöser Sinus, das aus von Endothel ausgekleideten Spalten be-

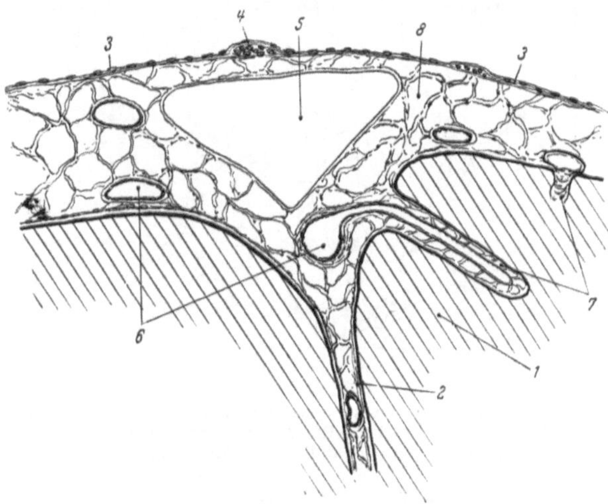

Abb. 105. Hirnhäute (Großhirnwindungen und -furche). *1* Hirnsubstanz, *2* Pia mater, *3* Arachnoides, *4* Zellhäufchen der Arachnoides, *5* Vene, *6* Arterien, *7* kleine Hirnarterie mit VIRCHOW-ROBINschem Raum, *8* Cavum leptomeningicum.

steht. Durch die in diese einmündenden Venen steht das Gehirn mit der Dura in Verbindung, im übrigen ist die Innenfläche glatt, aber ohne Zellbelag. Am Rückenmark bildet diese harte Hülle einen vom Periost getrennten Sack; der Zwischenraum, das Cavum extradurale, ist mit Fett, Venenplexus und von Endothel ausgekleideten Lymphräumen erfüllt.

Die *weiche Hirnhaut* bildet ein zusammenhängendes Bindegewebssystem. Die innere Lage, Pia mater, liegt dem Gehirn und Rückenmark fest an, unmittelbar durch die Membrana limitans piae, an die sich die Membrana limitans gliae fest anschließt. Am Rückenmark liegen die Gefäße fest in der Pia mater; diese

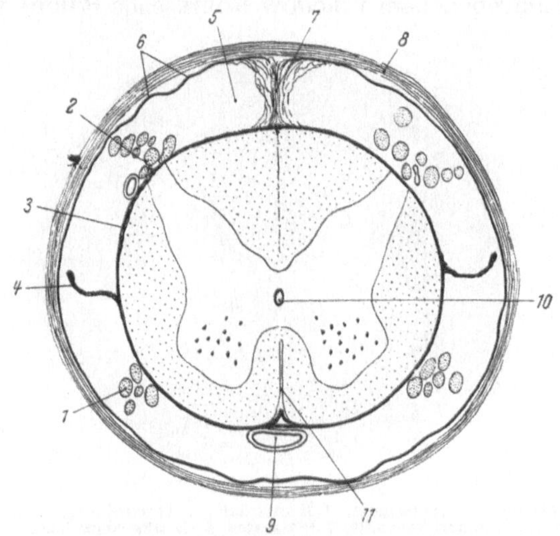

Abb. 106. Rückenmark mit Hüllen. *1* vordere, *2* hintere Wurzel, *3* Pia mater, *4* Lig. denticulatum, *5* Cavum leptomeningicum, *6* Arachnoides, *7* hinteres Arachnoidalseptum, *8* Dura mater, *9* Arterie, *10* Zentralkanal, *11* Fissura mediana ventralis.

hängt nur durch gefäßloses Gewebe mit der äußeren, aus einem Flechtwerk feiner Fasern bestehenden Arachnoides zusammen. Am Gehirn ist der Zwischenraum zwischen der inneren, dem Gehirn aufliegenden Lage und der Arachnoides mit vielen derben Balken erfüllt, mit denen die Blutgefäße verbunden sind. Kapillaren kommen weder am Gehirn noch am Rückenmark in der weichen Hirnhaut vor, wohl aber dünnwandige Venen. Die Außenfläche der gesamten Arachnoides ist von einer Zellschicht überzogen, die die Unterfläche der Dura mater berührt. In dieser Zellschicht kommen Zellhäufchen vor. Der Raum zwischen Arachnoides und Pia, das Cavum leptomeningicum, ist vom Liquor cerebrospinalis erfüllt; unter der Dura befindet sich nur ein Spalt, die beiden Hirnhäute berühren sich überall.

Aus der weichen Hirnhaut sind vorwiegend längs dem Sinus sagittalis superior zottenförmige Gebilde, *Arachnoidalzotten*, vorgestülpt, die in Spalträume der Dura, in die Sinus und durch die Dura hindurch in Knochengrübchen eindringen. Sie enthalten keine Gefäße.

Die in das Gehirn eindringenden *Blutgefäße* nehmen die Pia mater und den Liquorraum mit. Das Gefäß ist also von einem Hohlraum umgeben, dem VIRCHOW-ROBINschen Raum. Die Grenze

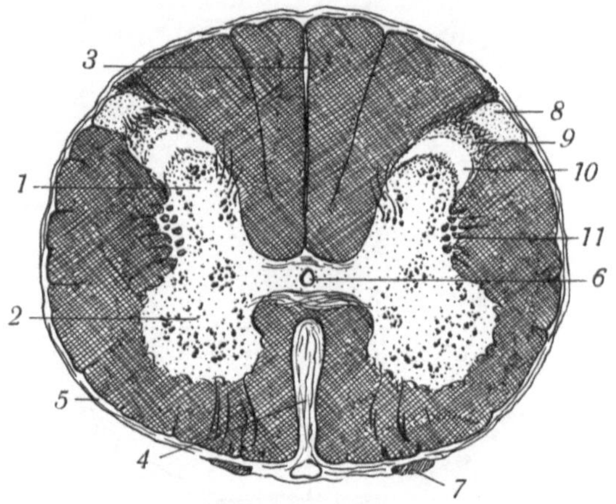

Abb. 107. Rückenmark; Querschnitt. *1* Hintersäule, *2* Vordersäule, *3* Septum medianum dorsale, *4* Fissura mediana ventralis, *5* Pia mater, *6* Canalis centralis, *7* vordere Wurzel, *8* Zona terminalis, *9* Zona spongiosa, *10* Substantia gelatinosa dorsalis, *11* Formatio reticularis. H.

dieses Raumes gegen das Nervensystem besteht wieder aus den Membranae limitantes gliae et piae. Wie sich dieser Raum an den Kapillaren verhält, ist zweifelhaft; eine Gliamembran ist auch hier vorhanden.

Die *Ventrikel* sind von einem zylindrischen Epithel, dem *Ependym*, ausgekleidet, das beim Fetus Flimmerhaare trägt. Die Telae chorioideae sind Häute aus einem kubischen Epithel, das der Wand des Medullarrohres entspricht, und einer zur Pia gehörigen Bindegewebsmembran. Sie ist reich an Blutgefäßen und trägt Reihen von verzweigten und einfachen Zotten; in jeden Vorsprung ragt eine Kapillarschlinge hinein. Am Seitenventrikel faltet sich die Platte zusammen und ragt weit in den Ventrikel hinein. Am vierten Ventrikel besitzt die Tela drei Öffnungen, Apertura mediana (Magendi) und zwei Aperturae laterales (Luschkae), die das Ende einer kleinen Röhre bilden. Hier verbinden sich innere und äußere Liquorräume; die Telae chorioideae mit ihren Zotten, die Plexus chorioidei, sind die Stätte, wo der Liquor gebildet wird.

Die einzelnen *Abschnitte des Zentralnervensystems* unterscheiden sich durch die Verteilung der grauen und weißen Massen. Deren Bau und Zusammenhänge durch die Bahnen bildet den Gegenstand der *Neurologie,* über die in den Lehrbüchern der Anatomie nachzulesen ist. Der Feinbau der weißen Substanz ist überall derselbe, der der grauen Kerne ist sehr einförmig, multipolare Ganglienzellen verschiedener Form und Größe bilden das neuroplasmatische System der Neurone; meist sind in einem Kern nur eine Art, selten zwei Arten von Zellen, z. B. eine kleine und eine große Art wie im Nucleus ruber, vorhanden. Zytoarchitektonisch reicher gegliedert sind das Höhlengrau und die „Rinden". Wir beschränken uns auf eine kurze Übersicht, wobei wir einige grundsätzliche Merkmale des Aufbaus hervorheben.

Im *Rückenmark* ist nur ein einheitliches zentrales Höhlengrau um den Zentralkanal vorhanden. Der Zentralkanal ist oft unterbrochen, zuweilen nur durch Zellhaufen angedeutet. Er liegt in einer schmalen Brücke grauer Substanz (Commissura grisea), die die beiden Hälften der grauen Massen zu der Schmetterlingsfigur des Schnittbildes verbindet. Durch einen ventralen, mit Pia erfüllten Spalt und durch ein dorsales Gliaseptum wird das Organ in zwei Hälften geteilt. Während das Septum medianum dorsale die graue Substanz erreicht, findet sich am Grunde der Fissura mediana ventralis eine Brücke weißer Substanz (Commissura ventralis alba). An den seitlichen Hälften der grauen Massen werden Vorder-, Hinter- und Seitensäulen (am Schnittbild Hörner) als Vorsprünge unterschieden. Die Hintersäule, die fast bis zur Oberfläche reicht, jedoch noch von einer Schicht weißer Substanz, der Zona terminalis, bedeckt ist, teilt den Hinterstrang von der übrigen weißen Substanz, dem Vorder-Seitenstrang ab. Sie zeigt an ihrer hinteren Kante eine Gliederung in die äußere Zona spongiosa und die innere gliareiche Substantia gelatinosa dorsalis. Seitlich ist an der Basis der Hintersäule die graue Substanz durch Bündel markhaltiger Nervenfasern netzartig aufgesplittert (Formatio reticularis). Nervenzellen kommen nur in der grauen Substanz vor, entweder unregelmäßig verstreut oder in Gruppen, Kernen, zusammengefaßt. Die größten sind die motorischen Vordersäulenzellen, deren Neuriten das Rückenmark in der vorderen Wurzel verlassen (Wurzelzellen), um die Skeletmuskulatur zu innervieren. In der vorderen Wurzel verlaufen auch Neuriten von Zellen der Seitensäule (Nucleus intermediolateralis), um als markhaltige präganglionäre Fasern zu Ganglien des sympathischen Nervensystems zu ziehen, in der vorderen und hinteren Wurzel Neuriten von Zellen der Pars intermedia (Nucleus intermediomedialis), die

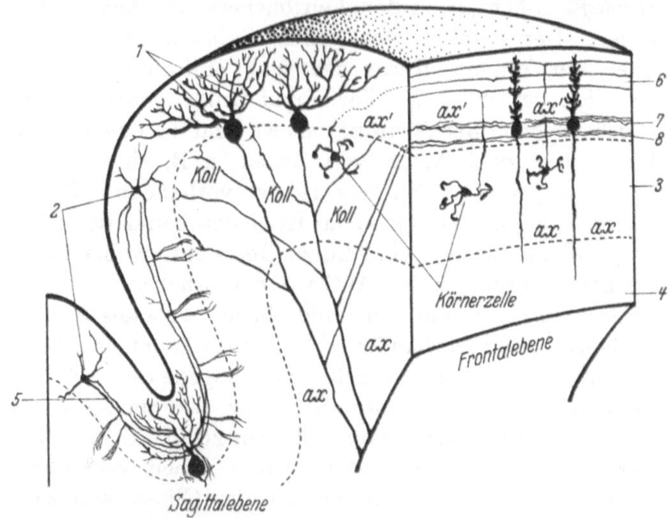

Abb. 108. Bau der Kleinhirnrinde (nach JAKOB). *1* PURKINJEsche Zelle, *2* Korbzellen, *3* Körnerschicht, *4* Marklager, *5* Tangentialfasern, zu den Korbzellen gehörig, *6* Parallelfasern der Molekularschicht, zu den Körnerzellen gehörig, *7, 8* weißes Fasergeflecht über und unter den PURKINJEschen Zellen.

dem parasympathischen Nervensystem angehören. Die Neuriten aller übrigen Nervenzellen verlassen das Zentralorgan nicht (Binnenzellen). Sie endigen an Nervenzellen des gleichen Segments und der gleichen Seite (Schaltzellen) oder der anderen Seite (Kommissurenzellen) oder erstrecken sich nach T-förmiger Teilung über mehrere Segmente (Assoziationszellen). Neuriten von Binnenzellen, die größere Entfernungen zurücklegen, bilden die Stränge der weißen Substanz (Strangzellen), z. B. die der Zellen des Nucleus dorsalis (CLARKE-STILLINGsche Säule) die dorsale Kleinhirnseitenstrangbahn. Die aus der Peripherie kommenden afferenten Fasern treten durch die hintere Wurzel medial der Hintersäule in das Rückenmark ein (Wurzeleintrittszone).

In den *Hirnstamm* setzt sich zunächst das Höhlengrau des Rückenmarks mit den Kernen der Hirnnerven fort. Hinzu kommen selbständige Kerne verschiedener Art; die weiße Substanz liegt also außen. Die Substantia reticularis nimmt einen breiten Raum quer über den Hirnstamm hinweg unterhalb der Ventrikel ein, sie reicht so von der Medulla oblongata bis zum Zwischenhirn. Einen, den Rinden ähnlich geschichteten Bau zeigt der Colliculus rostralis des Mittelhirns.

Am *Kleinhirn* haben wir innen die weiße Substanz mit einer Reihe kleinerer grauer Kerne, außen die Rinde. Diese ist über die ganze Kleinhirnoberfläche gleichmäßig ausgebildet und besteht aus drei Schichten, der Molekular-, der Ganglien- und der Körnerschicht. Im Innern jedes Läppchens liegt eine Marklamelle. Die kennzeichnende Ganglienzelle ist die PURKINJEsche Zelle der mittleren Schicht, eine große Zelle mit gewöhnlich zwei Dendriten, die sich in der Molekularschicht ausbreiten und spalierbaumartig nur in einer Ebene senkrecht zum Verlauf der Windung verzweigen. Der Neurit durchsetzt die Körnerschicht, gibt hier Kollateralen zu anderen PURKINJE-Zellen ab und tritt als markhaltige Nervenfaser in das Mark ein. Die PURKINJE-Zellen sind die einzigen efferenten Neurone der Kleinhirnrinde; zum größten Teil endigen ihre Neuriten im Nucleus dentatus. Alle in die Kleinhirnrinde gelangenden Erregungen werden teils direkt durch Fasern, die sich als „Kletterfasern“ um die Dendriten der PURKINJE-Zellen emporwinden, teils indirekt durch Vermittlung der Zellen der Körnerschicht auf die PURKINJE-Zellen übertragen. Die krallenförmigen Dendriten der zahlreichen kleinen Zellen der Körnerschicht (kleine Körnerzellen, Krallenzellen) stehen mit afferenten Fasern (Moosfasern) in Verbindung; ihre Neuriten schicken sie in die Molekularschicht, wo sie sich T-förmig teilen und parallel zum Windungsverlauf (Parallelfasern) über zahlreiche PURKINJE-Zellen ausbreiten. Sie treten außerdem zu Zellen der Molekularschicht in Beziehung, deren Neuriten senkrecht zum Windungsverlauf über mehrere PURKINJE-Zellen hinwegziehen und diese mit Faserkörben (Korbzellen) umfassen. In den oberflächlichen Lagen der Körnerschicht kommen noch große Körnerzellen vor, deren Dendriten sich in der Molekularschicht verzweigen, während der Neurit an kleinen Körnerzellen endigt. Kleine Zellen der Molekularschicht werden als Sternzellen bezeichnet; ihre Neuriten beteiligen sich auch an der Bildung der Faserkörbe um die PURKINJE-Zellen.

An der *Großhirnrinde* sind zwei Regionen zu unterscheiden; der dem Riechorgan zugehörige sog. *Palaeokortex* oder *Anisokortex* beschränkt sich beim Menschen hauptsächlich auf den Gyrus hippocampi, die ganze übrige Rinde gehört zum *Neo-* oder *Isokortex.* Der erstere weist einen unregelmäßigen, wechselnden Bau auf; es werden verschiedene Felder unterschieden.

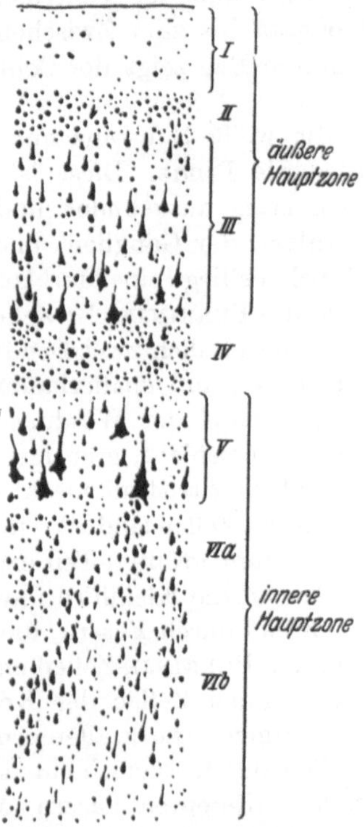

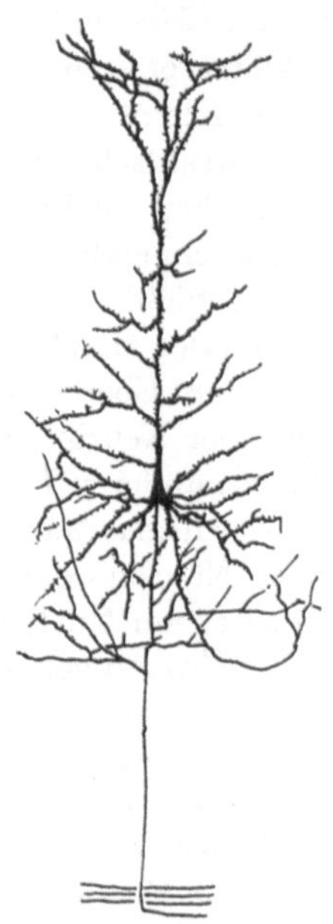

Abb. 109. Zytoarchitektonik und Gliederung der Großhirnrinde (nach v. Economo), Sechsschichtenrinde. *I* Molekularschicht, *II* äußere Körner, *III* äußere Pyramiden, *IV* innere Körner, *V* innere Pyramiden, *VI a* u. *b* multiforme Zellen.

Abb. 110. Pyramidenzelle mit Fortsätzen, nach unten der Neurit, der in das Marklager umbiegt (nach Ramón y Cajal).

Der Isokortex oder die *Sechsschichtenrinde* zeigt grundsätzlich sechs verschiedene Schichten. Das kennzeichnende Element sind die Pyramidenzellen, die in sehr verschiedener Größe vorkommen. Die Spitze der Pyramide, die den Spitzendendriten trägt, zeigt gegen die Oberfläche, die Basis, von der ringsum die Basisdendriten abgehen, sieht gegen das Mark zu; von ihr geht der Neurit ab, der in das Mark hinabsteigt. Andere Zellen sind die kleinen

Körnerzellen, deren es verschiedene Formen gibt, und die multiformen Zellen, meist langgestreckte Zellen zum Teil mit in der Rinde aufsteigenden Neuriten. Diese Formen sind so angeordnet, daß zu äußerst wieder eine Molekularschicht (*I*) kommt, dann eine Körnerschicht (*II*), dann eine Pyramidenzellschicht (*III*). Nr. *IV* ist wieder eine Körnerschicht, *V* eine Pyramidenzellschicht, *VI* die der multiformen Zellen. Hinzu kommen markhaltige Fasern, die in Büscheln aufsteigen und besonders die tiefen Schichten *VI* und *V* in Zellsäulen zerlegen. Tangentialfasern finden sich in der *I.*, *IV.* und *V.* Schicht; besonders die der letzteren können zu einem breiten weißen Streifen, z. B. in der Sehrinde des Okzipitallappens entwickelt sein.

Der Aufbau aus den Schichten der Zellen, die zytoarchitektonische Gliederung, erleidet mannigfache Abwandlungen, die mit scharfer Grenze aneinanderstoßen. Man unterscheidet so die verschiedenen Rindenfelder. Trägt man deren Ausdehnung auf das Bild einer Hirnoberfläche ein, wobei die Furchen und Windungen als Landmarken dienen, so erhält man eine zytoarchitektonische Hirnrindenkarte mit zahlreichen Feldern (bisher über 200). Auch die Anordnung der markhaltigen Fasern weist Unterschiede auf. Die durch deren Studium gewonnene myeloarchitektonische Hirnkarte deckt sich größtenteils mit der zytoarchitektonischen. Die Felder sind die physiologischen Unterorgane der Großhirnrinde.

Die großen zentralen Kerne des Corpus striatum zeigen einen einförmigen Bau aus gleichartigen multipolaren Zellen.

Das periphere Nervensystem.

Das *periphere Nervensystem* umfaßt den zerebrospinalen Anteil, nämlich die Spinalganglien und die weißen Nerven, sowie den autonomen Anteil, zu dem die autonomen Ganglien und die grauen Nerven gehören.

In den *Spinalganglien* finden sich die S. 48 genannten pseudounipolaren Ganglienzellen, umgeben von ihren Begleitzellen (Mantelzellen). Sie bestehen aus mehreren, nach Größe und Färbbarkeit (Nisslsche Körperchen, die hier staubfein sind) verschiedenen Arten. Zusammen mit den zu diesen Zellen gehörigen markhaltigen Fasern der Hinterwurzel bilden die Zellen das eigentliche Ganglion. Die motorischen Fasern der Vorderwurzel ziehen daran vorbei und vereinigen sich noch im Foramen intervertebrale mit den sensiblen Fasern zum Nervus spinalis.

Die *weißen Nerven* setzen sich aus locker in das Bindegewebe eingebetteten Strängen zusammen. Ein solcher Nervenstrang wird gebildet von einer Hülle, dem Perineurium, das außen aus faserreichem derben Bindegewebe besteht, weiter innen zahlreiche Zellen enthält. Der Inhalt, der Innenzylinder, steckt lose in dieser Hülle. Gewöhnlich ist er in mehrere Teile geteilt. Jeder Teil besteht aus dichtem Bindegewebe, Endoneurium,

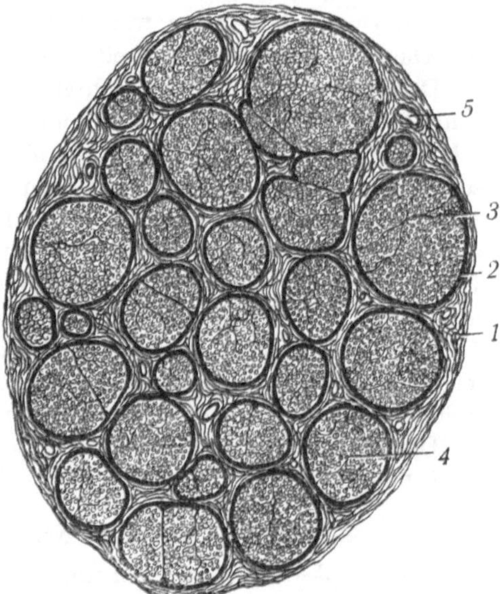

Abb. 111. Spinalganglion vom Kind (nach STÖHR). *1* Ganglienzellen, *2* Hinterwurzel, *3* Vorderwurzel, die sich oben zum N. spinalis verflechten.

Abb. 112. Markhaltiger Nerv; Querschnitt. *1* Epineurium, *2* Perineurium, *3* Endoneurium, *4* Nervenfaser, *5* Blutgefäß. H.

in das zahlreiche weiße markhaltige Fasern verschiedenen Kalibers, bei manchen Strängen auch graue Bündel eingelagert sind. Zwischen dem Innenzylinder und dem Perineurium, sowie zwischen den Einzelteilen des ersteren befindet sich ein von sehr lockerem und zartem Gewebe erfüllter Spalt. In diesem verlaufen auch die Gefäße. Ob in ihm ein Flüssigkeitsstrom vorhanden ist, ist unsicher. Der ganze Nerv wird von einem derben Bindegewebe mit zahlreichen längsverlaufenden kollagenen Faserbündeln, dem Epineurium, umhüllt und in die Umgebung eingefügt.

Die *autonomen Ganglien* sind von sehr verschiedener Größe. Die kleinen enthalten wenige Ganglienzellen, die ihre Fortsätze miteinander zu einem neuroplasmatischen Geflecht vereinigen. Zellen und Fortsätze sind von SCHWANNschen Zellen, Leitgewebe, umgeben, zartes Bindegewebe umhüllt und durchzieht das Organ. Die großen Ganglien und Geflechte sind durch derbes Bindegewebe unterteilt, der Bau der einzelnen Gruppen entspricht dem der kleinen Ganglien. Von den Ganglien gehen die *grauen Nerven* aus, die sich stark untereinander verflechten. Sie besitzen ein Perineurium, das die grauen Bündel umschließt, deren jedes durch zartes Bindegewebe vom anderen getrennt ist. Ein Innenzylinder mit einem Endoneurium ist also nicht vorhanden; das zarte innere Gewebe enthält ein Gefäßnetz. Oftmals enthalten die grauen Nerven einzelne weiße Fasern.

Das periphere autonome System bildet also, ähnlich wie die Neurone der grauen Substanzen, ein neuroplasmatisches

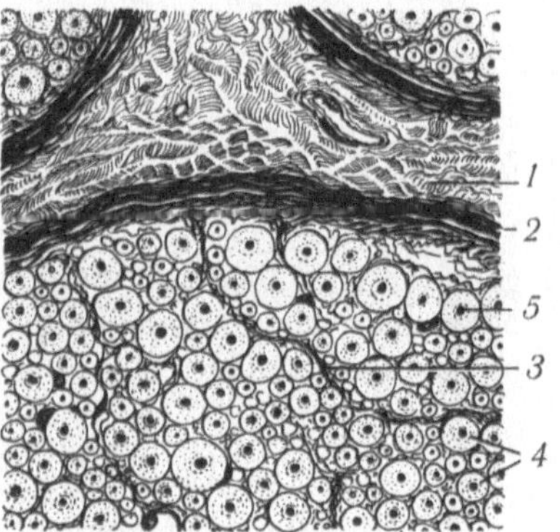

Abb. 113. Teil eines markhaltigen Nerven; Querschnitt. *1* Epineurium, *2* Perineurium, *3* Endoneurium, *4* Markscheide, *5* Achsenzylinder einer Nervenfaser. H.

Netzwerk. Die vom Zentralnervensystem ausgehenden markhaltigen sog. präganglionären Fasern laufen nun in das periphere System hinein und gewinnen an dieses Netzwerk Anschluß, wahrscheinlich wieder wie im Zentralorgan durch synaptische Apparate an den Ganglienzellen. Die grauen Bündel stellen dann den postganglionären Teil der autonomen Leitung dar.

Die effektorischen Endorgane.

Die effektorischen Endigungen der weißen Spinalnervenfaser sind die *motorischen Endplatten* auf den quergestreiften Muskelfasern. Der in den Muskel eintretende Nerv verzweigt sich; seine Äste bilden im Muskel ein Geflecht. Schließlich laufen die einzelnen Fasern unter Teilungen zu jeder Muskelfaser. Die Markscheide hört eine kurze Strecke vor der Endplatte auf, zahlreiche SCHWANNsche Zellen begleiten den Neuriten, der durch das Sarkolemm zum Sarkoplasma dringt, wobei sich Neurilemm und

Sarkolemm vereinigen. Die innige Berührung des Neuroplasmas der Neuriten mit dem Sarkoplasma der Muskelfaser findet in einem kleinen Hügel statt, der zahlreiche Kerne enthält. Die Silberfärbung zeigt ein zierliches Geflecht der Neurofibrillen.

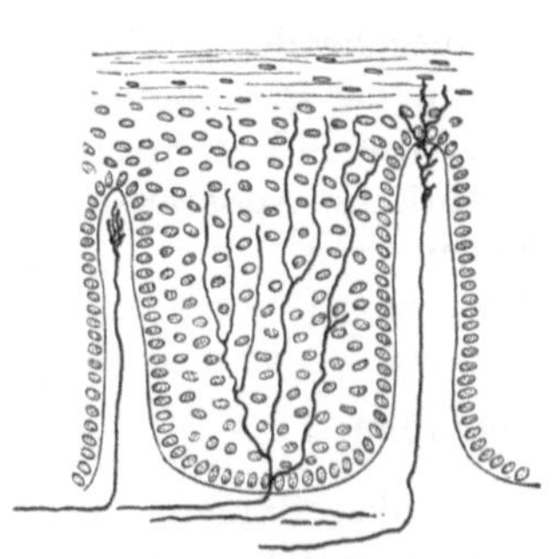

Abb. 114. Motorische Nervenendigung (nach BOEKE). *1* Neurit, *2, 3* Schlingen der Neurofibrillen, *4* Kerne der Endplatte.

Die *autonomen effektorischen Nerven* verlaufen zu jedem Organ und Gewebe des menschlichen Körpers hin. Die Neuroplasmastränge, die das Präparat in der Form der Neurofibrillen darstellt, bilden ein Geflecht, den *Grundplexus* (BOEKE), der in ein Synzytium SCHWANNscher Zellen eingebettet ist. Dieser Grundplexus setzt sich in ein noch feineres Netzwerk, das *Terminalretikulum* (STÖHR), fort, das unmittelbar in das Plasma der Zellen des Erfolgsorgans übergeht.

5. Sinnesorgane.

Haut-Schleimhaut- und Tiefensensibilität.

Die Aufnahmeorgane (Rezeptoren) der nach alter Weise unter dem Namen Gefühl zusammengefaßten Sinne liegen *oberflächlich*

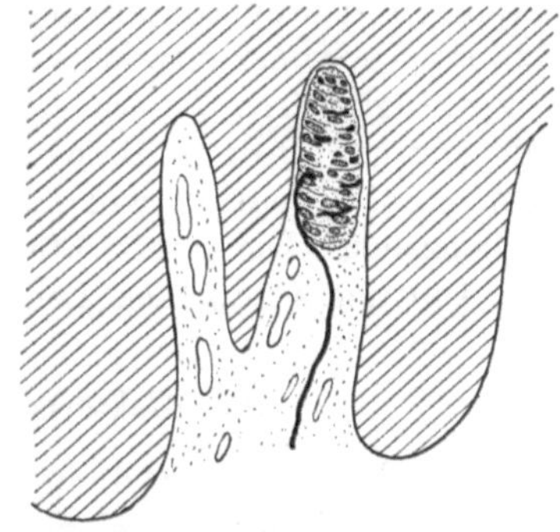

Abb. 115. Intraepitheliale Nerven.　　　　Abb. 116. Tastkörperchen (MEISSNERsches Körperchen) in einer Hautpapille.

in der Haut und Schleimhaut und *in der Tiefe*, vor allem im Bewegungsapparat.

In den Epithelien finden sich die *intraepithelialen Endigungen*. Nervenfasern treten in das Epithel ein und verzweigen sich, wobei sie bis nahe an die Oberfläche, in den Plattenepithelien bis nahe an die Hornschicht gelangen. Sie enden vermutlich sowohl mit sog. Endknöpfchen zwischen den Zellen wie auch im Zytoplasma der Zellen selbst. Auch kommen besondere „Tast"zellen vor, die dicht mit Nervenendigungen besetzt sind.

Als *freie Nervenendigungen* werden Geflechte und Knäuel feiner Nerven im Bindegewebe bezeichnet; ihre Natur ist durchaus zweifelhaft.

Eingekapselte Nervenendigungen sind vor allem die MEISSNER-schen *Tastkörperchen*, die an der Spitze der Koriumpapillen der Haut liegen. Es handelt sich um ovale Körperchen, die aus übereinander geschichteten Zellen bestehen und von einer dünnen Lage von Bindegewebe umgeben sind. In das Körperchen tritt von der Seite her eine Nervenfaser ein und verzweigt sich. Die Enden liegen im Zytoplasma der Zellen. Andere derartige Endorgane sind die KRAUSEschen Endkolben und die diesen gleichenden Genital-nervenkörperchen. Sie besitzen eine bindegewebige Kapsel, innere Zellen und Nervenendigungen im Körperchen.

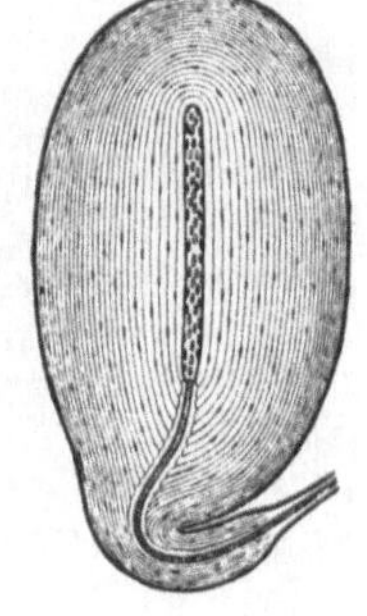

Abb. 117.
Lamellenkörperchen.

Die *Lamellenkörperchen* finden sich in der Unterhaut, im Bindegewebe des Bewegungs-apparates, aber auch in den Eingeweiden. Sie bestehen aus einem langgestreckten Innenkolben und einer Hülle aus Bindegewebs-fasern und Zellen, die zahlreiche Lamellen um den Innenkolben bilden und durch Flüssigkeit gespannt sind. Kleine eingekapselte Sinnesorgane sind die GOLGI-MAZZONIschen Körperchen.

Diese Organe leiten bereits zu den *Apparaten der Tiefensensi-bilität* über, deren Vertreter die Muskel- und die Sehnenspindeln sind. Sie sind bereits S. 72 aufgeführt.

Organe des chemischen Sinnes.

Geschmack und Geruch.

Geschmacksknospen finden sich im Plattenepithel bestimmter Papillen der Zunge, vorn auf den Papillae fungiformes, hinten an den Papillae circumvallatae und foliatae. Jedoch kommen auch verstreute Knospen am Gaumen, an den Gaumenbögen und an der Epiglottis vor. Es handelt sich um endoepithelial gelegene „knospenartige" Gebilde, die aus Sinneszellen und Stützzellen

bestehen. Sie erreichen die Epitheloberfläche nicht. Von dieser
führt ein feiner Kanal (Geschmacksporus) in eine kleine Höhle,
in die feine Stiftchen der Sinneszellen hineinragen. Zwischen den
Zellen der Knospe verzweigen sich Nervenfasern, die wahrscheinlich
in die Sinneszellen eindringen.

Das Riechepithel nimmt die Regio olfactoria oben in der Nase
ein. Es enthält zweierlei Zellen, Sinneszellen und Stützzellen.
Die ersteren, die Riechzellen, sind schmale Zellen mit einer den

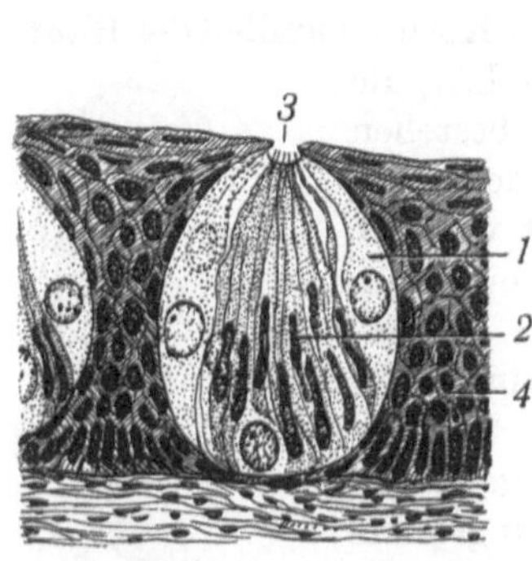

Abb. 118. Geschmacksknospe.
1 Stützzelle, *2* Sinneszelle,
3 Geschmacksporus, *4* Epithel.
H.

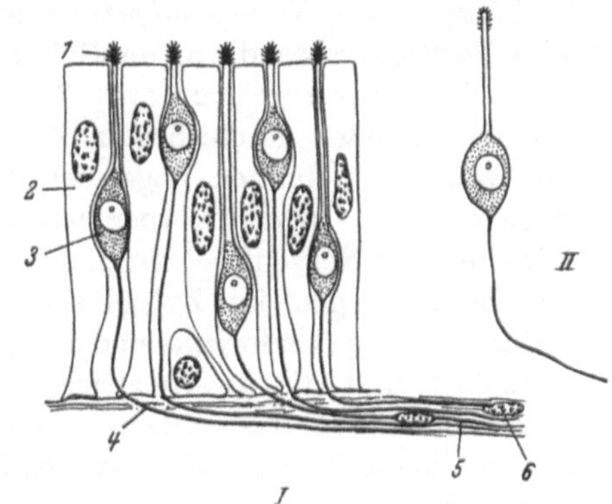

Abb. 119. *I.* Riechepithel, *1* Riechkölbchen, *2* Stützzelle, *3* Körper der Riechzelle, *4* deren Nerven-
fortsatz, *5* Filum olfactorium, *6* Schwannscher Kern.
II Einzelne Sinneszelle.

Kern enthaltenden Anschwellung. Mit einem Fortsatz, der an
seinem Ende kölbchenartig aufgetrieben ist (Riechkölbchen) und
feine Härchen trägt, ragen sie über die freie Oberfläche des Epithels
hinaus. An der Basis geht von der Riechzelle ein Neurit ab
(s. S. 25; 48). Die Neuriten mehrerer Riechzellen vereinigen sich
im Stratum proprium zu Bündeln, den Fila olfactoria, die wie
graue Bündel gebaut sind. Die Stützzellen enthalten Stützfasern
und bilden die Hauptmasse des Epithels. Neben ihnen kommen
noch basale Ersatzzellen vor. Im Stratum proprium liegen zahlreiche tubulöse Drüsen (Glandulae olfactoriae).

Das Ohr.

Gehör- und Gleichgewichtsorgan.

Am Ohr unterscheidet man das äußere, das Mittel- und das
innere Ohr oder Labyrinth. Nur das letztere ist das eigentliche
Sinnesorgan und enthält in einem epithelialen Hohlgebilde ver-

einigt in der Schnecke das Organ des Hörens, im Utriculus und Sacculus des Vorhofs die Organe des statischen, in den Bogengängen die des dynamischen Gleichgewichtssinnes. Das Mittelohr und das äußere Ohr sind Hilfsorgane des Hörapparates.

Das Labyrinth ist in den Knochen des Felsenbeines eingebettet. Es entwickelt sich aus einem ektodermalen Epithelbläschen, an das sich das Ganglion des Nervus VIII legt. Das Bläschen wächst

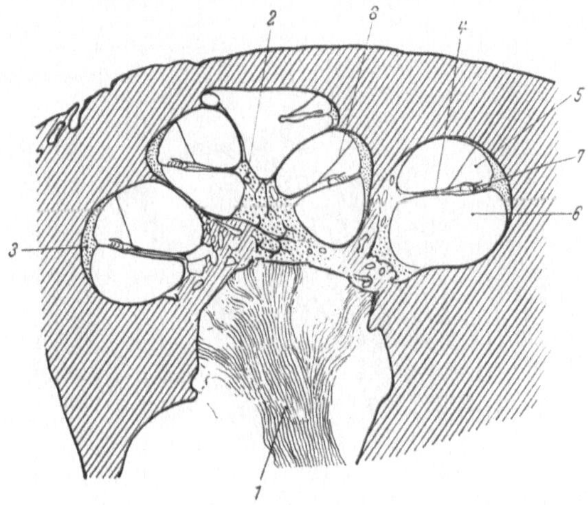

Abb. 120. Übersicht über die Schnecke. *1* Hörnerv im Meatus acusticus internus, *2* Schneckenspindel, *3* Lig. spirale, *4* Lamina spiralis ossea, *5* Ductus cochlearis, *6* Scala tympani. Der obere Gang: Scala vestibuli, *7* CORTISches Organ, *8* Membrana vestibularis.

mit dem Ganglion zusammen zum Labyrinth aus. Dessen Bau als den eines hohlen, allseitig geschlossenen epithelialen Gebildes behält das Labyrinth zeitlebens bei. In dem Mesenchym des Kopfes, in dem diese Entwicklung abläuft, bildet sich der Knorpel des Primordialkraniums, der die Labyrinthanlage einschließt. Er bildet sich dann durch enchondrale Knochenbildung und Zuwachs von außen zum knöchernen Felsenbein um. Das Labyrinth erreicht sehr früh nahezu seine endgültige Größe und Gestalt; nach dem zweiten Jahr ist es fertig. So bleibt auch die frühzeitig gebildete Knochenkapsel erhalten, und nur hier im Körper finden wir beim Erwachsenen alle Stufen der Knochenentwicklung nebeneinander erhalten, zuinnerst die fetale Kapsel mit Knorpelresten, dann feinfaserigen frühkindlichen Knochen, schließlich den Lamellenknochen des Erwachsenen. Der Knochen ist noch beim Kleinkind bis auf die enchondral gebildete Kapsel spongiös, wird aber dann durch sehr dichten Knochen bis auf die Gefäßkanäle ausgefüllt, und so kommt das „Felsenbein" zustande.

In seiner knöchernen Hülle schwimmt das häutige Labyrinth in der Perilymphe; an einer Stelle liegt es überall der Knochenkapsel an und ist durch zartes Bindegewebe daran befestigt. Die Perilymphe steht durch den Ductus perilymphaceus wahrscheinlich

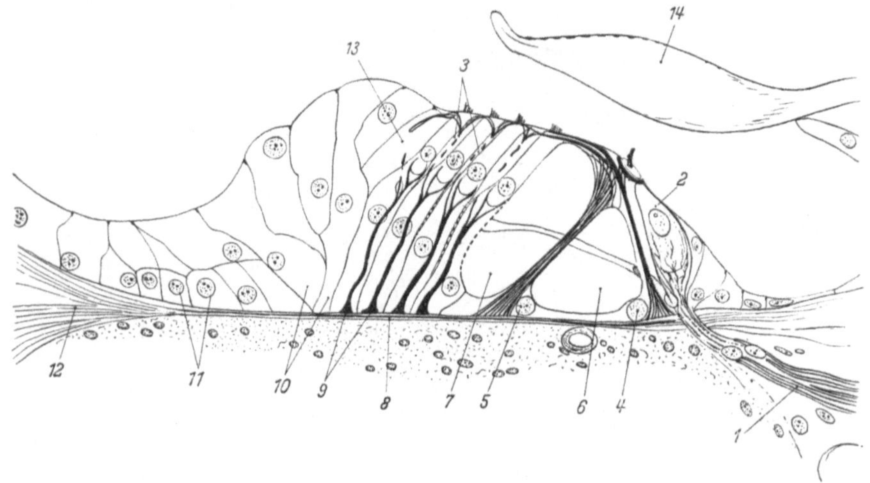

Abb. 121. CORTISCHES Organ vom Menschen (nach HELD). *1* Hörnervenfasern, *2* innere, *3* äußere Hörzellen, *4* innere, *5* äußere Pfeilerzelle, *6* innerer Tunnel, *7* NUELscher Raum, von Hörnervenfasern durchzogen, *8* Membrana basialis, *9* Phalangenzellen, *10* HENSENsche Zellen, *11* CLAUDIUSsche Zellen, *12* Lig. spirale, *13* äußerer Tunnel, *14* Membrana tectoria.

mit dem Liquorraum in Verbindung. Im häutigen Labyrinth selbst befindet sich die Endolymphe. Ein Ductus endolymphaceus geht als langer Gang vom Utriculus und Sacculus aus und endet mit einer Erweiterung, dem Saccus endolymphaceus, zwischen zwei Blättern der Dura an der Rückfläche des Felsenbeins.

In der Schnecke läuft der Hohlraum $2^1/_2$mal um eine knöcherne hohle Säule (Schneckenspindel, Modiolus) herum. Von dieser geht eine ebenfalls hohle Knochenleiste aus, die Lamina spiralis ossea. Im Modiolus steckt der Hörnerv, im Ansatz der Lamina das Ganglion spirale, in der Leiste selbst die zum Sinnesorgan (CORTISchem Organ) hinlaufenden Hörnervenfasern.

Der epitheliale Schneckengang, Ductus cochlearis, hat dreieckigen Querschnitt und ist mit einer Spitze an der Lamina, mit der gegenüberliegenden Seite durch ein Bindegewebspolster an der Knochenwand befestigt. So werden im Schneckengang drei Räume abgeteilt, zwei Perilymphräume, die Scalae vestibuli et tympani, die sich an der Spitze der obersten Windung im Schneckenloch (Helicotrema) verbinden, und der genannte Endolymphraum, der Ductus cochlearis; dessen Wand ist zur Scala vestibuli hin sehr dünn (Membrana vestibularis).

Das Cortische Organ (das Hörsinnesorgan) nimmt die gegen die Scala tympani gerichtete Wand des Ductus cochlearis ein und sitzt auf einer derben bindegewebigen Membran, der Membrana basialis, die sich an der Lamina spiralis befestigt und mit dem Ligamentum spirale an der gegenüberliegenden Wand der Schnecke festhaftet. Das Bindegewebspolster des Ligamentum spirale ist reich an Blutgefäßen; zahlreiche Kapillaren dringen in das Epithel des Ductus cochlearis ein, die einzige Stelle im Körper, wo intraepitheliale Gefäße vorkommen. Wahrscheinlich wird von dieser Stria vascularis die Endolymphe gebildet. Am epithelialen Cortischen Organ unterscheidet

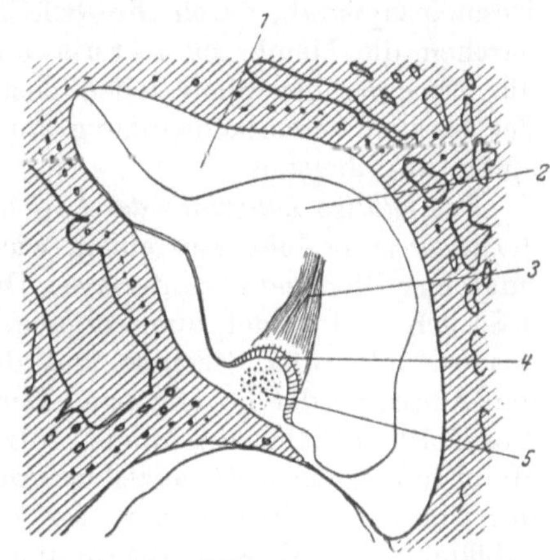

Abb. 122. Ampullarorgan (Crista ampullaris). *1* Perilymphraum, *2* Endolymphraum, *3* Kupula, *4* Sinnesepithel, *5* N. vestibuli.

man die Sinneszellen mit ihren Sinneshärchen (Hör- oder Haarzellen), von dem umfangreichen Apparat der Stützzellen. Die ersteren sind in bestimmte Stützzellen (Phalangen- und Pfeilerzellen) eingelassen und strecken ihre Härchen in den Endolymphraum hinein. Die Hörzellen sind innen von zwei Hohlräumen, die als innerer Tunnel und Nuelscher Raum bezeichnet werden und wie das ganze Cortische Organ spiralig verlaufen, in einer Reihe, außen in drei bis fünf Reihen angeordnet. Auf diese äußeren Hörzellen folgen, getrennt von ihnen durch den äußeren Tunnel, mehrere Stützzellen, die als Hensensche und Claudiussche Zellen bezeichnet werden. Die Hörnervenfasern treten aus der Lamina spiralis heraus und von unten außen durch die Membrana basialis in das CORTISCHE Organ hinein und an die Sinneszellen heran. Hierbei durchsetzen die zu den äußeren Hörzellen ziehenden den inneren Tunnel und den NUELschen Raum.

Die Sinneshärchen werden von einer Membrana tectoria gerade berührt, die wie ein Deckel über ihnen schwebt und sich auf einem erhöhten Gewebspolster, dem Limbus spiralis, an der Lamina spiralis befestigt. Sie ist eine Bildung der hier befindlichen Epithelzellen. Die Membrana basialis, die aus etwa 24000 radiär angeordneten Bindegewebsfasern, den Hörsaiten, besteht, gilt als Resonanzapparat; durch ihre Schwingungen berühren die Sinneshärchen die Membrana tectoria und so kommt augenscheinlich die Erregung der Sinneszellen zustande. Die Hörsaiten sind in der basalen Schneckenwindung am kürzesten, in der Schneckenspitze am längsten.

Das häutige Labyrinth des Utriculus und Sacculus und der drei Bogengänge besteht aus einem wiederum einschichtigen Epithel mit einer Bindegewebsunterlage. Dieses Epithel verdickt sich an 5 Stellen und bildet Sinnesorgane, die beiden Maculae staticae des Utriculus und Sacculus und die drei Cristae ampullares in den Ampullen der Bogengänge. Der Bau aller Organe ist ähnlich. Das Epithelpolster besteht aus Stützzellen und darin eingelassenen, Härchen tragenden Sinneszellen. An diese treten die Nervenfasern des Nervus vestibuli heran. Auf den *Maculae* liegt ein Gallertgebilde, in das die Sinneshaare hineinragen. Es enthält die Statolithen (Statolithenmembran). Durch diese ist das Gebilde schwerer als die Endolymphe und folgt so der Schwerkraft, wobei es gegen das Sinnesepithel in verschiedener Weise verschoben wird und so die Sinneszellen erregt.

Die *Cristae ampullares* verlaufen quer zur Richtung der Bogengänge und tragen gleichfalls ein Gallertgebilde, die Kupula, die aber hier eine verhältnismäßig hohe steilaufragende Wand bildet. Auch in diese ragen die Sinneshärchen hinein; sie werden durch die bei der Strömung der Bogengangendolymphe in Schwingung geratene Kupula erregt. Dies ist bei Drehungen des Kopfes der Fall.

Das *Mittelohr* ist ein mit Luft erfüllter, von Schleimhaut ausgekleideter Hohlraum, der durch die Tuba pharyngotympanica mit dem Nasenrachenraum in Verbindung steht. Der knorpelige rachenseitige Teil dieser Röhre ist mit Zylinderflimmerepithel ausgekleidet, der knöcherne ohrseitige trägt wie das Mittelohr ein niedriges, flimmerloses kubisches Epithel. In das Mittelohr ragen

Schleimhautfalten hinein, die die Gehörknöchelchen, die dazugehörigen Sehnen und die Chorda tympani enthalten. Nach außen
ist der Hohlraum durch das Trommelfell abgeschlossen, eine
Membran aus straffem Bindegewebe, die innen von der Mittelohr-
schleimhaut, außen von der Haut des äußeren Gehörganges, die
hier aber keine Papillen besitzt, ausgekleidet ist. Die Gehörknöchelchen zeigen Lamellensysteme mit Kittlinien, das Periost des
Hammerfortsatzes verbindet sich fest mit der Trommelfellmembran.
Die Verbindung zwischen Hammer und Amboß ist ein Gelenk, die
zwischen Amboß und Steigbügel eine Bandverbindung. Die Steig-
bügelplatte sitzt in der Fenestra vestibuli (ovalis), ihr Rand besteht
aus Hyalinknorpel, der Rand des Loches gleichfalls, zwischen beiden
Knorpelringen spannen sich dichte Bindegewebsfasern (Lig. anulare)
aus. Hinter der Fenestra vestibuli befindet sich ein großer Perilymphraum (Vestibulum), der sich nach hinten in die Bogengänge,
nach vorn in die Scala vestibuli der Schnecke fortsetzt, am
Helicotrema in die Scala tympani übergeht und an der Fenestra
cochleae (rotunda) endet. Diese ist mit einer Bindegewebsplatte
(Membrana tympani secundaria) verschlossen; von hier ist keine
Verbindung zu dem obengenannten Perilymphraum vorhanden.

Das äußere Ohr ist ein Gebilde der Haut. Die Ohrmuschel enthält elastischen Knorpel, im äußeren Gehörgang finden sich anfangs
Haare mit Talgdrüsen, in der Tiefe die Glandulae ceruminosae,
die den großen Knäueldrüsen (S. 77) gleichen. Diese liefern ein
dünnflüssiges Sekret, das mit dem Talg der Talgdrüsen und ab-
geschilferten Epidermiszellen das Ohrenschmalz (Cerumen) bildet.

Das Auge.

Das Sehorgan besteht aus dem Augapfel (Bulbus oculi), der in
die Augenhöhle des Schädels mit einem aktiven und passiven
Bewegungsapparat aus Muskeln, Sehnen, Sehnenrolle, Faszien und
Fett eingelassen ist, und aus den Hilfsorganen, den Augenlidern
und dem Tränenapparat. Die entwicklungsgeschichtliche Grund-
lage ist der Augenbecher, ein gestielter Auswuchs der Zwischen-
hirnanlage, die sich dem Hautektoderm anlegt, von diesem die
Linse erhält, die sich im Innern des Bechereinganges festlegt. Die
Haut, aus der die Linsenanlage stammte, wird zur Hornhaut.
Der Becher erhält dann einen Hüllapparat aus dem umgebenden
Mesenchym, der sich mit dem der Lederhaut entsprechenden Teil
der Hornhaut fest zum Augapfel verbindet. So ist das Organ

ringsum fest abgeschlossen und steht nur durch Blut- und Lymphgefäße sowie Nerven mit der Umgebung in Verbindung.

Am *Augapfel* ist die äußere Hülle die *Sklera*. Sie besteht aus straffem Bindegewebe und hat die bekannte, am menschlichen Auge sichtbare, weiße Farbe. Am *Hornhautfalz* geht sie in das Stratum proprium der Hornhaut über. So wird eine feste, den

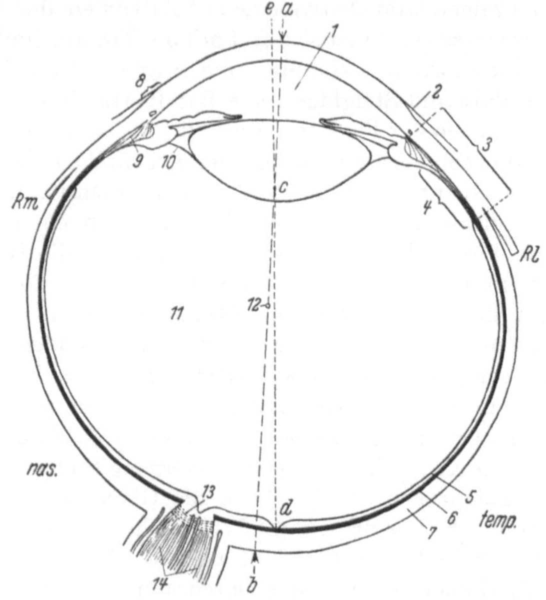

Abb. 123. Übersicht über das Auge (nach EISLER). *a—b* Geometrische Augenachse, d. i. Kugeldurchmesser, *e—d* Sehachse, *c* Schnittpunkt beider in der Linse, *1* vordere Kammer, *2* Conjunctiva bulbi, *3* Corpus ciliare, *4* Pars ciliaris retinae, *5* Pars optica retinae, *6* Chorioides, *7* Sklera, *8* Übergang der Sklera in die Hornhaut, *9* Musc. ciliaris, *10* Apparatus suspensorius lentis, *11* Glaskörper, *12* Augendrehpunkt, *Rm.Rl.* Musc. rectus nasalis et temporalis, *temp.* temporale, *nas.* nasale Seite, *13* Area cribriformis sclerae, *14* Fasciculus opticus.

ganzen Augapfel umschließende Hülle gebildet. Unter der Sklera liegt die Aderhaut (Chorioides). Durch ihren Gehalt an Pigmentzellen (s. S. 5) ist sie dunkelbraun gefärbt; dazu kommen die vielen Blutgefäße, so daß sie die dunkle Innenauskleidung des Augapfels bildet (Camera obscura). Sie läßt drei Teile erkennen, deren den rückwärtigen Abschnitt des Auges (Augenhintergrund) auskleidender Teil zugleich das Ernährungsorgan für die Netzhaut ist. Zu innerst liegt ein engmaschiges Kapillarnetz, Lamina capillarium, zur Netzhaut begrenzt durch eine feine Basalmembran (Lamina basialis), weiter nach außen eine Schicht größerer Gefäße, die Lamina vasculosa, und ganz außen als Verbindung mit der Sklera das an Pigmentzellen reiche Stratum perichorioideum. Der vordere Teil der Chorioides (Corpus ciliare, s. S. 106) reicht bis zum Hornhautrande. Von hier aus springt die Chorioides ins Innere des Augapfels ein, den vorderen Teil der Iris bildend (s. S. 106).

Aus dem Augenbecher geht allein die *Retina* hervor. Ihre *Pars optica*, den Augenhintergrund (s. S. 102) einnehmend, ist das Lichtsinnesorgan; in einer gezackten Linie (Ora serrata) setzt sie sich nach vorn in die nicht lichtempfindliche *Pars caeca* fort, die als *Pars ciliaris* das Corpus ciliare und als *Pars iridica* die Innenseite der Iris überzieht.

Die Pars optica retinae, kurz Retina oder Netzhaut genannt — Netzhaut ist ein an sich irreführender, aber in die deutsche ärztliche Fachsprache als Eigenname übergegangener Ausdruck —, zeigt eine Schichtung, in der drei kernführende Schichten besonders hervortreten (Bezeichnungen s. Abbildung). Dieser Schichtung liegt folgender Bau zugrunde:

Auch hier unterscheiden wir Sinneszellen und Stützzellen, wozu noch Nervenzellen kommen. Die Retina ist nicht nur entwicklungsgeschichtlich, sondern auch im Feinbau und in ihrer Biologie ein Stück Gehirn. Die Stützzellen sind Gliazellen; das Hauptelement sind die MÜLLERschen Fasern, die die ganze Retina radiär durchziehen und an der Außen- und Innenseite je eine Grenzhaut, Membrana limitans externa und interna, bilden.

Die Körper der *Sinneszellen* liegen dicht unter der äußeren Membran, ihre *Kerne bilden die äußere Körnerschicht.* Ihre Sinnesfortsätze sind die Stäbchen und die Zapfen, die zu zwei verschiedenen Arten von Sinneszellen gehören; sie ragen durch die Membrana limitans externa hindurch und werden von zytoplasmatischen Fortsätzen der Zellen des Pigmentepithels (s. S. 104) umhüllt. Die Stäbchen- und Zapfenzellen senden kurze Nervenfasern nach innen. Sie verbinden sich mit den äußeren Fortsätzen bipolarer Ganglienzellen, deren Kerne die *innere Körnerschicht* bilden. Der andere Fortsatz dieser Zellen erreicht die dritte kernführende Schicht, die *Ganglienzellschicht,* multipolare Ganglienzellen, deren Dendriten nach außen ragen und sich eben mit jenen bipolaren Zellen verbinden; ihre Neuriten liegen als Nervenfaserschicht ganz innen und verlaufen gegen die Papilla fasciculi optici zu. Zu dieser radiären Neuronenkette kommen tangentiale Verbindungen durch Ganglienzellen, die in der Schicht der inneren

Körner liegen, hinzu. Die Retina leitet nicht nur, sondern verarbeitet auch bereits die Erregung, die in den Stäbchen und Zapfen durch den Lichtreiz ausgelöst wird.

Die Stäbchen, deren Zahl weit höher ist als die der Zapfen, vermitteln Helligkeitsunterschiede; sie sind die Elemente des

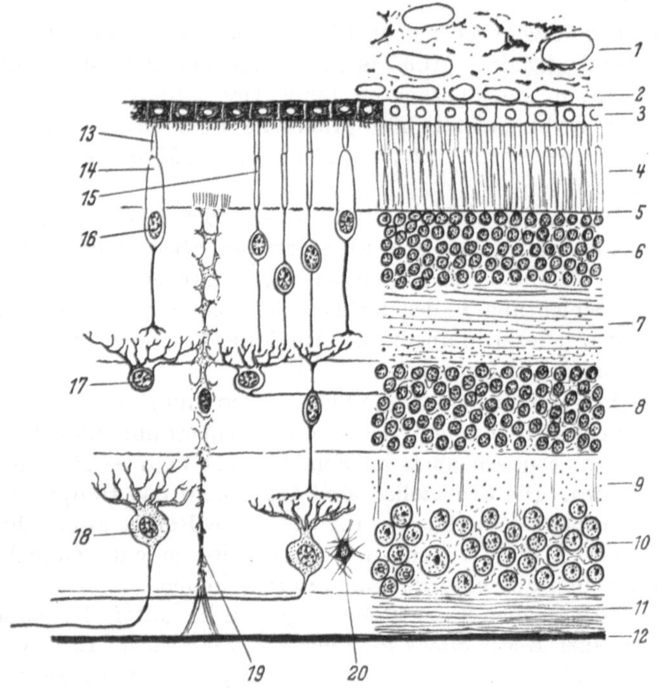

Abb. 124. Netzhaut (Retina) des Menschen. R. Histologisches Bild, L. Zytoarchitektonik. *1* Chorioides, *2* Lamina capillarium, *3* Pigmentepithel, *4* Stäbchen und Zapfen, *5* Membrana limitans externa, *6* äußere Körner, *7* äußere Faserschicht, *8* innere Körner, *9* innere Faserschicht, *10* Ganglienzellen, *11* Sehnervenfasern, *12* Membrana limitans interna, *13* Außenglied, *14* Innenglied des Zapfens, *15* Stäbchen, *16* Kern der Zapfenzelle, *17* Horizontalzelle, *18* Ganglienzelle der F. opticus-Faser, *19* MÜLLERsche Stützzelle (Glia), *20* Astrozyt.

Dämmerungssehens. Die Zapfen dienen dem Tages- und Farbensehen. Die Verteilung der Sehzellen in der Netzhaut ist örtlich verschieden. Von der Fovea centralis (s. u.) zur Peripherie nimmt die Menge der Zapfen ab, die der Stäbchen sehr schnell zu.

Der geschilderte Teil der Retina entsteht aus dem inneren Blatt des Augenbechers. Aus dem äußeren wird das *Pigmentepithel*. Am Rande der Pars optica retinae (an der Ora serrata) vereinigen sich beide Blätter zu der zweischichtigen *Pars ciliaris* (s. S. 106).

Die Fovea centralis (Macula lutea) liegt in der Mitte des Augenhintergrundes. In ihr finden sich nur Zapfenzellen, die dazugehörigen weiteren Neurone sind zur Seite der Grube gelagert. Sie ist die Stelle des schärfsten Sehens.

Auch der *Fasciculus opticus* ist ein Hirnteil. Er besteht aus den markhaltigen Fasern, die als Neuriten von den Zellen der Ganglienzellschicht ausgehen und beim Eintritt in die Papille ihre

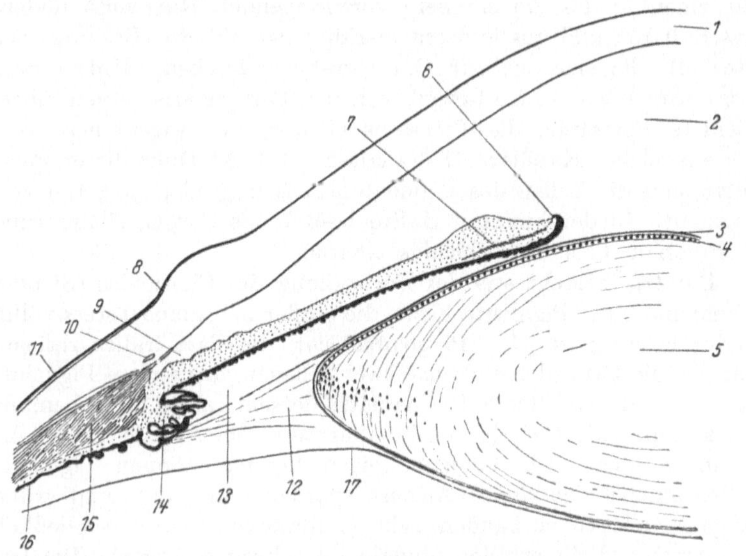

Abb. 125. Vorderer Teil des Augapfels. *1* Hornhaut, *2* vordere Kammer, *3* Linsenkapsel, *4* Linsenepithel, *5* Linsensubstanz, *6* Rand der Iris, *7* M. sphincter iridis, *8* Limbus, *9* Kammerwinkel, *10* SCHLEMMscher Kanal, *11* Conjunctiva bulbi, *12* Apparatus suspensorius lentis, *13* hintere Kammer, *14* Ziliarfortsätze, *15* Ziliarmuskel, *16* Pars ciliaris retinae, *17* Membrana hyaloidea.

Markscheiden erhalten. Die Fasern liegen im Nerv in Bündeln, in Glia eingebettet, beisammen; die Hüllen des Nerven sind die des Gehirns, eine Pia mater, die auch zwischen die Bündel des Nerven eindringt, eine Arachnoides, zwischen ihr und der Pia ein vom Liquor cerebrospinalis erfüllter Raum (Spatium intervaginale) und eine Durascheide. Die letztere verbindet sich mit den äußeren Teilen der Sklera, wobei die weichen Häute und der Liquorraum in der Form eines kuppelförmigen Umgangs aufhören.

Die Nervenfasern der Optikusfaserschicht treten zu der in der Mitte vertieften *Papilla fasciculi optici* zusammen und gehen in den Sehnerven über. Hierbei durchbohren sie eine von den inneren

Teilen der Sklera ausgehende Faserschicht, Area cribriformis sclerae. Im Sehnerven verlaufen die Retinagefäße und treten durch die Papille auf die Netzhaut über.

Als *Corpus ciliare* wird der vordere Teil der inneren Augenhäute von der Grenze der Pars optica retinae bis zum Ansatz der Iris bezeichnet. In ihm liegt der *Musculus ciliaris*, der aus glatten Muskelfasern besteht, aus inneren Ringfasern (MÜLLERscher Muskel), die einen in das Augeninnere vorspringenden Ringwulst bilden, aus radiären und aus äußeren meridionalen Fasern (BRÜCKEscher Muskel), die sich bis zur Ora serrata erstrecken. Hinter dem Irisansatz ragen vielgestaltige, von der Pars ciliaris retinae überkleidete Fortsätze, die Processus ciliares, ins Augeninnere vor, die ein reiches Kapillarnetz enthalten. Auf der Höhe dieser Fortsätze sind die Zellen des Pigmentepithels fast oder ganz frei von Pigment. In der hinteren Hälfte besitzt das Corpus ciliare feine meridionale Leisten (Orbiculus ciliaris).

Die *Iris* besteht aus der Fortsetzung der Chorioides (Stroma iridis) und einer Pigmentschicht, die (außer bei Albinos) stets völlig undurchsichtig ist. Die Pigmentschicht, die Pars iridica retinae, hat wie die Pars ciliaris retinae zwei Zellagen, das äußere Pigmentepithel und das innere Retinablatt, dessen Zellen hier ebenfalls stark pigmentiert sind; am Pupillarrand gehen beide Lagen ineinander über. Im bindegewebigen Stroma können Pigmentzellen ganz fehlen (blaue Augen), spärlich sein (graue und grüne Augen), reicher vorhanden sein (hellbraune Augen), schließlich das Stroma dicht erfüllen (dunkle bis schwarze Augen). Die Iris besitzt zwei glatte Muskeln, den Sphinkter, rund um die Pupille verlaufend, und den Dilatator, der mit radiären Fasern unmittelbar auf dem Pigmentepithel liegt. Die Pupille und ihr Rand sind Öffnung und Rand des Augenbechers.

Die *Hornhaut (Cornea)* besteht aus der Fortsetzung der Sklera, dem völlig durchsichtigen und gefäßfreien Stratum proprium. An der Vorder- und Rückfläche liegt je eine homogene Grenzmembran, die Lamina limitans externa (BOWMAN) und interna (DESCEMET); der vorderen sitzt ein mehrschichtiges Plattenepithel, der hinteren ein Endothel auf.

Die *Linse* liegt hinter der Iris und Pupille. Sie entwickelt sich aus einem Epithelbläschen. Dessen hintere Wand wandelt sich zu den langen Linsenfasern um, die die Masse der Linse bilden, die vordere liefert das niedrige Linsenepithel. Dies überzieht nur die Vorderfläche der Linse bis zum Äquator, wo es in die Linsenfasern übergeht. Eine Kapsel umschließt die Linse. An ihr heften sich die Fasern des Apparatus suspensorius lentis an, die zwischen den Ziliarfortsätzen am Corpus ciliare entspringen. Durch die Kontraktion des Ziliarmuskels wird dieser Aufhängeapparat entspannt, die Linse folgt ihren elastischen Kräften und wölbt sich stärker; dies ist die Einstellung des Auges auf die Nähe (Akkommodation).

Der Augapfel enthält drei Räume: Die *vordere Kammer* befindet sich zwischen Hornhaut und Iris. Im Kammerwinkel vor dem Irisansatz (Angulus iridocornealis) ist ein zartes Bälkchenwerk (Spongium anguli iridocornealis) ausgespannt, dessen Lücken (FONTANAsche Räume) mit Endothel ausgekleidet sind. Außen von diesem Gerüst liegt in der Sklera ein ringförmiger Venensinus, der SCHLEMMsche Kanal (Sinus venosus sclerae).

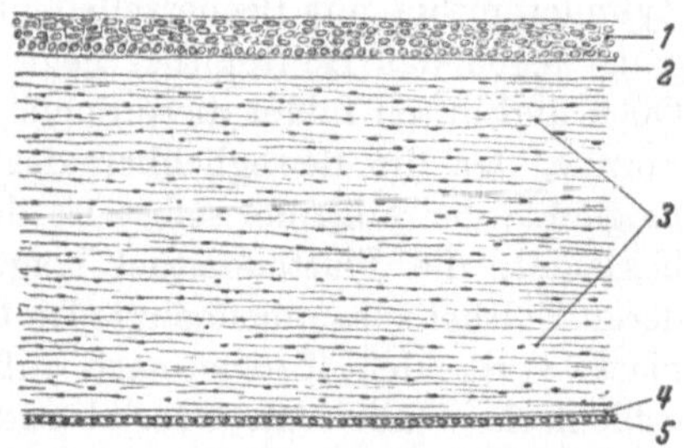

Abb. 126. Hornhaut. *1* Vorderes Epithel, *2* Vordere Grenzmembran (BOWMANsche Membran) ohne Zellen, *3* Grundsubstanz der Hornhaut mit Zellen, *4* Hintere Grenzmembran (DESCEMETsche Membran), *5* Endothel.

Die vordere Kammer steht durch die Pupille mit der *hinteren Kammer*, einem ziemlich engen Umgang rings um die Linse, in Verbindung. Die hintere Wand dieses Raumes wird von der *Membrana hyaloidea* gebildet, die zusammen mit der Linse den dritten Raum, den Glaskörperraum abschließt. Dieser enthält den Glaskörper (Corpus vitreum), ein zellfreies Gewebe von gallertiger Konsistenz. Die beiden Kammern sind mit dem Kammerwasser angefüllt, das von den Processus ciliares gebildet wird, aus der hinteren Kammer durch die Pupille in die vordere strömt und durch die FONTANASchen Räume des Spongium anguli iridocornealis in den SCHLEMMSchen Kanal abfließt.

Die Gefäße des Augapfels bilden zwei getrennte Kreisläufe, den Retinakreislauf mit der Arteria und Vena centralis retinae (s. S. 106) und den Ziliarkreislauf, der von den Arteriae iridis, Arteriae chorioideae und Ramuli ciliares der Augenmuskelarterien gespeist wird. Während die Arteriae chorioideae vorwiegend die Chorioides versorgen, verzweigen sich die übrigen im Corpus ciliare, wo sie an der Basis der Iris den Circulus arteriosus iridis major bilden. Die Ramuli ciliares schicken auf der Sklera Äste in ein

Kapillarnetz am Hornhautrand, von dem aus diese Haut ernährt wird. Hier stehen die Ziliargefäße mit denen der Konjunktiva in Verbindung, zu deren Gefäßversorgung auch äußere Ästchen von den Lidern her beitragen; dieser Konjunktivalkreislauf ist also mit dem Ziliarkreislauf verbunden, während der Retinakreislauf völlig davon getrennt ist.

Die *Augenlider* sind Falten der äußeren Körperbedeckung, außen von der Haut, innen von einer Schleimhaut bekleidet, der Bindehaut, Conjunctiva palpebrae. Das Epithel ist ein geschichtetes Zylinderepithel mit Becherzellen und kleinen Drüsen. Der Übergang gegen das Hautepithel liegt etwas einwärts vom Lidrande. Oben und unten bildet diese Schleimhaut einen beweglichen Sack, Fornix, der die Beweglichkeit des Auges in der Augenhöhle ermöglicht; der Augapfel selbst ist dann mit der Conjunctiva bulbi bekleidet, die Plattenepithel trägt, das am Hornhautrand mit deren Epithel zusammenhängt. Im Lid ist eine derbe Bindegewebsplatte vorhanden, Tarsus, nach außen von dieser liegt der Musc. orbicularis oculi. Am Oberlid setzt der Levator palpebrae an. Am Lidrande stehen die großen Wimperhaare; dazu gehören kleine Talgdrüsen und große in den Haartrichter einmündende Knäueldrüsen, Glandulae ciliares (MOLLsche Drüsen). Muskeln (Arrectores pilorum) fehlen den Wimpern, auch den Haaren der Augenbrauen. Die MEIBOMschen *Drüsen* sind große Talgdrüsen, die im Tarsus liegen (Glandulae tarseae) und am Lidrand einwärts von den Wimpern münden.

Die Tränendrüse ist eine aus Läppchen aufgebaute seröse Drüse, die mit mehreren Gängen am äußeren Konjunctivalsack mündet; kleine Tränendrüsen des oberen Konjunctivalsackes sind die KRAUSEschen Drüsen. Der innere Lidwinkel zeigt eine Vertiefung, den Tränensee, der nach medial von der Caruncula lacrimalis begrenzt wird. In ihn tauchen beim Lidschluß die Puncta lacrimalia ein, Öffnungen zweier mit Plattenepithel ausgekleideter Gänge, die sich einwärts vom Lidwinkel zum Tränensack vereinigen. Dieser und der Tränennasengang sind mit einem zweireihigen Zylinderepithel ausgekleidet.

6. Ernährungsorgane.
Die Mundhöhle.

Der *Darmkanal* ist ein Hohlorgan mit eigener Wand, die durch Gleitschichten (Pharynx, Oesophagus) oder durch die Einrichtung der Leibeshöhle vom Bewegungsapparat getrennt und von dessen

Bewegungen weitgehend unabhängig ist. Die Innenfläche hatten wir S. 21 als innere Oberfläche kennengelernt; sie tritt in der Form der Verdauung und Resorption in Verkehr mit *dem* Teil der Außenwelt, der zum Zwecke der Verwertung als Nahrung in dieses Hohlorgan hineinbefördert wird.

In der *Mundhöhle* ist dieser typische Bau noch nicht völlig entwickelt. Die Wand des Hohlraumes fällt zusammen mit dem Bewegungsapparat des Kopfes selbst, seinen Knochen und Muskeln, die innen von der Mundhöhlenschleimhaut überzogen werden. Zwischen dieser und ihrer Unterlage ist keine selbständige, Formänderungen der Schleimhaut ermöglichende Schicht vorhanden; das ziemlich derbe Bindegewebe des Stratum proprium verbindet sich unmittelbar mit dem Bindegewebe der Muskulatur, dem Periost des Knochens.

Die *Schleimhaut* trägt ein dickes geschichtetes Plattenepithel der weichen Form, in das lange fingerförmige Papillen mit Kapillarschlingen hineinragen. Diese entstammen einem

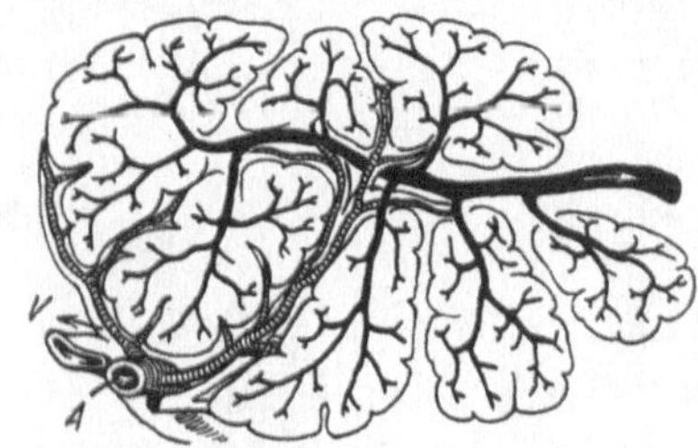

Abb. 127. Läppchenbau der Drüse. *A* Arterie, *V* Vene (aus BRAUS).

ungemein reichen Gefäßapparat, der im Stratum proprium sich ausbreitet. Hierzu gehört auch ein venöser Plexus, aus dem dann die ableitenden Venen das Blut fortführen.

Die Mundhöhle wird feucht erhalten durch zahlreiche *Drüsen;* diese sind nur selten rein serös, meist mukös oder gemischt. Kleine, rein muköse Drüsen finden sich reichlich an der Zungenwurzel, am Gaumen und am Mundboden, spärlich an der Wange. Sie bestehen je aus einem nur andeutungsweise untergeteilten Läppchen, aus dem ein Ausführungsgang herausführt. Die Läppchen liegen im Stratum proprium, dringen aber auch bis in die Muskulatur ein, deren Bewegung zur Entleerung beiträgt. Die *großen* Drüsen liegen zum Teil weit von der Mundhöhle entfernt (Parotis) und führen ihr Sekret durch einen langen Ausführungsgang in die Mundhöhle ab. Diese Gänge mit ihren gröberen Verzweigungen besitzen ein zweireihiges zylindrisches oder kubisches Epithel, eine schwache Muskelschicht und eine bindegewebige Hülle.

Die *Parotis* ist eine rein *seröse* Drüse. Ihre zahlreichen Läppchen sind nicht zu einem einheitlichen Körper abgegrenzt, sondern

breiten sich in der Retromandibulargrube weithin aus. In jedes
Läppchen führt ein Ausführungsgang hinein und verzweigt sich
hier zu zahlreichen ziemlich langen und dicken Röhren, den *Sekret-
oder Speichelröhren*, die nur an den großen Speicheldrüsen sich
finden. Wegen ihres Epithels, dessen hohe acidophile Zellen an

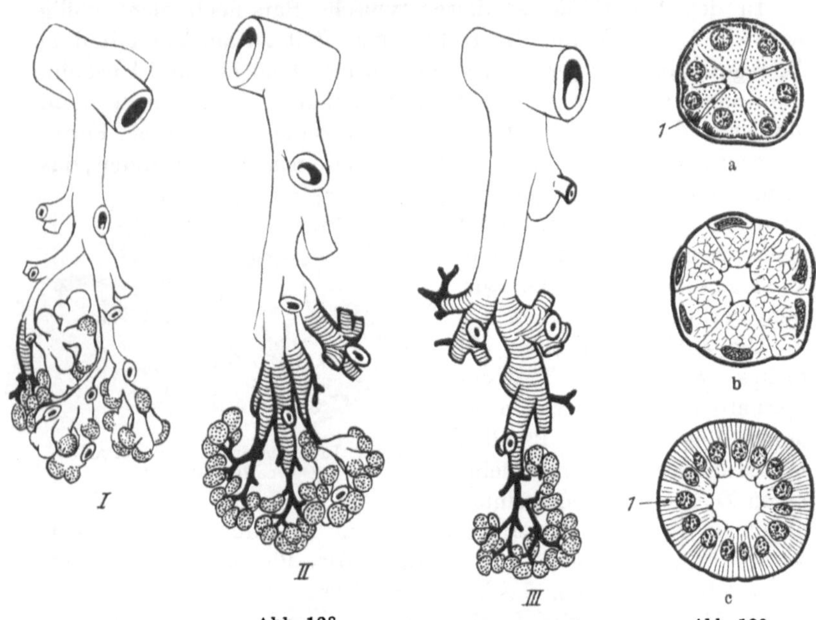

Abb. 128.   Abb. 129.

Abb. 128 I—III. Schema des Gangsystems der großen Speicheldrüsen (aus BRAUS). I Gl.
sublingualis, II Gl. submandibularis, III Parotis, hell interlobuläre Ausführungsgänge,
gestrichelt Sekretröhrchen, schwarz Schaltstücke, helle sekretorische Endstücke: mukös,
punktierte sekretorische Endstücke: serös.

Abb. 129 a—c. a Seröses Endstück. *1* Basalfilamente; b muköses Endstück; c Sekretröhrchen, *1* basale Streifung der Zellen. (Nach BRAUS.)

der Basis gestreift sind, heißen sie auch Streifenstücke. Aus diesen
Gängen gehen die dünnen *Schaltstücke* hervor, enge Gänge mit
niedrigem Epithel, an denen die sezernierenden beerenförmigen
Endstücke sitzen. Die Läppchen enthalten meist zahlreiche Fett-
zellen. An den Ausführungsgängen finden sich gelegentlich kleine
Noduli lymphatici.

Die *submandibulare Drüsengruppe* pflegt man in ihren innern,
zwischen dem Musc. mylohyoideus und der Schleimhaut liegenden
Teilen Gl. sublingualis, in ihren äußeren, auf dem genannten

Muskel liegenden Teilen Gl. submandibularis zu nennen. Die Anordnung der verschieden gebauten Läppchen und der Gänge ist sehr variabel. Stets ist ein *Ductus submandibularis* vorhanden, der mit äußeren und inneren Läppchengruppen in Verbindung steht und um die Kante des Musc. mylohyoideus herumführt. Die äußeren Läppchengruppen enthalten vorwiegend seröse, die inneren, je weiter nach innen um so mehr muköse sekretorischeEndstücke.Auch hier finden sich Sekretröhren und Schaltstücke, die Endstücke sind mehr länglich. Soweit sie mukös sind, sind es richtige Tubuli, die durch Verschleimung von Schaltstücken entstanden sind und Zellen enden, „Halbmonde".

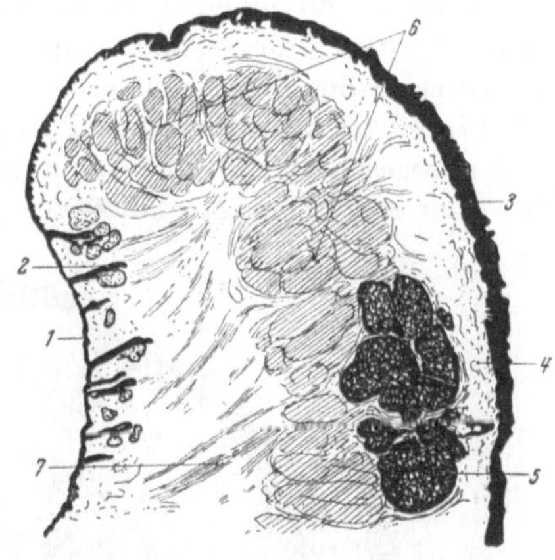

Abb. 130. Lippe. *1* Haut (Epidermis), *2* Haar, *3* Epithel der Schleimhaut, *4* Stratum proprium der Schleimhaut, *5* Drüse, *6* Musc. orbicul. oris, *7* Muskelfasern zur Haut.

meist in einer Gruppe von serösen Zellen. Je mehr muköse Teile vorhanden

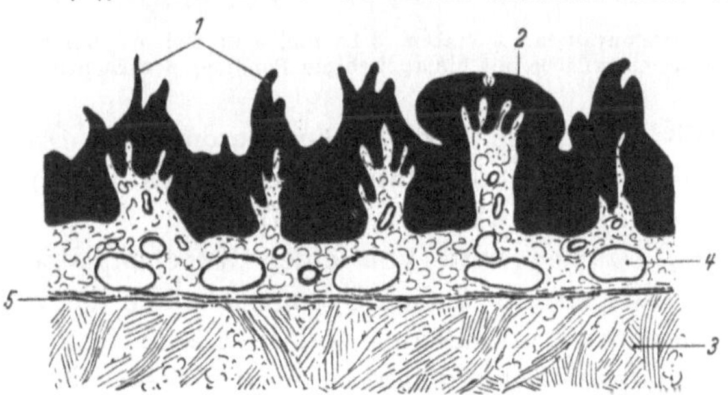

Abb. 131. Papillen des Zungenrückens. *1* Hornzipfel der Papillae filiformes, *2* Pap. fungiformis mit Geschmacksknospe, *3* Muskulatur, *4* Strat. proprium der Schleimhaut mit großen Gefäßen (Venenplexus), *5* Aponeurosis linguae.

sind, um so spärlicher und kürzer werden die Sekretröhren, an den rein mukösen Läppchengruppen fehlen sie ganz. Diese besitzen häufig einen besonderen Ausführungsgang, den Ductus sublingualis. Kleine muköse Glandulae sublinguales minores liegen nicht nur unter der Schleimhaut des Mundbodens und münden an der Plica sublingualis aus, sondern auch in der Zungenmuskulatur und münden an der Unterfläche. Eine größere seromuköse Drüse, die Glandula apicis linguae, liegt mitten in der Muskulatur der Zungenspitze.

Lippen und Wangen sind Falten aus Haut und Schleimhaut mit quergestreifter Muskulatur dazwischen (Wangen und Lippenteile der mimischen Muskulatur). Die Haut besitzt Haare, Talg-

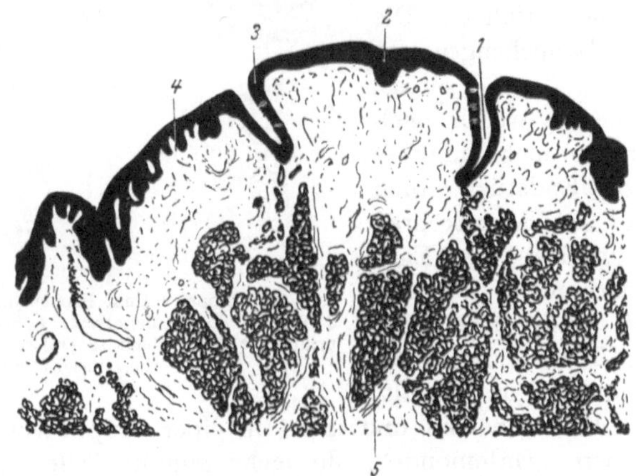

Abb. 132. Pap. circumvallata. *1* Graben, *2* Papille, *3* Epithel mit Geschmacksknospen, *4* Epithel der Zungenoberfläche mit bindegewebigen Papillen, *5* v. EBNERsche Spüldrüsen.

und Schweißdrüsen, die Schleimhaut seromuköse Drüsen. Die Grenze findet sich an der Lippe außen, das Lippenrot trägt Schleimhautepithel, ist aber frei von Drüsen.

Der *harte Gaumen* wird von einer Knochenplatte gebildet, zwei Kompaktalagen mit derben Spongiosabalken dazwischen. An der Mundseite ist er überkleidet von einer sehr festen, mit dem Periost verbundenen Schleimhaut, die ein dickes Polster muköser Drüsen besitzt. Der weiche Gaumen führt zwischen den beiden Schleimhäuten Muskulatur, die Mundseite trägt zahlreiche muköse Drüsen, die Nasenseite die respiratorische Schleimhaut, jedoch liegt die Epithelgrenze auf der Oberseite.

Der Mundboden trägt die *Zunge*, einen von Schleimhaut überzogenen Muskelwulst; die bindegewebige Hülle, die *Aponeurosis linguae*, ist meist nur sehr dünn und wird von den Muskeln durchbrochen, die nicht an ihr, sondern an der Schleimhaut ansetzen.

Auch das *Septum linguae* ist meist nur dünn. Die Muskelbündel, deren Fasern an ihren Enden pinselförmig aufgespalten sind, durchflechten

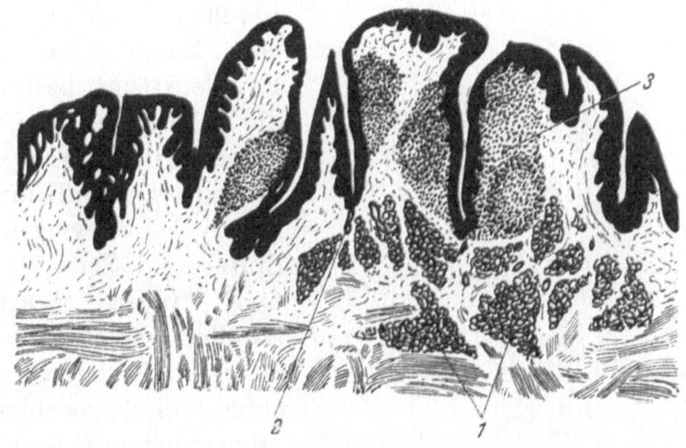

Abb. 133. **Papilla foliata.** *1* v. EBNERsche Spüldrüsen, *2* Mündung derselben, *3* lymphatisches Gewebe.

sich nach drei Richtungen (längs, quer, senkrecht). Die Schleimhaut ist an der Unterseite der Zunge glatt, an der Oberseite trägt

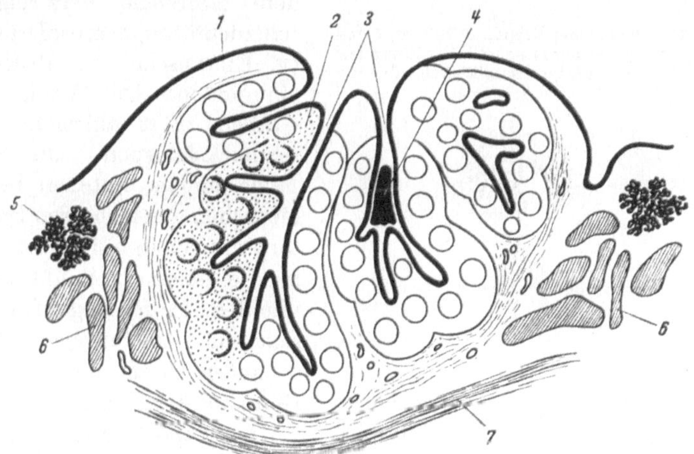

Abb. 134. **Tonsilla palatina.** *1* Epithel, *2* lymphatisches Gewebe mit Reaktionsknötchen, *3* Krypten, *4* Pfropf, *5* Drüse, *6* Muskeln der Gaumenbögen, *7* Kapsel.

sie *Papillen.* Bis zur V-förmigen Linie der Papillae circumvallatae herrschen die *Pap. filiformes* vor, bei den verschiedenen Menschen verschieden gestaltete Büschel verschieden langer Hornzipfel,

Petersen, Grundriß, 4. Aufl.　　　　　　　　　　　　　　　　8

in deren zugehöriges Stratum germinativum sog. Papillenstöcke hineinragen, breite Papillen mit aufgesetzten dünnen Sekundär-papillen. Solche, allein in der Zunge vorkommende Papillenstöcke besitzen auch die Papillae fungiformes, zwischen den Hornzipfeln auf-ragende glatte Knöpfe. Sie finden sich vorwiegend an der Spitze und Seite der Zunge und tragen Geschmacks-papillen. Die *Papillae circum-vallatae* besitzen ebenfalls einen bindegewebigen Pa-pillenstock mit sehr kleinen Sekundärpapillen. Von einem glatten Epithel umkleidet, ragt dieses Gebilde aus einem Graben in die Höhe, in dem zahlreiche, verzweigte, schlauchförmige seröseDrüsen (v. EBNERsche Spüldrüsen) einmünden. Die Wand des Grabens trägt zahlreiche Ge-schmacksknospen. Die *Pa-pillae foliatae* bestehen beim Menschen aus mehreren Blät-tern mit Spalten dazwischen, in die ebenfalls Spüldrüsen münden. In der Regel finden sich an dem unregelmäßig gebauten Organ nur wenige Geschmacksknospen.

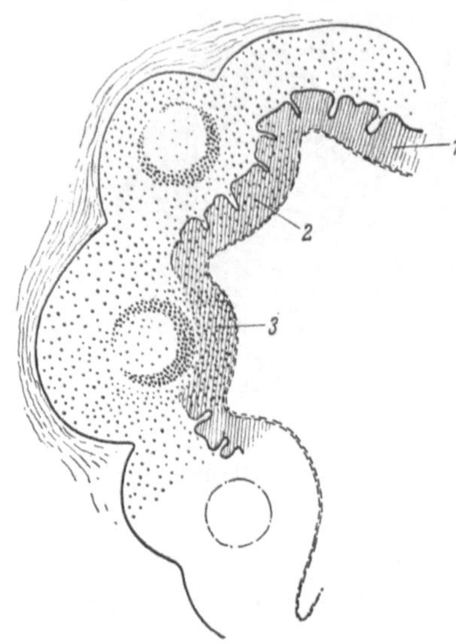

Abb. 135. Wand einer Krypte. *1* Epithel, *2* das-selbe mit beginnender lymphatischer Einwande-rung, *3* vollendetes lymphoepitheliales Gewebe.

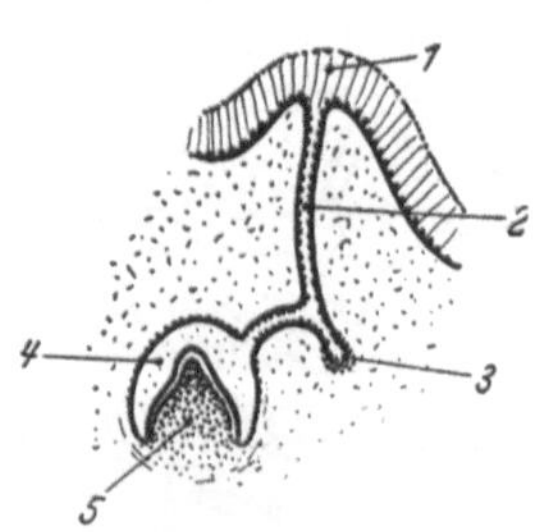

Abb. 136. Beginn der Zahnentwicklung, Glocke. *1* Epithel der Mundhöhle, *2* Zahnleiste, *3* deren Ende mit Mesenchymverdichtung, hier ent-wickelt sich die Glocke des bleibenden Zahnes, *4* Zahnglocke, *5* Zahnpulpa (Mesenchymverdichtung).

Die *lymphatischen, lympho-epithelialen* oder *Tonsillar-organe* der Mundhöhle und des Schlundes sind sehr mannig-facher Art. Kleine Noduli lymphatici mit oder ohne Reaktions-knötchen finden sich meist in den Blättern der Papillae foliatae, häufig in den Papillae circumvallatae, von denen aus das Epithel mit Lymphozyten durchsetzt wird. In den eigentlichen Tonsillar-

organen sind epitheliale verzweigte Gänge, Tonsillarkrypten, entwickelt, die rings von einem dicken Mantel lymphatischen Gewebes mit Reaktionsknötchen umkleidet sind. Eine bindegewebige
Kapsel umschließt das Organ. In der Tonsilla palatina sind zahlreiche solcher Krypten zu einem Organ vereinigt; in der Tonsilla
lingualis stehen sie mehr einzeln. Im Nasenteil des Schlundes ist
die Schleimhaut fast völlig mit lymphatischem Gewebe durchsetzt;

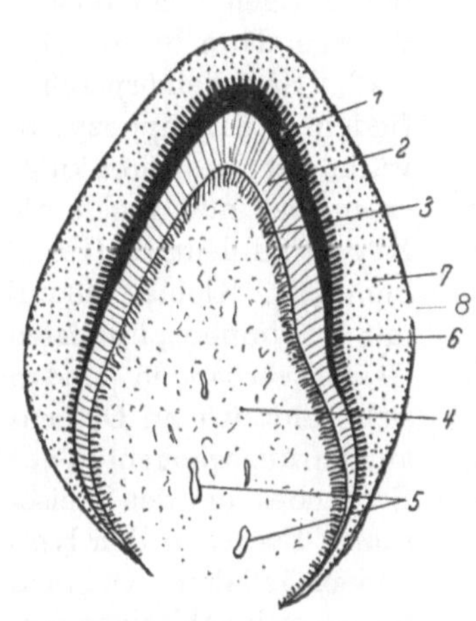

Abb. 137. Anlage des Zahnes in der Zahntasche. *1* Schmelz, *2* Dentin, *3* Odontoblasten,
4 Pulpa, *5* Gefäße, *6* inneres Schmelzepithel,
7 Schmelzpulpa, *8* äußeres Schmelzepithel.

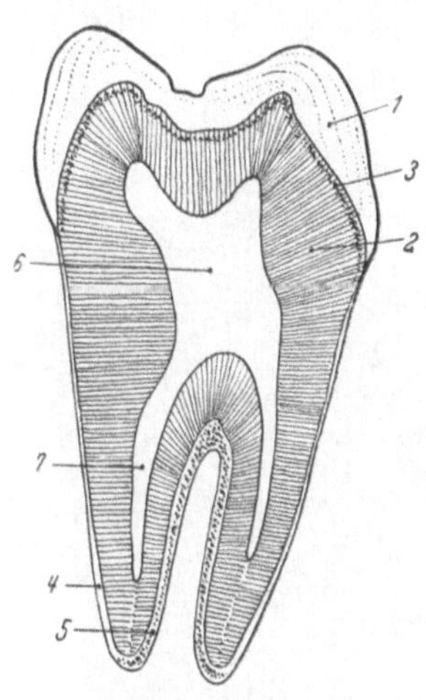

Abb. 138. Schliff durch einen ganzen Zahn.
1 Schmelz, *2* Dentin, *3* Unregelmäßigkeiten
im ältesten Dentin, sog. Interglobularräume,
4 Zement, *5* sekundärer, zellhaltiger Zement,
6 Pulpahöhle, *7* Wurzelkanal.

die in die Noduli hineinführenden Krypten bestehen hier meist
aus Zylinderflimmerepithel, doch kommen auch Plattenepithel-
krypten vor. An der Rückwand und dem Dach des Schlundes
werden sehr wechselnde und größere Organe gebildet (Tonsilla
pharyngica), unterhalb davon dann mehr zerstreute. Beim Zylinderflimmerepithel wandern meist nur wenige Lymphozyten in das
Epithel ein, am Plattenepithel kommt es zur Bildung eines
besonderen „lymphoepithelialen" Gewebeverbandes. Das Epithel
erhält Hohlräume, die Epithelzellen vielfach sternförmige und
verzweigte Gestalt, so daß ein grobes Schwammwerk entsteht,
das mit Lymphozyten gefüllt wird. Die oberflächliche Schicht
bleibt als Grenze gegen die Lichtung zu erhalten, in den tieferen
Schichten wird die basale Epithelgrenze aufgelöst, die Masse der

8*

Lymphozyten dringt gegen das Epithel vor. Das Gewebe ist in dauernder Bewegung, Ausbildung und Rückbildung, so daß die verschiedensten Stadien, vom intakten Plattenepithel an, nebeneinander zur Beobachtung kommen. Die Lymphozyten wandern durch das Epithel *nicht* hindurch, dies tun vielmehr polymorphkernige Leukozyten, sowohl in den Tonsillen, wie spärlicher in der übrigen Schleimhaut, die sich dann im Speichel als Speichelkörperchen finden. Die Lymphozytenwälle der Reaktionsknötchen sind nur gegen die Krypte zu deutlich (Halbmonde). Kleine Noduli mit lymphoepithelialen Gewebsverbänden finden sich zahlreich an Drüsenausführungsgängen des Schlundes und der Speiseröhre. Zwischen den lymphoepithelialen Organen finden sich zahlreiche muköse Drüsen, die an der Zungentonsille auch in die Krypten münden.

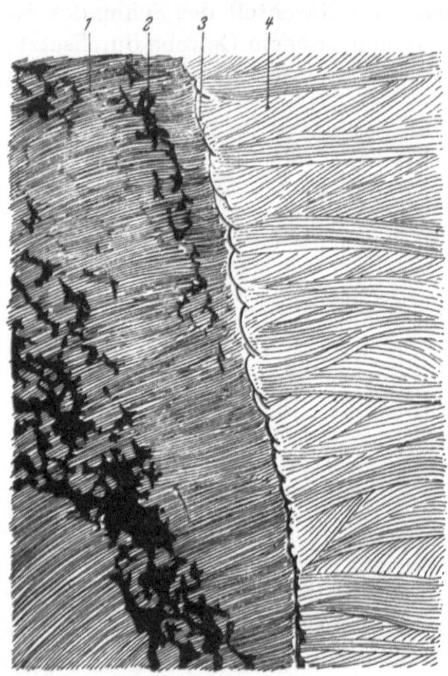

Abb. 139. Schmelz-Dentingrenze aus einem Zahnschliff. *1* Dentin mit Kanälchen, *2* Interglobularräume, *3* Schmelz-Dentingrenze, *4* Schmelzprismen.

Die *Zähne* entwickeln sich innerhalb eines Epithelorgans, des Schmelzorgans oder der Zahnglocke. Diese wächst aus einer Leiste hervor, die sich von der Keimschicht des embryonalen Mundhöhlenepithels aus rings oben und unten in der Ausdehnung der späteren Zahnreihe in das Bindegewebe hineinsenkt. Für jeden Zahn wird eine Glocke gebildet, im ganzen also 52, vorne, im Gebiet des Milchgebisses an jedem Platze zwei, eine für den Milchzahn, eine für den bleibenden Zahn. Das Gewebe im Innern der Glocke ist eine Mesenchymverdichtung, die Anlage der Pulpa. Die Glocke bildet die Gestalt des Zahnes vor, und zwar der Grenzfläche zwischen Dentin und Schmelz an der Krone, von Dentin und Zement an der Wurzel, und zwar in der endgültigen Größe. Zuerst wird so die Spitze angelegt, dann schreitet die Bildung gegen die Wurzel zu vor. Diese Art, ein Organ aufzubauen, kommt nur am Zahn vor.

Die *Zahnglocke* zeigt innen das innere Schmelzepithel, ein hohes Zylinderepithel. Die Masse der Glocke, die ihr die feste Gestalt gibt, wird von einem wasserreichen, aus dem Epithel hervorgegangenen Gewebe (sog. „Schmelzpulpa", schlechter Name) gebildet, das außen durch eine dünne Zellschicht, das äußere Schmelzepithel, abgegrenzt wird. Rund um die ganze Anlage wird ein bindegewebiges „Zahnsäckchen" gebildet.

Von den Hartsubstanzen wird zuerst das *Dentin* (s. S. 40) gebildet, von den *Odontoblasten*, die aus dem Mesenchym an dessen Oberfläche entstehen. Auf die junge Dentinschicht wird dann von den inneren *Schmelzepithelzellen* (Adamantoblasten) der *Schmelz* in der Form der Schmelzprismen abgesetzt. Das Dentin ist zuerst kalkfrei (Prädentin), später nimmt es Kalksalze auf

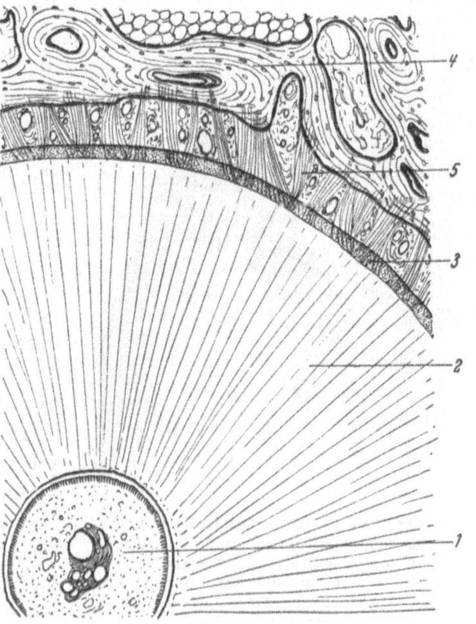

Abb. 140. Querschnitt durch eine (entkalkte) Zahnwurzel. *1* Pulpa, *2* Dentin, *3* Zement, *4* Knochen der Alveolarwand, *5* Wurzelhaut.

(s. Knochen S. 64). So schreitet der Aufbau des Zahnes gegen die Wurzel vor, die Alveole wird dabei ständig durch Osteoklasten erweitert. Sowie die Wurzel fertig gebildet ist, verschwindet das Schmelzorgan, und Osteoblasten setzen eine dünne Schicht grobfaserigen Knochens, den Zement, ab. An der Krone verbindet sich das Schmelzorgan wieder mit dem Mundhöhlenepithel, an der Verbindungsstelle bricht die Zahnspitze durch.

Der *fertige Zahn* besteht aus Dentin, Schmelz, Zement und Pulpa und sitzt mit der Wurzelhaut befestigt in der Alveole. Wo er durch das Epithel hindurchgeht, schließt sich dieses mit der Zahntasche an den Zahnhals an.

Das *Dentin* ist S. 40 besprochen; am fertigen Zahn wird sekundäres Dentin gebildet, das oft die Pulpahöhle stark verengt. Die Odontoblasten bleiben als Zellen des Dentins zeitlebens erhalten; ihre Fortsätze (TOMESsche Fasern) durchziehen in den Dentinkanälchen radiär das Zahnbein und ragen vielfach ein wenig in den Schmelz hinein. Am Zahnschliff finden sich in der Peripherie des Dentins die Interglobularräume, im Wurzeldentin die TOMESsche Körnerschicht, Stellen nicht verkalkter Dentingrundsubstanz.

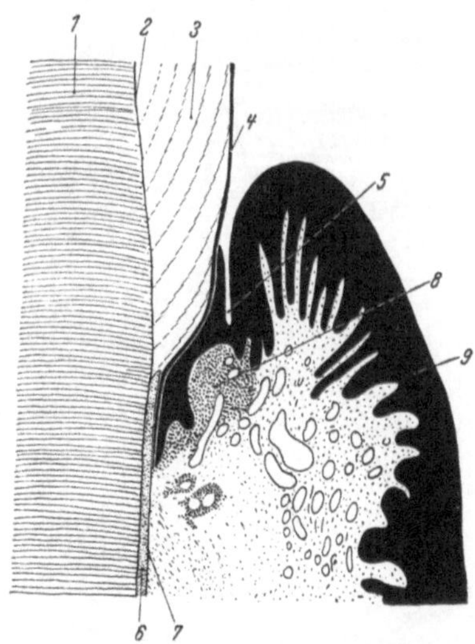

Abb. 141. Zahnhals mit Zahntasche. *1* Dentin, *2* Schmelz-Dentingrenze, *3* Schmelz, *4* Schmelzoberhäutchen, *5* Zahntasche, *6* Zement, *7* Ansatz des Kronenbändchens, *8* zellreiches Bindegewebe am Zahnhals, *9* Zahnfleischepithel.

Der *Schmelz* ist eine fast rein mineralische Substanz aus kristallisierten Kalksalzen, die zu Prismen angeordnet sind. Diese stehen annähernd senkrecht auf dem Dentin, sind aber niemals ganz gerade. Die SCHREGERschen Streifen entstehen am Schliff durch Beugung und Reflexion des Lichts, die RETZIUSschen Streifen verlaufen senkrecht zu ihnen, parallel den alten Zuwachslinien und sind durch Unregelmäßigkeiten in der Verkalkung der Prismen hervorgerufen. Der Schmelz ist die härteste Substanz des Körpers; an der Oberfläche ist er vom Schmelzoberhäutchen, einer verkalkten organischen Haut bedeckt, die allerdings bald abgekaut wird.

Der *Zement* ist eine dünne zellfreie Schicht; er gleicht grobfaserigem Knochen. An den Wurzeln der Backenzähne wird sekundärer Zement daraufgesetzt, ein zellhaltiger Knochen; zwischen beiden Lagen ist eine Kittfläche vorhanden.

Die *Pulpa* besteht aus einem faserarmen, zellreichen Bindegewebe (embryonale Form) mit zahlreichen Gefäßen, die gegen die Odontoblasten Schlingen bilden. Nerven sind zahlreich vorhanden; sie bilden zwischen den Odontoblasten marklose Netze, von denen feine Fasern in die Zahnbeinkanälchen eintreten und bis zur Schmelzdentingrenze vordringen.

Die Wurzelhaut (Periodontium) füllt den Raum zwischen Zement und Alveolarwand aus. Aus den oberflächlichen Lamellen dieser Wand entspringen zahlreiche Fasern als SHARPEYsche Fasern, durchziehen in Bündeln die Wurzelhaut und pflanzen sich, schräg nach unten ziehend, im Zement ein. Der Zahn berührt nirgends die Wand der Alveole, vor allem auch nicht an der Wurzelspitze. Am Alveolareingang streben die Fasern fächerförmig auseinander, hängen hier auch mit einer Periostverdichtung zusammen. Diese Einrichtung ist das Kronenbändchen. In der Wurzelhaut befinden sich zahlreiche Blutgefäße, teilweise zu Knäueln zwischen den Faserbündeln angeordnet. Die Gefäße und Nerven erreichen die Alveole durch Löcher der Alveolenwand von den Markräumen her; größere liegen gegenüber der Wurzelspitze, die am Unterkiefer in den Kieferkanal führen.

Die *Zahntasche* geht aus dem epithelialen Durchbruchskanal der Verschmelzungsstelle von Schmelzorgan und Mundepithel hervor. Das Epithel legt sich dem Schmelz und dem Zement des Zahnhalses dicht an; so weit, wie es herunterreicht, geht auch das Schmelzoberhäutchen. Die Tiefe der epithelialen Tasche befindet sich als Rinne etwas nach außen von diesem dem Zahnhals anliegenden Epithelring.

Vom *Pharynx* an haben wir ein Hohlorgan mit eigener Wand vor uns, die aus Muskulatur und Schleimhaut besteht. Die erstere setzt sich aus quergestreiften Fasern zusammen; innerhalb der mehr ringförmig verlaufenden Konstriktoren findet man seitlich die abwärts ziehenden Bündel des M. pharyngopalatinus, außen einige Längsbündel aus dem M. stylopharyngicus. Die Muskelwand ist also in der Mitte sehr viel schwächer als seitlich. Innen von der Muskelschicht findet sich eine kräftige elastische Faserhaut, der die Schleimhaut unmittelbar aufliegt; im obersten Teil bilden Schleimhaut und elastische Haut mit der dünnen äußeren Faszie allein die Wand. Das Epithel führt im oberen Teil Zylinder-Flimmerepithel, weiter unten Plattenepithel; die Grenze liegt oberhalb der Stelle, wo das Gaumensegel sich dem Pharynx anlegt. Im Gebiete der respiratorischen Schleimhaut finden sich die dazugehörigen seromukösen Drüsen, unterhalb rein muköse; die lymphatischen Organe sind oben erwähnt.

Der Darmschlauch.

Von der Speiseröhre an haben wir dann den typischen Bau der Darmwand. Zwei physiologische Hauptschichten sind vorhanden, die *Schleimhaut*, die vom Magen ab Sekretion und Resorption besorgt und an ihrer Außenfläche von einer Muscularis mucosae abgeschlossen wird, und die Muskelschicht, die aus einer inneren, meist dickeren Ringschicht und äußeren Längsschicht besteht. Beide sind getrennt durch die *Submukosa*, eine Schicht lockeren,

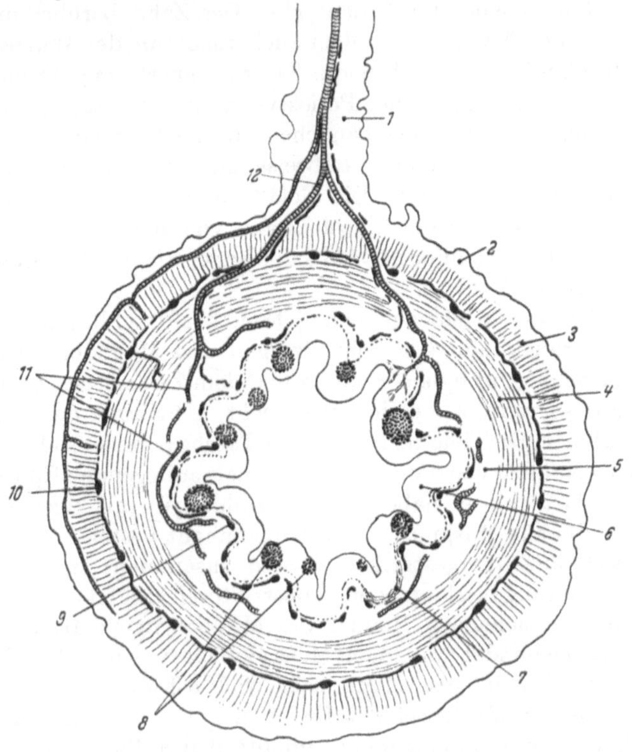

Abb. 142. Schema vom Bau des Darmes. *1* Mesostenium, *2* Serosa, *3* Längsmuskeln, *4* Ringmuskeln, *5* Submukosa, *6* Schleimhaut, *7* Muscularis mucosae, *8* Noduli lymphatici, *9, 10* Nerven (schwarz), *9* Plexus submucosus, *10* Pl. myentericus, *11* Verzweigung der Gefäße in der Submukosa, *12* Endäste der Art. mesenterica. Die Venen verlaufen mit den Arterien, auch die Lymphgefäße nehmen im wesentlichen denselben Weg.

aber derben Bindegewebes, die eine Verschiebeschicht darstellt, so daß die Schleimhaut sich auf der kontrahierten glatt bleibenden Muskulatur in Falten zusammenschieben kann. Die Blut- und Lymphgefäße verzweigen sich in der Submukosa, in die sie unter Durchbrechung der Muskulatur vom Mesenterium aus gelangen. Von hier aus werden Schleimhaut und Muskulatur versorgt. Zwei Nervenplexus sind in der Darmwand vorhanden, einer unter der

Schleimhaut, Pl. submucosus (MEISSNERscher Pl.), ein anderer zwischen beiden Muskelschichten, Pl. myentericus (AUERBACH-scher Pl.), mit Ganglien und derben grauen Zwischenbahnen. Ein reicher lymphatischer Apparat gehört zur Schleimhaut. Von der Kardia bis zum After ist deren Stratum proprium ein retikuläres Bindegewebe mit nur spärlichen Fasern, aber zahlreichen, besonders eosinophilen Wanderzellen und Lymphzellen, die sich zu vielen Noduli lymphatici verdichten. An mehreren Stellen wird der lymphatische Apparat dann besonders entwickelt (s. S. 122 f.).

An der *Speiseröhre* besteht die Muskulatur zunächst aus quergestreiften Fasern, erst im unteren Drittel ist sie völlig durch glatte ersetzt. Die Schleimhaut zeigt ein dickes geschichtetes Plattenepithel mit langen fingerförmigen Papillen, mit kleinen Schleimdrüsen, die bis in die Submukosa sich ausbreiten, und einer Muscularis mucosae aus längsgerichteten Bündeln.

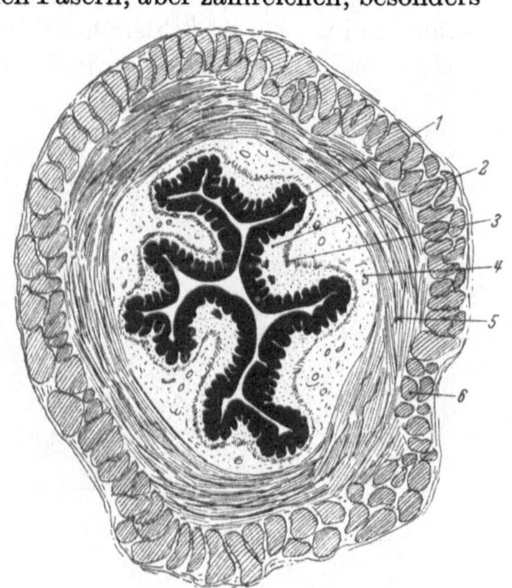

Abb. 143. Querschnitt der kontrahierten Speiseröhre. *1* Epithel, *2* Strat. proprium, *3* Muscularis mucosae *4* Submukosa, *5* Ring-, *6* Längsmuskeln.

Die Lichtung des Organs ist im leeren, kontrahierten Zustande sternförmig und wird nur beim Durchgleiten des Bissens erweitert.

Der *Magen* zeigt an der Außenseite den Überzug mit dem viszeralen Bauchfellblatt (Serosa), das von hier ab sich den Schichten der Darmwand zugesellt und nur streckenweise (Duodenum, Rückwand zweier Dickdarmabschnitte) fehlt. Die Schleimhaut ist durch Furchen in die Areolae gastricae gegliedert. Das Epithel ist ein hohes Zylinderepithel mit Schleimpfröpfen an der freien Oberfläche, das sich in die Magengrübchen (Foveolae gastricae) in etwas niederer Gestalt fortsetzt. In diese Grübchen münden die verzweigten schlauchförmigen Magendrüsen, die das Stratum proprium dicht erfüllen und in ihrem oberen Teil mehr gestreckt, im unteren geschlängelt verlaufen. Unterhalb eines

kurzen Halses mit indifferenten Zellen folgt der sezernierende
Teil mit dreierlei Zellen, im oberen Abschnitt mit den kleinen
Nebenzellen, im unteren Teil mit den großen basophilen Hauptzellen, wozu in beiden Abschnitten, besonders aber im oberen,
die großen azidophilen Belegzellen kommen. Von der Muscularis
mucosae gehen Muskelbündel zur Oberfläche; Noduli lymphatici
fehlen nicht. Diese Schleimhaut breitet sich im Fundus und
Korpus aus. Im *Pylorusabschnitt* besitzen die Drüsen nur eine

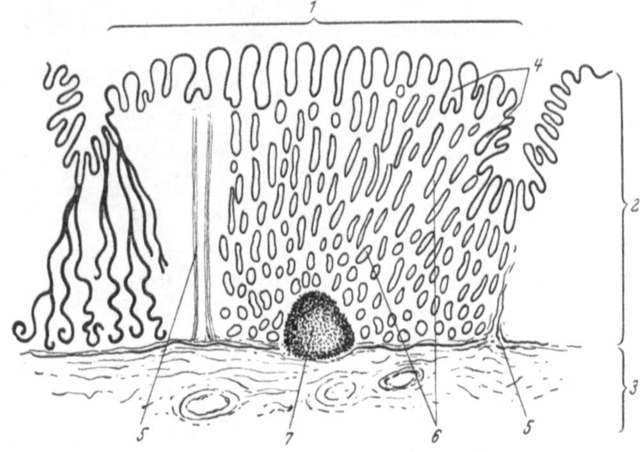

Abb. 144. Schema der Magenschleimhaut. *1* Areola gastrica, *2* Schleimhaut, *3* Submukosa,
4 Krypten, *5* Muskelzüge, *6* Drüsen, *7* Nodulus lymphaticus.

Art von Zellen, deren Epithel mit keiner der drei Zellarten der
Fundusdrüsen übereinstimmt. Die lymphatischen Organe sind im
Pylorusteil sehr reichlich und verdichten sich am Pylorus selbst
zu einer besonders starken Ansammlung lymphatischen Gewebes.
Die Muskulatur des Magens zeigt im oberen Teil noch eine innere
dritte Schicht, die Fibrae obliquae, im Pylorusabschnitt sind
Längs- und Ringschicht voll entwickelt.

An der *Kardia* grenzt die Speiseröhrenschleimhaut mit zackigem
Rand an die Magenschleimhaut, die Epithelarten stoßen ohne
Übergang aneinander; zuerst finden sich an Stelle der Fundus-
drüsen einige lange Schläuche ohne die kennzeichnenden Zellformen
(Kardiadrüsen). Am Pylorus grenzen ebenso unvermittelt Dünn-
darmschleimhaut und Magenschleimhaut aneinander; die beiden
Epithelformen lösen einander ohne Übergang ab.

Die Schleimhaut des *Dünndarms* zeichnet sich durch den Besitz der *Zotten* aus, die in etwas wechselnder Gestalt vom Pylorus bis

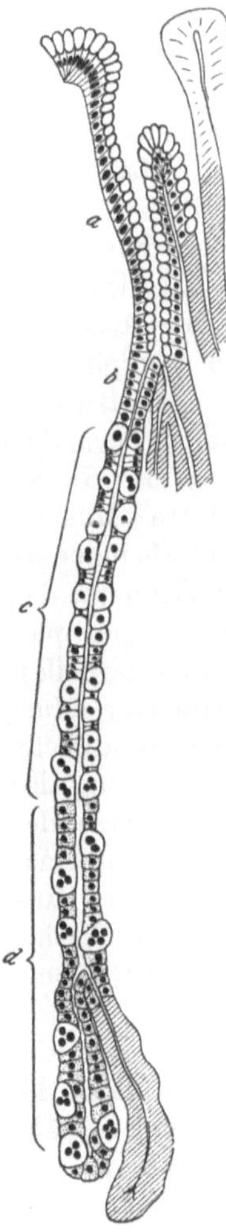

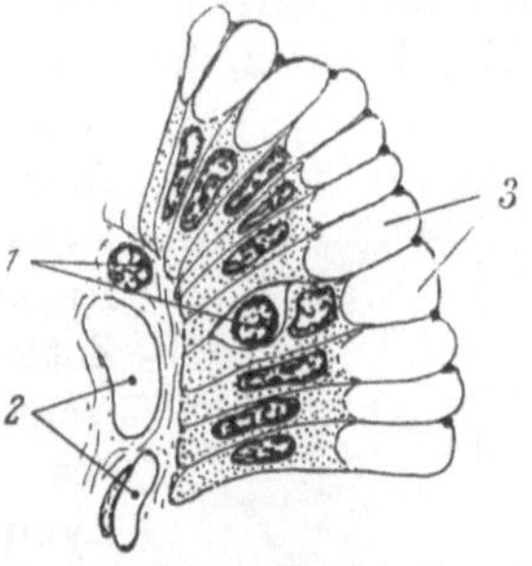

Abb. 140. Magenepithel. *1* Wanderzellen, *2* Gefäße, *3* Schleimpfröpfe.

zur Valvula coli reichen, im Duodenum und Jejunum auch die Ringfalten (Plicae circulares) bedecken, die im Ilium fehlen. Sie sind die

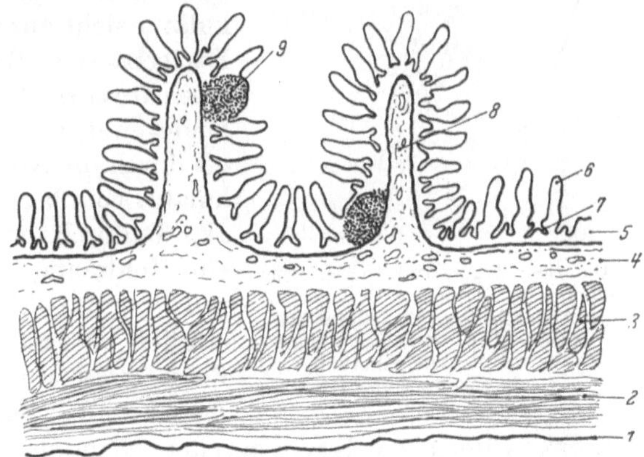

Abb. 145. Magenkrypte und -drüse. *a* Krypte, *b* Hals der Drüse, *c* Mittelstück aus Neben- und Belegzellen, *d* Grund aus Haupt- und Belegzellen.

Abb. 147. Dünndarm (Jejunum), Übersicht. *1* Serosa, *2* Längsmuskeln, *3* Ringmuskeln, *4* Submukosa, *5* Mukosa, *6* Zotte. *7* LIEBERKÜHNsche Krypte (Drüse), *8* KERCKRINGsche Ringfalte, der Strich zeigt in die Submukosa, *9* Nodulus lymphaticus.

eigentlichen Ernährungsorgane des Menschen. Das Dünndarmepithel ist schon S. 22 erwähnt, es ist ein einschichtiges Zylinderepithel mit Becherzellen und einem Kutikularsaum, der aus feinen Stäbchen und einer homogenen

Kittsubstanz besteht; die Stäbchen sind Plasmafortsätze der Epithelzellen. An den Becherzellen ist der Kutikularsaum unterbrochen. Das Epithel überzieht die Zotten und sitzt einer dünnen Schicht zarter kollagener Fasern auf. Das Innere enthält zu äußerst ein dichtes Kapillarnetz, das aus der Submukosa durch aufsteigende Arterien gespeist wird. Zwischen den Arterien und den weiter innen gelegenen Venen kommen arteriovenöse Anastomosen vor. In der Mitte der Zotte befindet sich ein Lymphgefäß (zentrales Chylusgefäß), ein Auswuchs des in der Schleimhaut liegenden Lymphgefäßnetzes. Rings um diesen Lymphraum liegen glatte Muskelzellen, die von der Muscularis mucosae aus aufsteigen. In dem Zellnetz, das den Rest der Zotten erfüllt, sieht man Wanderzellen (besonders eosinophile). Die Zotte mit kontrahierter Muskulatur sieht aus wie eine zylindrische Papierlaterne. Bei der Fixierung des lebensfrischen Darmes löst sich der bindegewebige Teil der Zotte (Stroma) oft durch die Kontraktion seiner Muskulatur vom bereits erstarrten Epithel ab. Dadurch entsteht unter diesem ein Hohlraum, der also ein Kunstprodukt ist. Die Noduli lymphatici erfüllen oft eine Zotte, die dann die Form eines stumpfen Kegels erhält. Zwischen den Zotten senken sich die

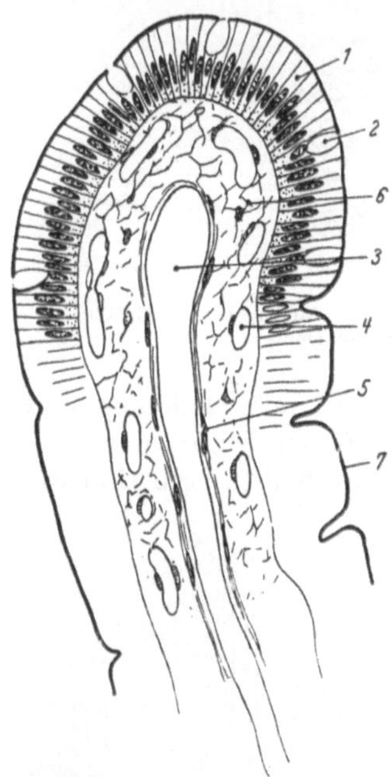

Abb. 148. Dünndarmzotte, Längsschnitt. *1* Epithel, *2* Becherzelle, *3* zentrales Chylusgefäß, *4* Blutgefäße, *5* Muskeln, *6* retikuläres Bindegewebe; Stratum proprium, *7* Kutikularsaum.

LIEBERKÜHNschen Krypten oder Glandulae intestinales in die Tiefe, kurze Schläuche, die anfangs das Oberflächenepithel, in der Tiefe Drüsenzellen mit acidophilen Sekretkörnchen tragen (PANETHsche Zellen). Außerdem kommen noch Zellen unbekannter Bedeutung vor, die in ihrem basalen Teil Körnchen enthalten (basalgekörnte Zellen).

Im oberen Teil der Krypten finden sich Mitosen; von hier aus wird das Epithel auch der Zotten erneuert. Ein gleiches gilt für die Magengrübchen und die Drüsen des Dickdarms. Im gesamten einschichtigen Epithel des Darmkanals ist also eine Flächenwanderung der Zellen vorhanden.

Die drei Abschnitte des Dünndarms (Duodenum, Jejunum, Ilium) sind im Feinbau nur wenig verschieden. Die *Zotten* haben im Duodenum die Form von Kegeln, im Jejunum die von Fingern, im Ilium sind sie zugespitzt. Im Duodenum finden sich die Duodenaldrüsen (BRUNNERsche Drüsen). Sie gleichen den Pylorusdrüsen des Magens und münden in die Darmkrypten. Abwärts vom

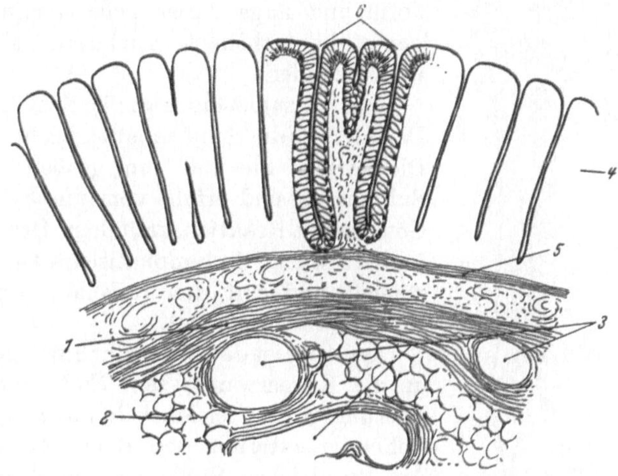

Abb. 149. Dickdarm. *1* Bindegewebe, *2* Fett, *3* Gefäße der Submukosa, *4* Mukosa, *5* Muscularis mucosae, *6* Drüsen.

Sphinkter pylori bilden sie Läppchen, die die Muskulatur durchbrechen und sich in der Submukosa ausbreiten. Epitheliales Gewebe in der Submukosa findet sich nur an dieser Stelle des Darmes. Im Ilium ist das lymphatische Gewebe angehäuft zu den Noduli aggregati (PEYERsche Haufen). Große Noduli erfüllen einzelne, dadurch aufgeblähte Zotten und erstrecken sich, die Muscularis mucosae durchbrechend, bis in die Submukosa.

Im *Dickdarm* finden sich keine Zotten. Diese fehlen schon an der Außenseite der Valvula coli, während sie an deren Innenseite noch vorhanden sind. Die Schleimhaut ist also glatt. Die Krypten oder Drüsen sind sehr lang und voller Schleimzellen, die auf den schmalen Leisten zwischen den Krypten fehlen. Hier besitzt das Epithel einen Saum feiner Härchen (Kutikularsaum); es sind dies Zellfortsätze, die der Resorption dienen. PANETHsche Zellen sind in den Krypten nicht vorhanden; nur im Wurmfortsatz kommen sie gelegentlich vor. Die Noduli lymphatici reichen vielfach in die Submukosahinein. Die Muskulatur zeigt eine Verdickung der Längsmuskeln zu Streifen (Tänien), zwischen denen die Muskulatur dünn ist. Die Darmwand wölbt sich buckelartig nach außen vor (Haustra), die Falten dazwischen sind die Plicae semilunares. Form und Lage dieser Teile wechselt, am leeren kontrahierten Dickdarm sind sie verschwunden.

Der *Wurmfortsatz* zeigt alle Schichten der Darmwand, die Schleimhaut gleicht der des Dickdarms. Sie und zum großen Teil die Submukosa sind erfüllt von lymphatischem Gewebe mit Reaktionsknötchen. Der Wurmfortsatz kann als lymphatisches Organ angesehen und mit den Tonsillen verglichen werden (Darmtonsille).

Am *Anus* ist das Darmrohr hineingesteckt in die Körperwand; sein Ende wird von zwei quergestreiften Muskeln umgriffen, dem Sphincter externus und dem Levator ani. An der gleichen Stelle verdichtet sich die glatte Ringmuskelschicht zum Sphincter internus. Durch diesen breiten Muskelring wird der Darmausgang abgeschlossen. Ihm entspricht innen eine besondere Entwicklung der Schleimhaut mit einem Plattenepithel, wie es der Druck der Wände aufeinander erfordert (vgl. Stimmritze und Abschluß des Nasenrachenraums). Diese Strecke ist die Analschleimhaut; das Epithel zeigt Pigmentkörnchen in der Keimschicht, Drüsen fehlen an dieser Strecke. Aufwärts setzt sich diese eigentliche Analregion in scharfer, gezackter Grenze gegen die Schleimhaut des Colon rectum ab. Hier liegt eine Reihe von Längsfalten, Columnae rectales (MORGAGNI), und dazwischen Gruben, Sinus rectales, in die bei vielen Individuen lange Schläuche (MORGAGNIsche Schläuche) einmünden. Diese sind von Platten-

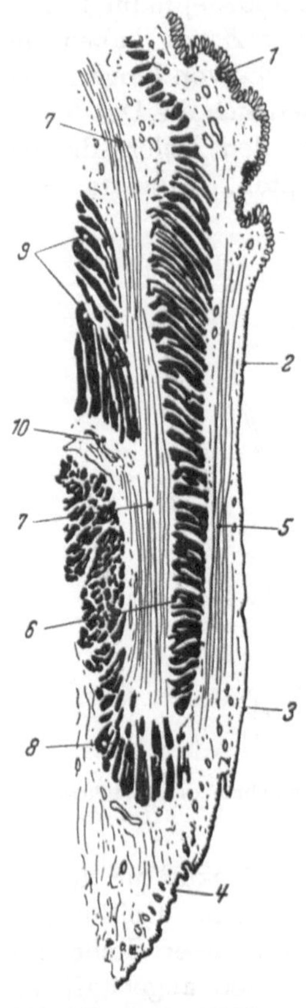

Abb. 150. Anus. *1* Rektumschleimhaut, *2* Analschleimhaut, *3* Übergang in die Haut, *4* Haut, *5* glatte Längsmuskeln (Fortsetzung der Musc. mucosae), *6* Sphincter internus (glatter Ringmuskel des Darmes), *7* glatter Längsmuskel des Darmes, *8* Sphincter externus (quergestreift), *9* Levator ani, *10* Faszie.

epithel ausgekleidet mit Seitenästen, die Zylinderepithel tragen. Die Schläuche liegen unter der Analschleimhaut, münden also nach aufwärts. In und unter der Dickdarmschleimhaut vor dem Epithelwechsel liegt die letzte große Anhäufung lymphatischen Gewebes im Darm.

Nach außen geht die Analschleimhaut ohne scharfe Grenze in die Haut des Analtrichters über. Unter dieser Analschleimhaut liegt im Bereich der Columnae rectales eine Schicht längsgerichteter glatter Muskulatur und ein Venenplexus, der aus von Endothel ausgekleideten Spalten besteht. Das ganze Gewebe gleicht im wesentlichen einem Schwellgewebe (s. S. 156).

Die Bauchspeicheldrüse und die Leber.

Die *Bauchspeicheldrüse* (Pankreas) ist eine aus Lappen und Läppchen aufgebaute seröse Drüse. Die Ausführungsgänge besitzen eine dicke Wand aus Bindegewebe, ohne Muskulatur und mit kleinen tubulösen Seitensprossen, die innerhalb der Bindegewebshülle liegen. Sie treten auf eine kurze Strecke in die Läppchen ein und verzweigen sich zu langen dünnen Schaltstücken, an denen dicht gedrängt die beerenförmigen Endstücke sitzen. Diese umgreifen den Gang von allen Seiten; sein Ende ist in ein großes Endstück gleichsam hineingespießt, so daß auf dem Querschnitt das Bild von im Innern der Endstücke liegenden Zellen zustande kommt, die als „zentroazinäre" Zellen bezeichnet werden.

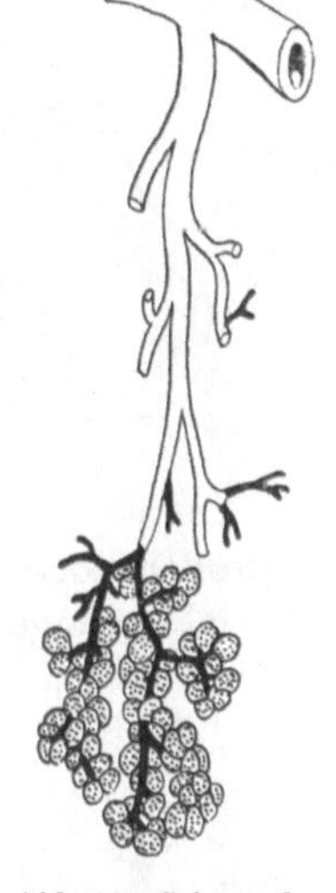

Abb. 151. Schema des Gangsystems des Pankreas. Hell: Ausführungsgang, schwarz: Schaltstücke, punktiert: sekretorische Endstücke.

Außer den exokrinen Anteilen besitzt die Drüse die endokrinen LANGERHANS*schen Inseln.* Es handelt sich um Zellstränge und -haufen, die von Kapillaren umgeben und durchzogen werden. Sie liegen zum Teil isoliert im Bindegewebe der Septen, zum Teil in den Läppchen.

Die *Leber* ist durch die Absonderung der Galle eine exokrine Drüse, zeigt aber in ihrem Bau den einer endokrinen Drüse, was ihrer Rolle im Stoffwechsel mit dem vielfältigen Stoffaustausch zwischen Blut und Leberzellen entspricht.

Das unter der Kapsel befindliche Leberparenchym hängt durch das ganze große Organ einheitlich zusammen. Vom Hilus aus dringt mit der Pfortader ein System von Bindegewebe ein, das also ein baumförmig verzweigtes Gebilde ist, trotzdem GLISSON*sche* *Kapsel* genannt wird. Die größeren Äste dieser „Kapsel" enthalten

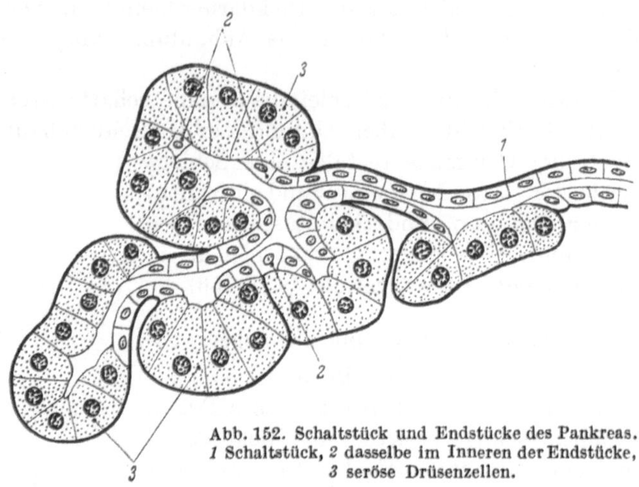

Abb. 152. Schaltstück und Endstücke des Pankreas. *1* Schaltstück, *2* dasselbe im Inneren der Endstücke, *3* seröse Drüsenzellen.

in großen lockeren Bindegewebsräumen die Äste der Pfortader, der Gallengänge und der Leberarterie, daneben zahlreiche graue Nerven, kleine Ganglien und Noduli lymphatici, am Hilus selbst liegen Lymphknoten. Das abführende Gefäßsystem, die Äste der Lebervenen, sind ohne besonderes Begleitgewebe unmittelbar in das Leberparenchym eingelagert. Dadurch klaffen sie stets, was für die Entblutung des Organs durch den negativen Druck im Thorax von Bedeutung ist.

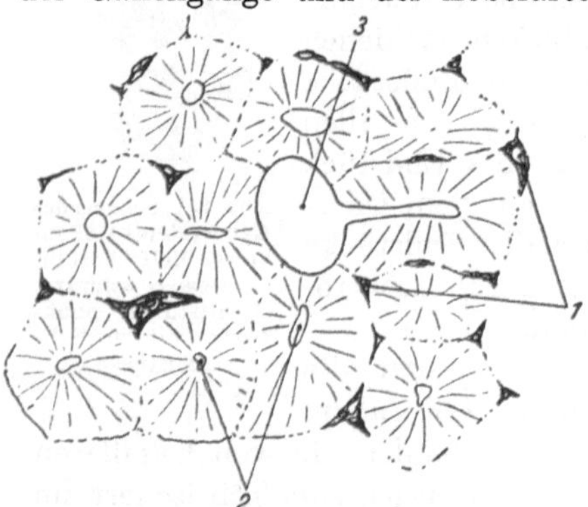

Abb. 153. Läppchenbau der Leber. *1* GLISSON*sche* Kapsel mit Pfortaderästen, *2* Zentralvenen, *3* Sammelvene mit einmündender Zentralvene.

Das *Leberparenchym* ist gegliedert in die *Leberläppchen*, bienenkorbähnlich gestaltete Gebilde, mit vieleckigem Querschnitt. Sie sind nicht voneinander getrennt, sondern hängen an den Flächen zusammen. In der Mitte liegt der kleinste Zufluß der Lebervene, die Vena centralis. Rund um diese herum breiten sich in radiärer Anordnung, wie

die Blätter eines aufgestellten Buches, die Leberzellplatten und
-balken aus, die miteinander anastomosieren und ein zusammenhängendes Fachwerk bilden. An der Grenze der Läppchen liegen
sie tangential. Die Hohlräume zwischen den Platten und Balken
werden von den *kapillaren Sinusoiden* eingenommen. Zwischen

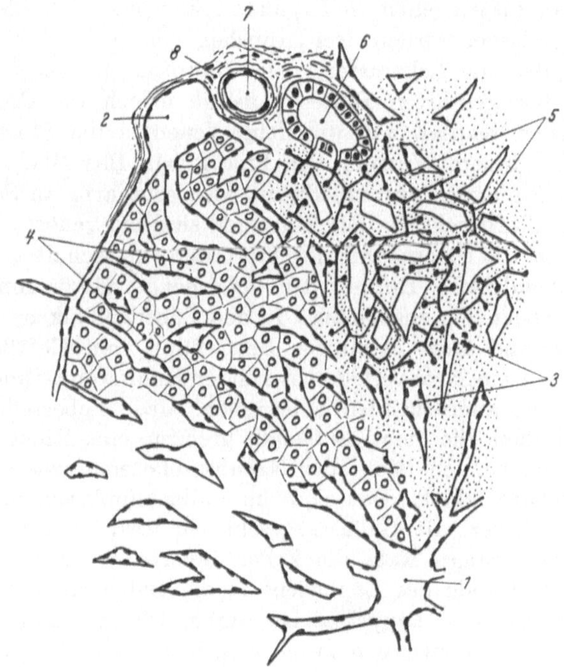

Abb. 154. Schema des Leberläppchens (Sektor). *1* Vena centralis, *2* Vena interlobularis,
3 kapillare Sinusoide, *4* Zellbalken (Parenchym), *5* Zellbälkchen mit eingezeichnetem Netz
der Gallenkapillaren, *6* Gallengang, *7* Arteria interlobularis,
8 Bindegewebe der GLISSONschen Kapsel.

dem Blut in diesen und den Leberzellen befindet sich nur das
Endothel, auch kein Spaltraum, alles genau wie bei den endokrinen
Drüsen. Die Endothelzellen können kolloidale Stoffe speichern;
sie heben sich dann heraus und können sich loslösen. Solche
Zellen heißen KUPFFERsche Sternzellen. Die Leberzellen selbst
sind große, häufig zweikernige Zellen; ihr Zytoplasma enthält
Pigment, meist auch gespeichertes Fett und Glykogen.

Die *Zentralvenen* vereinigen sich zu kleineren Lebervenen;
die Läppchen sitzen also rings um solche Venen herum, mit

ihren Zentralvenen in der Mitte, gleichsam wie auf Dornen auf-
gespießt. Solche kleinen Venen heißen Sammelvenen.

An den Ecken der polygonalen Läppchen liegen die *Äste
der Pfortader* (Vena interlobularis) zusammen mit *Gallengängen* und
den letzten Ästen der *Arteria hepatica* (Arteria interlobularis). Von
den Pfortaderästen gehen die kapillaren Sinusoide nach allen Seiten
aus; in der Regel werden drei Läppchen von einem Ast versorgt.
Ebenso endet die Leberarterie; die Hauptmenge des von dieser
in die Leber geführten Blutes versorgt jedoch die Organe der
GLISSONschen Kapsel, von wo kleine Venen in die Pfortaderäste
fließen (sog. innere Wurzeln der Pfortader). Das Blut, das die
kapillaren Sinusoide durchfließt, ist also sehr arm an Sauerstoff
(anaerober Stoffwechsel). Die Sinusoide sind ein venöses Wundernetz, das in die Strombahn der Pfortader eingeschaltet ist.

Das zylindrische Epithel der *Gallengänge* hängt unmittelbar
mit den Leberzellen zusammen. In den Leberzellbalken, zwischen
den Zellen und stets in einiger Entfernung vom Gefäßendothel
befindet sich ein Netzwerk feiner runder Hohlräume ohne andere
Wand als die angrenzenden Leberzellen. Jede Leberzelle besitzt
an den Flächen, die nicht an Gefäße grenzen, eine Rinne, die mit
einer entsprechenden Rinne der Nachbarzelle eine zwischenzellige
Sekretkapillare bildet. Das sind die Gallenkapillaren, in die das
Sekret der Leber, die Galle, abgeschieden wird. Sie umspannen
so als engmaschiges Netz die Zellen innerhalb der Balken und
münden am Rande des Läppchens in die Gallengänge.

Die *Grenze der Läppchen* ist durch Pfortaderäste gekennzeichnet, die sich zwischen zwei Läppchen ausbreiten und nach
beiden Seiten Verbindung mit den kapillaren Sinusoiden haben; dies
ist die PFUHLsche Gefäßscheide der Läppchen. Bindegewebe, wie
bei einigen Tieren (Schwein), findet sich beim Menschen außerhalb
der Umgebung der interlobularen Gefäße nicht. Die Läppchen und
die Sinusoide hängen durch die ganze Leber zusammen. Die Anordnung des Gewebes in Läppchen wird schon durch die Verteilung
der Gefäße deutlich; auf ein Läppchen mit einer Vena centralis
kommen 5—7 Pfortaderäste, deren jeder drei Läppchen versorgt.

Die *Gallenwege* beginnen in der GLISSONschen Kapsel mit Gängen,
die außer dem Zylinderepithel nur eine dünne bindegewebige Wand
haben. Im Hilus kommt glatte Muskulatur hinzu, die auch an
der *Gallenblase* in dünner Schicht vorhanden ist. An dieser und
den großen Gallengängen kann man so eine Schleimhaut von einer

Muskulatur unterscheiden. Die zahlreichen Falten der Gallenblase enthalten keine Muskelzellen. Drüsen sind nicht vorhanden; das Zylinderepithel soll selbst sekretorisch tätig sein. In den großen Gallengängen kommen dagegen Schleimdrüsen vor.

7. Atmungsorgane.
Die Luftwege.

An den Atmungsorganen müssen die *Luftwege* von den eigentlichen *atmenden Teilen* unterschieden werden, den Stellen, an denen

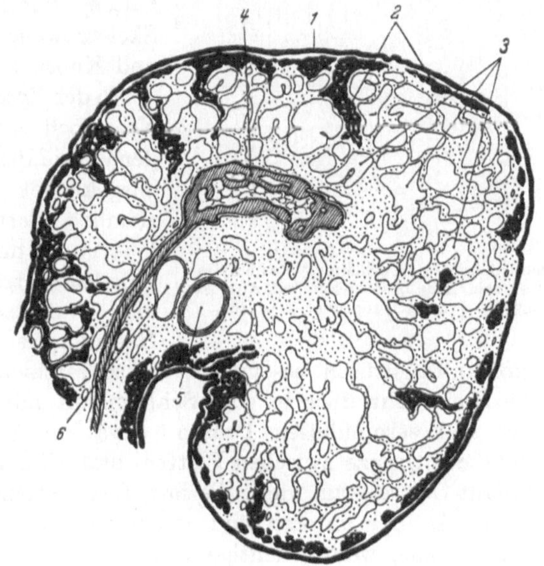

Abb. 155. Nasenmuschel. *1* Epithel, *2* Drüsen, *3* Bluträume des Schwellkörpers, *4* Knochen, *5* Arterie, *6* Vene.

der Austausch der Gase zwischen Atemluft und Blut vor sich geht. Dies letztere sind die Alveolargänge mit den Alveolen der Lunge; die ganzen übrigen lufterfüllten Teile, auch innerhalb der Lunge, sind Luftwege, und der Feinbau richtet sich nach diesen Aufgaben. Die Wege zeigen in wesentlichen Stücken den gleichen Aufbau. Wo der Weg nur als Luft- und nicht gleichzeitig als Speiseweg dient, wo ferner eine Berührung seiner Wände untereinander nicht statthat, finden wir das sog. *respiratorische Epithel*, ein flimmerndes Zylinderepithel, bis tief in die Lunge hinein mehrreihig, erst in den letzten Strecken einreihig und kubisch. Das

9*

Feld der Flimmerhaare ist bedeckt von einer Schleimschicht, die
durch die Flimmerbewegung gegen den Eingang des Weges hin
befördert wird. Der Schleim wird geliefert von Becherzellen, die
zwischen den Flimmerzellen stehen, und von Drüsen. Es sind verhältnismäßig kleine seromuköse Drüsen, mit Halbmonden seröser
Zellen an den Enden der Schläuche, hier und da auch mit größeren
rein serösen Abschnitten, wie in der Nase. Sie entfernen sich nur
selten weit von der Schleimhautoberfläche. Der Luftweg wird
gestützt und offen ge-
halten durch starres
Skeletgewebe, Knochen
und Knorpel.

In der *Nase* führt das
Nasenloch zunächst in
den Vorhof, der mit Haut
ausgekleidet ist und
ziemlich derbe Haare
(Vibrissae) mit großen
Talgdrüsen trägt. Auch
die Außenseite des
Nasenflügels ist mit

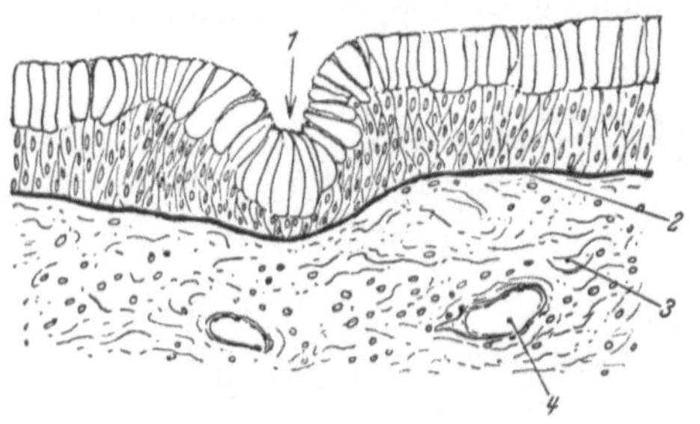

Abb. 156. Nasenschleimhaut. *1* Schleimkrypte im Zylinderflimmerepithel, zahlreiche Becherzellen, vgl. Abb. 26,
2 Basalmembran, 3 Strat. proprium, 4 Gefäß.

besonders großen Talgdrüsen besetzt, die zu sehr feinen Härchen
gehören. Die Haut geht über in eine Schleimhaut mit weichem
Plattenepithel und seromukösen Drüsen; etwa am Anfang des
Knochens liegt die Grenze zwischen Platten- und Flimmerepithel.
Die Schleimhaut ist überall dem Periost fest verbunden und
unverschieblich. An der unteren und mittleren Muschel enthält
sie ein Schwellgewebe, weite buchtige Venenräume, die über ein
Kapillarnetz, das unter dem Epithel liegt, mit Blut gespeist werden.
Sie besitzen Muskeln, bei deren Erschlaffung sie sich füllen. Die
Drüsen reichen weit zwischen diese Bluträume hinein; als Be-
sonderheit kommen in der Nase kleine Schleimkrypten vor.

Der *Nasenrachenraum* trägt dieselbe Schleimhaut wie die
Nase; die zahlreichen Anhäufungen lymphatischen Gewebes sind
S. 115 erwähnt.

Der *Kehlkopf* wird durch ein Skelet von Hyalinknorpel gestützt,
der beim Erwachsenen (beim Mann weit früher als bei der Frau)
Knochenherde enthält, schließlich weitgehend verknöchern kann.
Die Epiglottis besteht aus elastischem Knorpel mit zahlreichen
Löchern, in denen meist Drüsen stecken. Die Schleimhaut des

Kehlkopfes trägt das respiratorische Epithel; an den Taschenfalten gibt es Lymphknötchen. Die *Stimmlippen* tragen an den Verschlußflächen der Glottis Plattenepithel. Das Stimmband ist die obere verdickte Kante einer kräftigen elastischen Membran, des Conus elasticus, die von dem oberen Rande des Ringknorpels ausgeht und mit der elastischen Haut der Luftröhre zusammenhängt. In dieses Stimmband ragt von hinten der Processus vocalis des

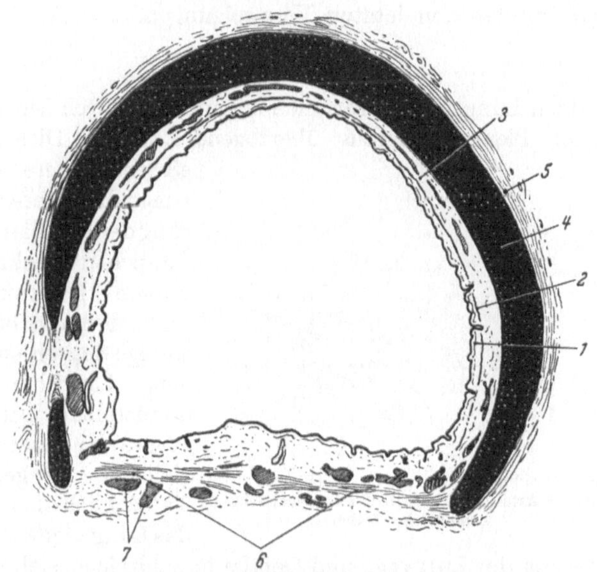

Abb. 157. Querschnitt der Luftröhre. *1* Schleimhaut, *2* elastische Haut, *3* Submukosa mit Drüsen, *4* Knorpel, *5* äußere Hülle (Fibroelastica externa), *6* glatte Muskulatur, *7* Drüsen.

Stellknorpels hinein, der wie die Spitze des Stellknorpels aus elastischem Knorpel besteht.

In der *Luftröhre* werden die hufeisenförmigen Knorpelspangen hinten durch einen glatten Muskel geschlossen. Zwischen den Knorpelspangen befindet sich derbes Bindegewebe; die Elastica interna liegt unter der Schleimhaut und hängt am Ringknorpel mit dem Conus elasticus zusammen, auch außen liegt elastisches Gewebe (Elastica externa). Die Drüsen sind hinten besonders reich entwickelt und durchbohren den Muskel.

An den großen und kleinen *Bronchen* sind die Knorpelstücke unregelmäßig gestaltet; an den großen Bronchen sind sie hyalin, an den kleinen werden sie mehr und mehr elastisch. Bündel glatter Muskulatur in der Schleimhaut kommen hinzu, die eine eigene Schicht bilden. Epithel und Drüsen bleiben dieselben.

Als *Bronchuli* werden die letzten Abschnitte des Gangsystems bezeichnet, die keinen Knorpel mehr in ihrer Wand führen und durch ihre Einspannung in das elastische Gewebe der Lunge offen gehalten werden. Sie besitzen spiralige Muskelzüge, das Epithel ist einreihig, Drüsen sind nicht vorhanden, die Becherzellen verschwinden erst bei den letzten Verzweigungen.

Die Lunge.

Die beiden Lungenflügel zerfallen bekanntlich durch Einschnitte in von der Pleura visceralis überzogene Lappen. Dies ist die einzige äußere Gliederung; die innere Gliederung der Feinbauteile zu Läppchen steckt unter diesem Pleuraüberzug und ist durch bindegewebige Septen zwischen den Läppchen nur unmittelbar unter der Pleura, im Innern kaum sichtbar angedeutet. Tatsächlich aber zerfällt das Lungengewebe nach

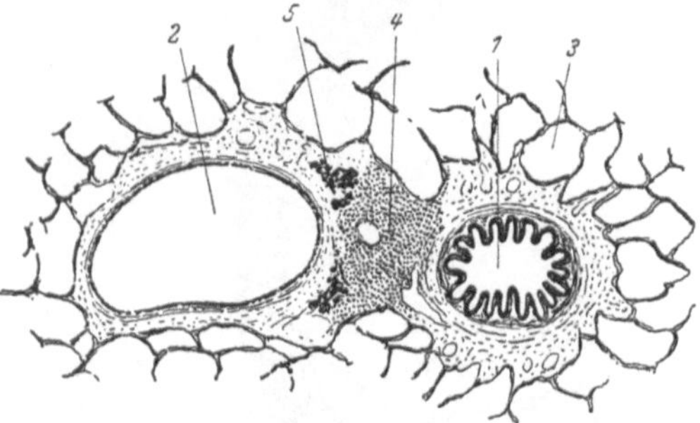

Abb. 158. Bronchulus und Arteria pulmonalis.
1 Bronchulus, *2* Arterie, *3* Alveole, *4* lymphatisches Gewebe, *5* kohlehaltige Zellen.

der Gliederung der Luftwege und Gefäße in zahlreiche, sich wiederholende größere Bauteile, die *Lobuli*, diese wieder in kleinere, die *Azini*. Ein Lobulus ist das, was zu einem letzten Bronchus gehört, ein Azinus, was zu einem letzten Bronchulus gehört. Dieser *Bronchulus terminalis* teilt sich beim Menschen regelmäßig in zwei weite Gänge, deren Wand nur am Anfang Flimmerepithel, weiter in der Tiefe flimmerloses kubisches Epithel führt. Auch dieses nimmt nur Teile der Wand ein; dazwischen weitet sich der Gang zu Alveolen aus, daher *Bronchulus alveolaris (respiratorius)*.

Die *Alveolen* sind halbkugelförmige Gebilde, die eigentlichen Stätten der Atmung. Diese Alveolen sind seitliche Ausbuchtungen oder Nischen großer Säcke, der *Alveolargänge (Ductus alveolares)*, deren etwa 10 in jeden Bronchulus respiratorius münden. Zu jedem Azinus gehören also etwa 20 Alveolargänge, jeder mit zahlreichen Alveolen. So ist die ganze Lunge erfüllt von diesen weiten gekammerten Gängen. Ein Schnitt durch ein Stück Lunge zeigt

Gänge und Alveolen nach allen Richtungen getroffen, auch abgetrennte Alveolen, so daß die Fläche des Präparates mit zahlreichen, dünnen, weit voneinander getrennten unregelmäßigen Gewebestrichen durchzogen erscheint, zwischen denen die größeren Gefäße und die Luftwege nur spärlich sichtbar sind. *Dies ist das Bild des Lungengewebes.*

Die Alveole ist also eine Seitenkammer des Alveolarganges, der die mittlere Verbindung zwischen den dazugehörigen Alveolen darstellt. Die Wand der Alveole besteht aus einem Korb elastischer Netze, die sich am Alveoleneingang zu einem Ring verstärken; das ganze elastische Gewebe der Lunge hängt untereinander zusammen und wird bei der Atmung einheitlich gedehnt und zieht sich ebenso wieder zusammen. Zwischen den elastischen Fasern finden sich sehr spärliche kollagene Bündel und Bindegewebszellen, Fibrozyten und Histiozyten und das Netz der Kapillaren, das den mengen-

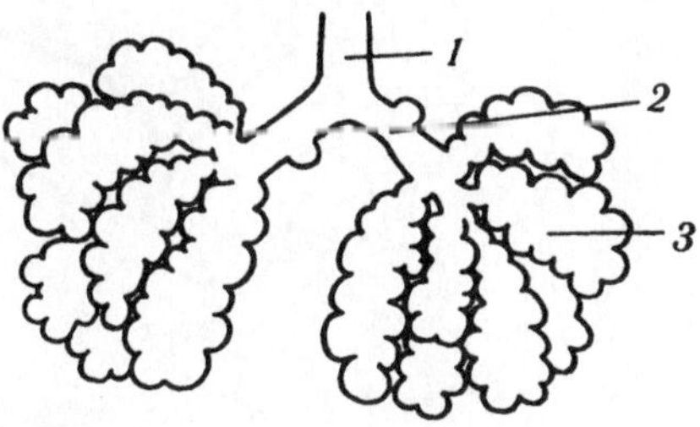

Abb. 159. Schema des Azinus. *1* Bronchulus terminalis, *2* Bronchulus respiratorius (alveolaris), *3* Ductus alveolaris. K.

mäßigen Hauptteil der Wand bildet. Jede Alveolarwand grenzt an zwei Alveolen und ist an beiden Seiten von einem besonderen Lungenepithel bedeckt. Dieses besteht aus großen, sehr dünnen kernlosen Platten und kleineren dickeren kernhaltigen Zellen (Nischenzellen). Zwischen dem Blut und der Alveolarluft befindet sich also das Gefäßendothel und das Lungenepithel, zwei sehr dünne Protoplasmaschichten, die den Gasaustausch vollziehen und kontrollieren. Benachbarte Alveolen können durch Alveolarporen verbunden sein.

Die *Gefäße* treten als Lungenarterien mit dem Bronchus ein, verzweigen sich mit diesem, treten mit dem kleinsten Bronchus in die Mitte des Läppchens und mit dem Bronchulus terminalis in die Mitte des Azinus hinein. In der Wand der Alveolen wird dann im Azinus ein ungemein dichtes und verhältnismäßig weites Kapillarnetz gebildet. Aus diesem führen kleine Venen meist vom Boden der Alveolen das Blut fort und sammeln sich zwischen den Azini, so deren Trennungslinien andeutend. In den Interlobularsepten, die auch meist nur sehr wenig Bindegewebe führen, treten die Venen zu größeren Stämmen zusammen, die sich erst in der Gegend des Hilus als große Lungenvenen mit Bronchen und Lungenarterien vereinigen.

Neben den Gefäßen des Lungenkreislaufs sind noch die des Bronchialkreislaufs vorhanden. Die letzteren haben den Bau gewöhnlicher Körpergefäße, von denen sich die Lungengefäße unterscheiden. Alle Äste der Arteria pulmonalis ähneln dem Typ der elastischen Gefäße ohne deutliche Schichtung der Wand,

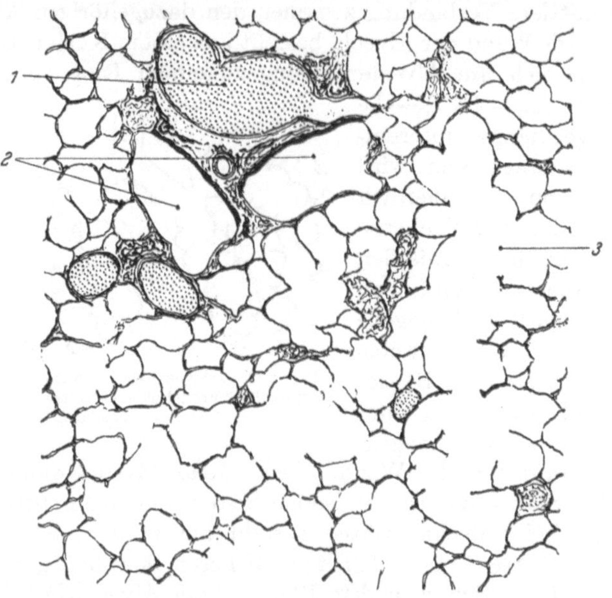

Abb. 160. Lungengewebe. *1* Arterie, *2* Bronchuli respiratorii (s. Abb. 159), *3* Ductus alveolaris.

die kleineren haben keine zusammenhängende Muskelschicht, den kleinsten sollen Muskeln ganz fehlen. Auch die Lungenvenen sind sehr dünnwandig und haben keine Klappen. Muskeln finden sich erst an den großen Ästen. Die Unterscheidung von Arterien und Venen des Lungenkreislaufs im Lungengewebe kann sehr schwierig sein. Das elastische Gerüst aller Gefäße hängt mit dem des eigentlichen Lungengewebes zusammen.

Vom lymphatischen System der Lunge sind feine Lymphstämme neben den Arterien und Bronchuli sichtbar. Anhäufungen von lymphatischem Gewebe finden sich verstreut längs der Luftwege. Im Hilus kommen Lymphknoten hinzu, die weit in die Lunge hineinreichen können.

Staubzellen sind in die Alveolen eingewanderte Histiozyten (Makrophagen), die den bis in diese Teile eingeschleppten Staub (Kohleteilchen von kolloidaler Größenordnung und anderes) von der Alveolarwand abweiden. Sie werden zum Teil mit vielen ihresgleichen zusammen an den Eingängen der Alveolargänge zu zylindrischen Gebilden zusammengeballt und geraten dann in das Gebiet des Flimmerschlages und nach außen. Andere wandern wieder ins Gewebe zurück und

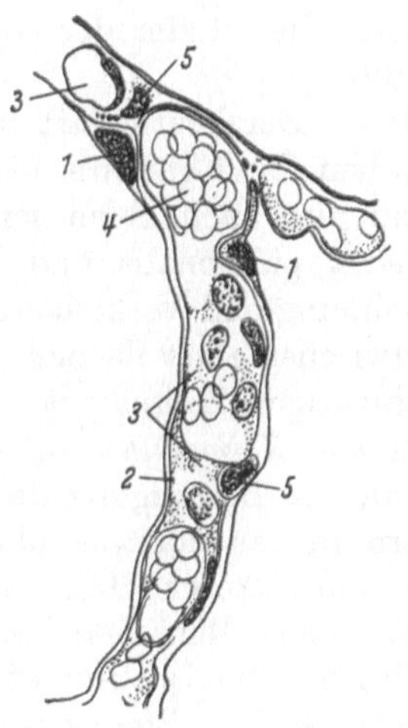

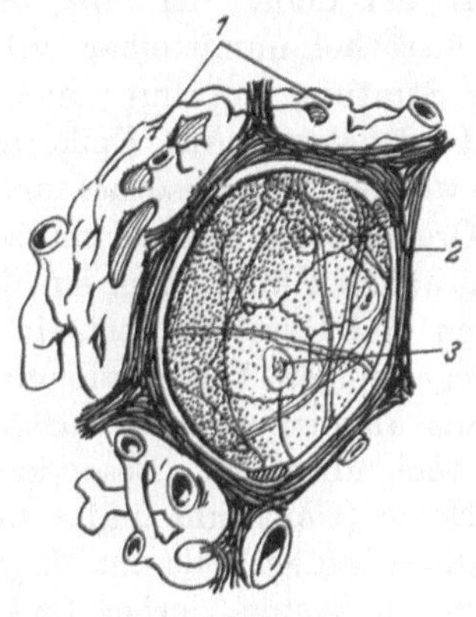

Abb. 161. Wand der Alveole.
1 Alveolarepithel (Nischenzelle), *2* Alveolarepithel (Platte), *3* Kapillare, *4* Blutkörperchen, *5* Bindegewebszelle.

Abb. 162. Einblick in eine Alveole, Zellgrenzen.
1 Kapillare, *2* elastischer Ring, die elastischen Faserkörbe am Boden, durch *3* das Epithel durchschimmernd, der Strich zeigt eine Nischenzelle, daneben Platten.

werden mit dem Lymphstrom abgeführt. Sie geraten zuerst in die Lymphknoten, verlassen hier die Lymphbahn und werden von den Retikulumzellen gefressen. So kommt die Kohle vorerst zur Ruhe. Ein anderer Teil der Kohle wird schon in ortsfesten Bindegewebszellen der Interlobularsepten, vorzüglich dicht unter der Pleura oder längs des Bronchialbaumes abgelagert. Dadurch erhält das Lungengewebe seine graue oder schwarze Farbe.

8. Die serösen Häute.

Die serösen Häute sind die Auskleidungen der Teile der *Leibeshöhle*, der Pleurahöhlen, des Herzbeutels und der Bauchhöhle, wozu noch beim Manne die der beiden Höhlen im Skrotum kommen, die die Hoden mit dem Nebenhoden enthalten. An der serösen Haut unterscheidet man das viszerale und das parietale Blatt.

Beide Blätter sind im allgemeinen gleich gebaut. Es handelt sich um eine Bindegewebsmembran (Stratum proprium), die mit der Unterlage, Fascia transversalis der Bauchhöhle, Fascia endothoracica der Brusthöhle, die die innere Begrenzung des Bewegungsapparates gegen den Eingeweideraum ist, nur geringe Verbindung hat. Die eigentliche Innenfläche bildet das *Mesothel*, das der serösen Haut das spiegelnd glatte Aussehen verleiht. Es ist eine einschichtige, ganz platte Zellschicht; die Ränder der Zellen greifen mit Zacken ineinander (Silberbild).

An der Leber, der Milz, dem parietalen Herzbeutelblatt liegt das Mesothel unmittelbar auf einer derben Bindegewebsschicht, ohne Stratum proprium; hier kann man also auch keine seröse Haut abziehen. Am Epikard, der Pleura pulmonalis und der Milz wechselt das Mesothel mit der Ausdehnung und Verkleinerung des Organs seine Gestalt und schwankt zwischen einer flachen und einer höheren kubischen, ein- bis zweischichtigen Zellschicht. Am Hoden und Ovarium liegt ein kubisches sog. *Keimepithel* auf der bindegewebigen Tunica albuginea, das an der Befestigung dieses Organs an den serösen Aufhängebändern in das normale platte Mesothel übergeht. Besondere Organe aus seröser Haut sind die Netze (Omentum majus und minus). Beim Menschen haben nur diese beiden Teile am Magen diese Beschaffenheit. Blutgefäße bilden ein System derber Balken mit begleitendem Bindegewebe. Zwischen dieses spannen sich feinere und feinste Bälkchen aus kollagenen Bündeln aus (sog. areoläres Bindegewebe; der Name ist ganz überflüssig). Das Mesothel bekleidet dieses zarte Netzwerk zum Teil vollständig, indem es sich von beiden Seiten aus über die Lücken hinüberspannt; an den meisten Stellen legt es sich nur um die Bindegewebsbündel herum, so daß zwischen diesen Löcher und somit ein wirkliches *Netz* zustande kommt.

An den feineren Bälkchen fehlen andere Zellen, so daß die kollagenen Fasern hier das Produkt des Mesothels sind. Die Gefäßbalken zeigen alle Zellformen des Bindegewebes, Fibrozyten, Histiozyten, Mastzellen, Plasmazellen, die man hier besonders gut studieren kann.

In fast allen Fällen findet sich vor allem im Omentum majus Fett. Es begleitet die Gefäße in Form von Reihen und Haufen oder bildet kleinere und größere Läppchen; bei fettleibigen Personen kann das ganze Netz in eine dicke Fettplatte mit nur wenig typischem Netzgewebe verwandelt sein.

Milchflecken sind kleine Anhäufungen von Lymphozyten und Histiozyten. Sie verwandeln sich in Fettläppchen; bei der Abmagerung entstehen z. T. wieder solche Lymphozytenhaufen.

9. Organe mit innerer Sekretion.

Beim Drüsengewebe haben wir den typischen Bau endokriner Drüsen ohne Ausführungsgang besprochen (S. 28). Dieser Bau ist allerdings nur bei einem Teil dieser Organe verwirklicht, und bei einer gleichzeitig exokrinen Drüse, der Leber, hatten wir den gleichen Bau vorgefunden, der den besonders lebhaften Austausch zwischen Blut und Drüsenzellen ermöglicht. Wir besprechen die einzelnen Organe nacheinander.

Die *Zirbeldrüse* (Epiphyse, Corpus pineale) steht mit dem Dach des 3. Ventrikels in Verbindung. Sie wird von bindegewebigen Balken und Platten durchsetzt, in denen auch die Blutgefäße verlaufen. Das dazwischen liegende Parenchym zeigt als besondere Zellform die Pinealzellen, große, polygonale Zellen mit reich verzweigten Fortsätzen; sie sind in Gliagewebe eingelagert. Beim Erwachsenen kommen in der Epiphyse Kalkkonkremente, der Hirnsand (Acervulus cerebri), vor.

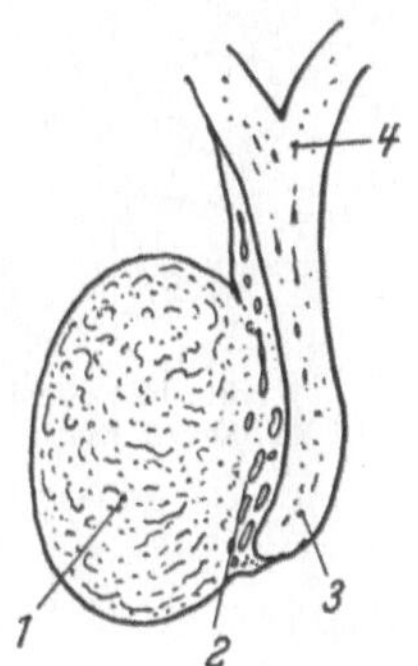

Abb. 163. Hypophyse. *1* Vorderlappen, *2* Pars intermedia, *3* Hinterlappen, *4* Infundibulum.

Der *Hirnanhang* (Hypophyse) besteht aus zwei Organen, die auch entwicklungsgeschichtlich verschiedener Herkunft sind. Der vordere Lappen (Adenohypophyse) entwickelt sich aus dem ektodermalen Mundhöhlendach, der hintere Lappen (Neurohypophyse) aus dem Boden des 3. Ventrikels, dem Infundibulum, mit dem er zeitlebens in Zusammenhang bleibt.

Der von einer bindegewebigen Kapsel umgebene *Vorderlappen* hat den typischen Bau einer endokrinen Drüse; er stellt eine durch ein dichtes Kapillarnetz kanalisierte Epithelmasse dar. Die einzelnen Epithelstränge sind mehr rundlich und besitzen mit Kolloid gefüllte kleine Hohlräume. Sie bestehen aus mehreren Zellarten, den kleineren und zahlreicheren *Hauptzellen* (γ-Zellen) und den größeren *Nebenzellen*, deren es zwei Arten gibt, *basophile* (β-Zellen) in kleinerer, *azidophile* (α-Zellen) in größerer Anzahl. Außerdem werden noch die ϑ- und ε-Zellen unterschieden. Der hintere Teil des Vorderlappens wird als Pars intermedia be-

zeichnet. Während im eigentlichen Vorderlappen von der Kapsel
aus nur wenige Bindegewebsfasern in die oberflächlichen Teile des
Parenchyms ziehen, findet sich hier reichliches Bindegewebe und

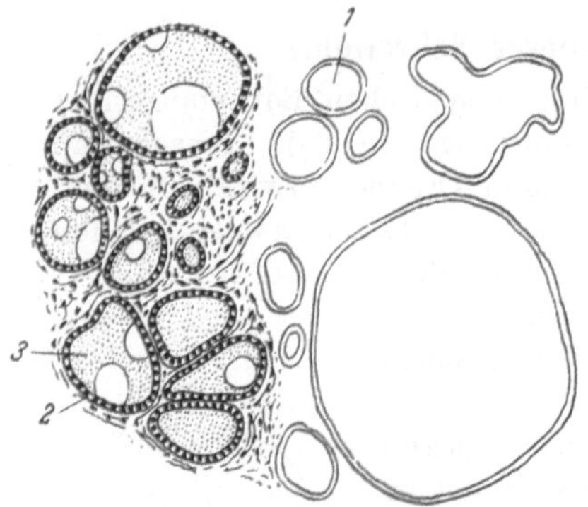

Abb. 164. Schilddrüse.
1 Follikel, *2* Epithel, *3* Kolloid.

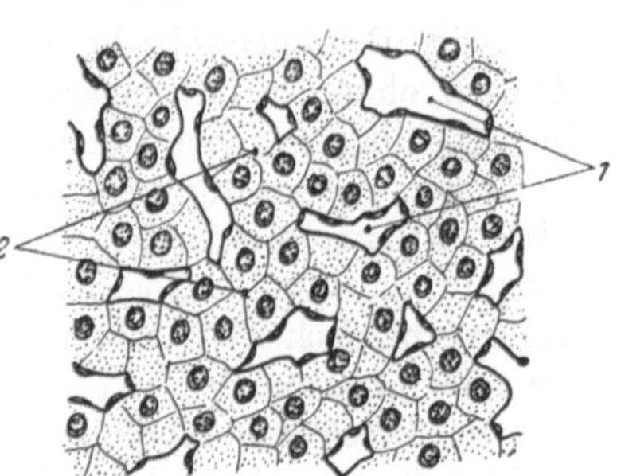

Abb. 165. Epithelkörperchen.
1 Kapillaren, *2* Zellbalken.

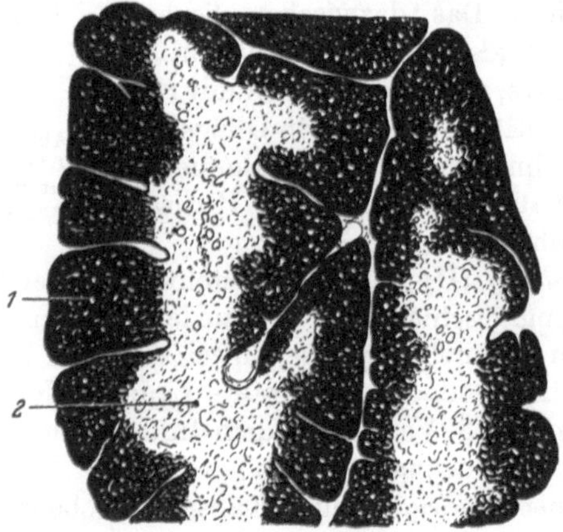

Abb. 166. Thymus. *1* Rinde, *2* Mark.

darin eingelagert größere, von Epithel ausgekleidete Hohlräume,
die von Kolloid erfüllt sind.

Der *Hinterlappen* besteht aus Gliagewebe mit eingelagerten
spindelförmigen verzweigten Zellen (Pituizyten), die reichlich ein
gelbliches Pigment enthalten.

Die *Schilddrüse* (Gl. thyreoidea) erinnert in ihrem Bau mehr an
die exokrinen Drüsen. Sie wird durch von der Kapsel ausgehende

Septen in Läppchen zerlegt, in die auch reichlich Bindegewebe
eindringt. Das Parenchym besteht aus *Bläschen* (Follikel) sehr verschiedener Größe. Kleinste Bläschen aus wenigen Zellen bis zu
solchen von Erbsengröße finden sich in normalen Schilddrüsen.
Auch hängen die Follikel vielfach zusammen. Die Wand dieser
Follikel ist ein einschichtiges kubisches Epithel mit einer bindegewebigen Hülle. Der Inhalt ist eine dunkelfarbige Substanz
von der Konsistenz erkalteten Leims, daher der Name Kolloid.
Die Gefäße verzweigen sich in den Septen und treten in die
Läppchen ein, wobei die Arterien auf kurze Strecken eine besondere Ausgestaltung der Wand
erfahren. Unter dem Endothel
liegt ein Polster großer Zellen
(M. B. Schmidtsche Knospen-
arterien). Sie speisen das reiche,
dem Bau exokriner Drüsen entsprechende Kapillarnetz.

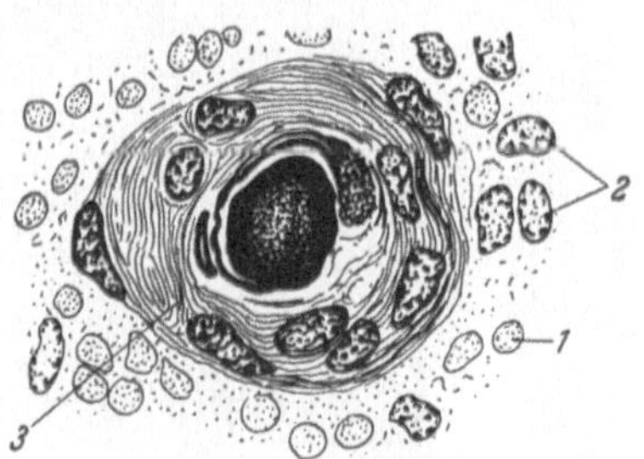

Abb. 167. Hassallsches Körperchen des
Thymus. *1* Kleine Thymuszellen (Lymphozyten), *2* epitheliale Retikulumzellen,
3 Körperchen.

Die *Epithelkörperchen* (Neben-
schilddrüsen, Gl. parathyreoideae)
sind vier etwa erbsengroße Gebilde, die an der dorsalen Fläche
der Schilddrüse liegen. Sie zeigen
den typischen Bau endokriner
Drüsen, eine von kapillaren Bluträumen durchzogene Epithelmasse. Die größeren Gefäße sind von Bindegewebe begleitet.

Der *Thymus* zeigt einen von dem anderer endokriner Drüsen
völlig abweichenden Bau, der ihn den lymphoepithelialen Organen
(Tonsillen) naherückt. Er entwickelt sich aus Epithelmassen, die
der 3. Schlundtasche entstammen. In dieses Epithel wandern
kleine runde Zellen ein, die den Lymphozyten gleichen und auch
als solche angesehen werden. Das Epithel wird dabei zersprengt
und in ein Zellnetz verwandelt, das mit dem eines bindegewebigen
Retikulums große Ähnlichkeit hat, aber sehr viel gröber ist. In
seinen Lücken liegen die Lymphozyten. Man unterscheidet Mark
und Rinde. Die letztere ist durch die viel zahlreicheren Lymphozyten im Präparat dunkler. Das Gewebe bildet Lappen, die weiter
untergeteilt sind, aber durch mittlere Markstränge zusammenhängen. Besonders im Mark finden sich die Hassallschen *Körperchen*,
die jedoch auch der Rinde nicht fehlen. Es handelt sich um Teile
des epithelialen Retikulums, in dem sich Zellgruppen bilden,

konzentrisch geschichtete runde Körperchen. Die inneren Zellen verändern sich, sie bilden Horn, zerfallen dann. In den Hohlraum wandern Leukozyten ein, besonders eosinophile Granulozyten. Zu diesen Geweben kommt das Gefäßnetz. Die größeren Gefäße sind von Bindegewebe begleitet; von ihnen geht ein Kapillarnetz aus.

Der Thymus erreicht schon in den späteren Fetalmonaten eine bedeutende Größe und ist beim Neugeborenen und Kleinkind ein umfangreiches Organ. Er wächst später nur wenig; nach der Pubertät beginnt eine allmählich fortschreitende Rückbildung (Altersinvolution), bei der das Thymusgewebe mehr und mehr durch Fettgewebe ersetzt wird.

In der *Nebenniere* sind zwei innersekretorische Organe verschiedener entwicklungsgeschichtlicher Herkunft und verschiedener Funktion vereinigt, die *Rinde* und das *Mark*. Die Rinde ist mesodermalen Ursprungs und

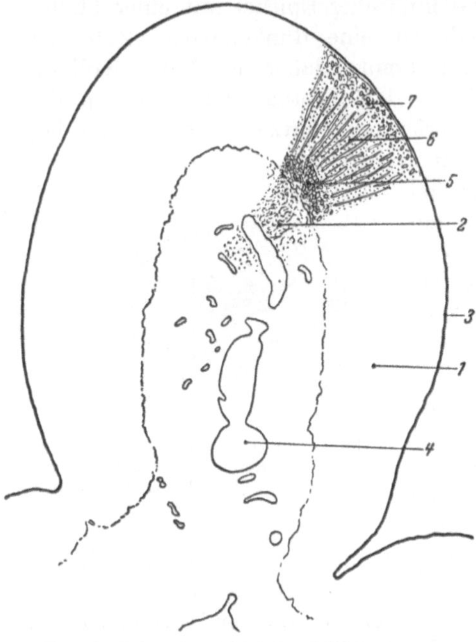

Abb. 168. Nebenniere. *1* Rinde, *2* Mark, *3* Kapsel, *4* Vene, *5* Zona reticularis, *6* Zona fasciculata, *7* Zona glomerulosa.

entwickelt sich aus dem Zölomepithel, das Mark aus der ektodermalen Anlage des Sympathikus.

Das Organ im ganzen ist in mehrere zusammenhängende dünne Lappen gegliedert.

Die *Rinde* zeigt den typischen Bau endokriner Drüsen, eine von kapillaren Bluträumen durchzogene Epithelmasse. Von der Kapsel ziehen nur in die oberflächliche Schicht Bindegewebsbündel hinein. Diese Schicht (Zona glomerulosa) besteht aus gewundenen Epithelsträngen, die mittlere (Zona fasciculata) aus geraden, radiär stehenden Balken und Platten. Ihre Zellen enthalten reichlich Lipoide, die bei der Präparation aufgelöst werden, so daß die Zellen ein wabiges Aussehen gewinnen. Die innere Schicht (Zona reticularis) zeigt nach verschiedenen Richtungen hin verzweigte Bälkchen. Die Zellen enthalten braunes Pigment. Das Bild dieser Zone gleicht sehr dem Inneren eines Leberläppchens.

Das *Mark* ist nicht in allen Lappen der Nebenniere vorhanden. Stets finden sich große Venen und kleinere Arterien. Marklose graue Nervenbündel ziehen durch die Rinde ins Innere.

Die polygonalen Zellen des Marks bilden unregelmäßige Stränge und Haufen, zwischen denen kapillare Buträume liegen. Sie heißen chromaffine Zellen, weil sie sich mit chromsauren Salzen braun färben. Die chromaffine Reaktion beruht auf der leichten Oxydierbarkeit des in den Zellen enthaltenen Adrenalins. Zwischen den Zellgruppen finden sich multipolare Ganglienzellen des autonomen Systems.

Die *Paraganglien* sind kleine Knötchen, die aus der Anlage des autonomen Nervensystems entstehen. Die *chromaffinen Paraganglien* bilden wie das Nebennierenmark, das zu ihnen gehört (Paraganglion suprarenale), Adrenalin; ihre Zellen geben daher die Chromreaktion.

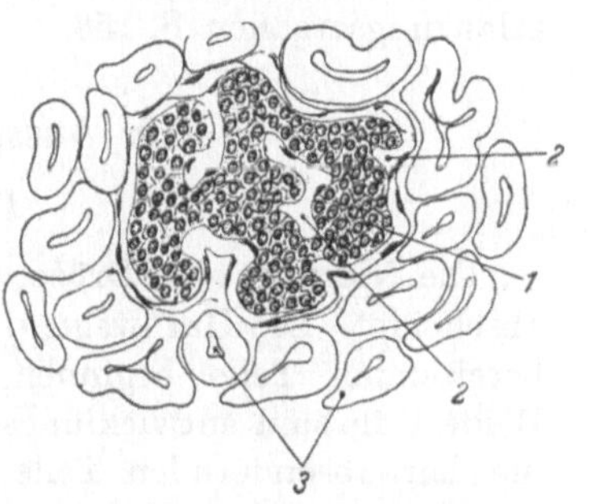

Abb. 169. LANGERHANSsche Insel des Pankreas. *1* Endokrines Inselepithel, *2* Kapillaren, *3* exokrine, sekretorische Endstücke.

Sie entstammen der Sympathikusanlage und liegen verstreut im Gebiet des Bauch- und Beckensympathikus; das größte ist das Paraganglion aorticum abdominale (ZUCKERKANDLsches Organ) am Ursprung der Arteria mesenterica caudalis. Sie bilden sich bis auf das Nebennierenmark schon in früher Kindheit zurück. Die *nichtchromaffinen Paraganglien* stehen genetisch und funktionell zum Parasympathikus (Nervus glossopharyngicus und vagus) in Beziehung. Sie bleiben zeitlebens als Paraganglion caroticum (Glomus caroticum) an der Teilungsstelle der Arteria carotis communis und als Paraganglion supracardiale zwischen Arteria pulmonalis und Aortenbogen erhalten. Vielleicht bilden ihre Zellen Azetylcholin.

Innersekretorische Teile finden sich noch in *anderen Organen*. Beim *Pankreas* sind die LANGERHANSschen Inseln schon erwähnt, epitheliale kleine Organe vom typischen Bau innersekretorischer Drüsen. An den *Keimdrüsen* ist eine Trennung der innersekretorischen Teile von den generativen, keimbildenden nur für das Corpus luteum des Eierstocks durchzuführen. Ob die Zwischenzellen des Hodens eine innersekretorische Funktion haben, ist nicht mit Sicherheit nachgewiesen. Vielleicht sind es im Hoden die Zellen der Hodenkanälchen selbst, die die männlichen Geschlechtshormone liefern und ins Blut abgeben. Im Eierstock wird von den Follikeln Hormon ausgeschieden. Nach dem Follikelsprung wird aus dem Follikelepithel eine typische innersekretorische Drüse aufgebaut, das *Corpus luteum*, das durch seine Hormone vor allem die Uterusschleimhaut beeinflußt. Weiteres siehe bei den weiblichen Fortpflanzungsorganen S. 158.

10. Ausscheidungsorgane.

Die Niere.

Die Niere ist eine Drüse, die den Harn als ihr Sekret (Exkret) abscheidet. Die Harnwege, d. h. die den Harn nur leitenden, nicht bereitenden Teile beginnen schon innerhalb der Niere selbst. Beide Teile sind entwicklungsgeschichtlich verschiedener Herkunft; die harnabsondernden Teile entstammen dem metanephrogenen Gewebe (aus den Ursegmentstielen), die oberen Harnwege der Ureterknospe, die Blase ist ein Teil der entodermalen Kloake.

Das *Nierenparenchym* läßt Mark und Rinde unterscheiden. Das Mark bildet Pyramiden, deren Spitzen als Nierenpapillen in den Sinus renalis hineinragen, wo jede Papille von einem Kelch (Calix) umfaßt wird. Von der Basis der Pyramiden gehen rindenwärts die Markstrahlen aus. Die Rinde erstreckt sich zwischen den Markpyramiden bis zum Sinus renalis (Columnae renales).

Eine *Unterteilung der Niere* in Lappen (Lobi, Renkuli) ist nur bis kurz nach der Geburt sichtbar; später ist die Oberfläche glatt. Trotzdem ist eine Gliederung der Feinbauteile nach Lappen und Läppchen durchführbar. Ein *Lobus* ist der Teil, der zu einer Markpyramide gehört; er besteht also aus Mark und Rinde, und zu jedem Lobus gehört ein Kelch des Nierenbeckens. Ein *Lobulus* ist der zu einer Arteria corticalis radiata gehörige Teil, besteht also nur aus Rindensubstanz mit der Arterie als Achse und Markstrahlen an der Peripherie.

Die Einheit der harnbereitenden Teile ist das *Nephron*. Ein Lobulus enthält zahlreiche Nephrone. Es beginnt in der Rinde mit einem Malpighischen Körperchen, aus dem der Nierentubulus hervorgeht, der zuerst gewunden und aufgeknäuelt in der Nachbarschaft des MALPIGHIschen Körperchens verläuft, dann als HENLEsche Schleife durch den Markstrahl in das Mark hinabsteigt, im selben Markstrahl zum selben MALPIGHIschen Körperchen zurückkehrt, wieder in der Rinde einige Windungen beschreibt und in ein Sammelrohr mündet. Diese Mündungsstelle ist entwicklungsgeschichtlich die Grenze zwischen den Anteilen des metanephrogenen Gewebes und der Ureterknospe. Das Sammelrohr steigt im Markstrahl abwärts und vereinigt sich dabei mit anderen; in der Spitze der Pyramide (Papille) sind nur noch wenige weite Gänge vorhanden, die als *Ductus papillares* auf der Papille in das Nierenbecken münden.

Dieses epitheliale Gangsystem wechselt mehrfach seinen Bau. Das MALPIGHIsche *Körperchen* ist ein rundliches Bläschen, in das von einer Stelle aus (Gefäßpol) ein Bündel von Kapillarschlingen, das Glomerulum, eingestülpt ist. Das Epithel, das diese Schlingen

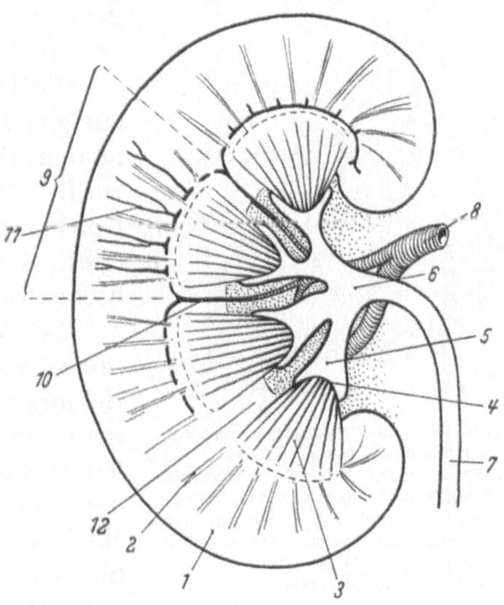

Abb. 170. Niere, Schema. *1* Rinde, *2* Markstrahl, *3* Mark (Pyramide), *4* Papille, *5* Kelch, *6* Nierenbecken, *7* Ureter, *8* Arterie, *9* ein Lobus (Renculus), *10* Art. terminalis, *11* Art. corticalis radiata, *12* Columna renalis.

bekleidet, Deckzellen, bildet vielleicht beim Erwachsenen keinen geschlossenen Zellbelag, sondern die Zellen umgreifen die Schlingen wie Hände mit Fingern, wobei allerdings ein feines Zytoplasmahäutchen zwischen den „Fingern" nicht ausgeschlossen ist. Die äußere Wand (BOWMANsche Kapsel) besitzt ein plattes Epithel. Es geht schon innerhalb des Körperchens in das hohe Epithel des Harnkanälchens über, das gegenüber dem Gefäßpol am Harnpol aus dem Körperchen entspringt. Dieser aus hohem, in die Lichtung des Kanals vorspringendem, typischem Drüsenepithel bestehende Kanalabschnitt, das *Hauptstück*, umfaßt nicht nur den ersten gewundenen Abschnitt (Pars contorta), sondern stets noch einen beträchtlichen Teil der Schleife (Pars recta). Hieran schließt sich ein enger Teil mit einem niedrigen Epithel, der auf die Schleife beschränkt ist (*Überleitungsstück*). Auf diesen folgt das *Mittelstück*, das wie das Hauptstück aus einem dicken, geraden (Pars recta) und einem gewundenen Teil (Pars contorta, Schaltstück) besteht; dies mündet mit einem Verbindungsstück in ein Sammelröhrchen. Die Übergangsstellen dieser verschieden ausgebildeten Abschnitte liegen bei den verschiedenen Nephronen verschieden.

Die Sammelröhrchen besitzen dann ein gleichmäßiges helles Epithel, das in den Ductus papillares zylindrisch wird. An der Mündung geht das Epithel in das die Papille bedeckende über, das sich in das der Nierenbeckenwand fortsetzt.

Die *Gliederung des Nierenparenchyms* erkennt man an seinen Beziehungen zu den *Gefäßen*. Größere Äste der Arterie treten als *Arteriae terminales* in den Teil der Rinde ein, der als Columna renalis zwischen den Markpyramiden hindurch gegen den Sinus renalis grenzt. Sie verzweigen sich dann an der Grenze zwischen

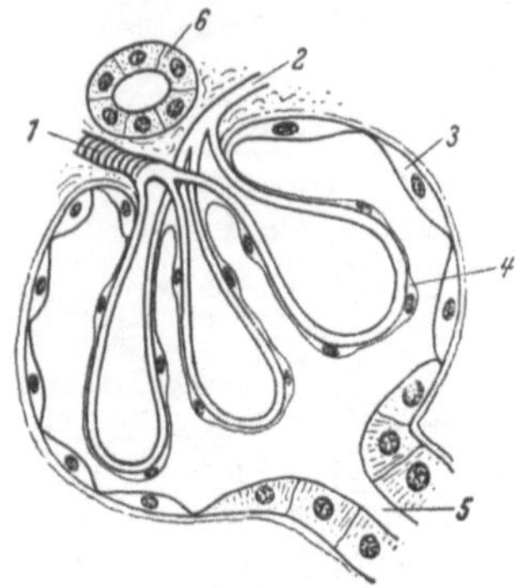

Abb. 171. MALPIGHISches Nierenkörperchen, Schema. *1* Arteriola afferens (Muskelzellen), *2* Arteriola efferens (ohne Muskelzellen), *3* BOWMANsche Kapsel, *4* Epitheldecke der Glomerulumschlingen, *5* Hauptstück (Harnpol), *6* Mittelstück (Schaltstück) am Gefäßpol.

Rinde und Mark und schicken zwischen den Markstrahlen die *Art. corticales radiatae* in die Höhe, die beim Menschen selten geraden Verlauf haben, auch mehrfach verzweigt sind. Von diesen Arterien gehen die kleinen *Arteriolae afferentes* aus, die das Kapillarsystem der Glomerula speisen. Dieses besteht aus getrennten Schlingen, die aus der zuführenden Arteriole entspringen und in eine gemeinsame *Arteriola efferens* münden. Die Regulation der Harnabscheidung greift vorzüglich an der Durchblutung der Glomerula an, indem die Schlingen wie alle Kapillaren aus dem Kreislauf aus- und in ihn eingeschaltet werden können, so die filtrierende Oberfläche vergrößernd und verkleinernd. Die Wand der Arteriola afferens enthält neben Muskelzellen auch „epitheloide" Zellen (Polkissen), die durch Quellung zeitweise die Lichtung des Gefäßes verengen oder ganz verschließen können. Die Arteriolae efferentiae, die keine Muskeln führen, speisen das zwischen den gewundenen

Kanälchen der Rinde befindliche engmaschige Kapillarnetz (Rindennetz). Die Schlingen des Glomerulum sind somit ein in die arterielle

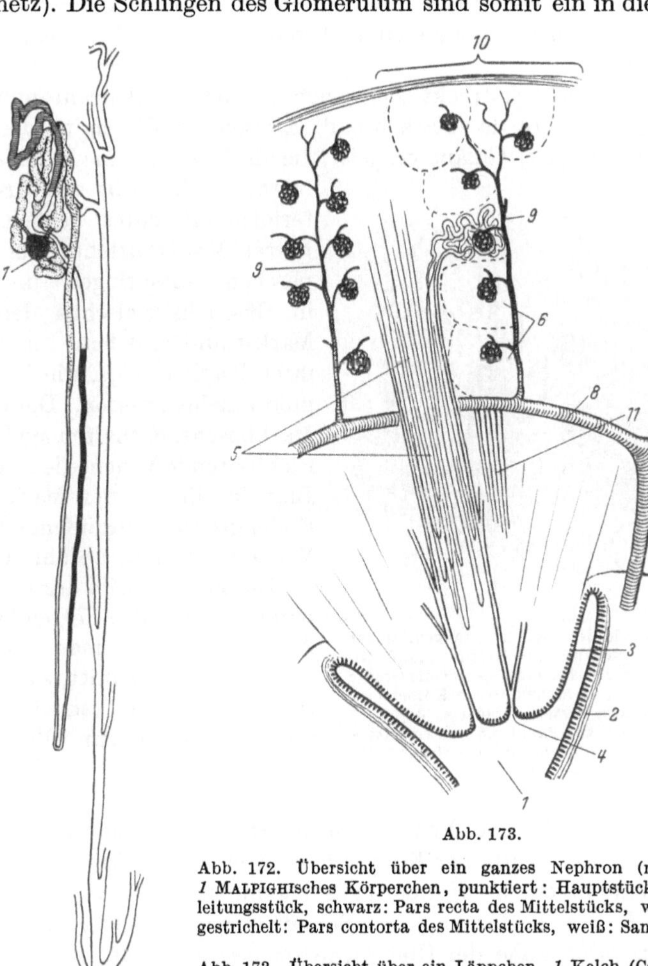

Abb. 173.

Abb. 172. Übersicht über ein ganzes Nephron (nach PETER).
1 MALPIGHIsches Körperchen, punktiert: Hauptstück, hell: Überleitungsstück, schwarz: Pars recta des Mittelstücks, weiß und quer
gestrichelt: Pars contorta des Mittelstücks, weiß: Sammelröhrchen.

Abb. 173. Übersicht über ein Läppchen. 1 Kelch (Calix), 2 Wand
des Kelches, 3 Epithel der Papille, 4 Mündung des Ductus papillaris,
5 HENLESche Schleifen und Sammelröhrchen, 6 Nephrone um je ein
MALPIGHIsches Körperchen, 7 und 8 Art. terminalis, 9 Art. corticalis
radiata mit den MALPIGHIschen Körperchen, gegen die Rinde
unmittelbar ins Rindenkapillarnetz mündend, 10 ein Lobulus,
11 Arteriolae medullares rectae des Nierenmarkes.

Abb. 172.

Strombahn eingeschaltetes arterielles Wundernetz. Nur vereinzelte
Äste der Arteria corticalis radiata gehen unmittelbar in das Rinden-

10*

netz über. Aus diesem sammeln sich Venen, die mit den Arterien verlaufen. Die Kapsel wird von Ästen der Arteria corticalis radiata versorgt, ihre Venen (Venae stellatae) münden in die Venae corticales radiatae.

Das *Rindennetz* erstreckt sich auch in den Markstrahl und steigt mit diesem in das Mark hinab. Dessen Kapillaren werden noch durch besondere Gefäße gespeist, die als Arteriolae medullares rectae größtenteils von Arteriolae efferentes benachbarter MALPIGHIscher Körperchen entspringen und in Büscheln zwischen den Markstrahlkanälchen und ihren Kapillaren in die Papille hineinverlaufen. Diese Markbüschel enthalten auch rückführende Venen, die das Blut in die an der Markrindengrenze verlaufenden Venae arciformes abführen.

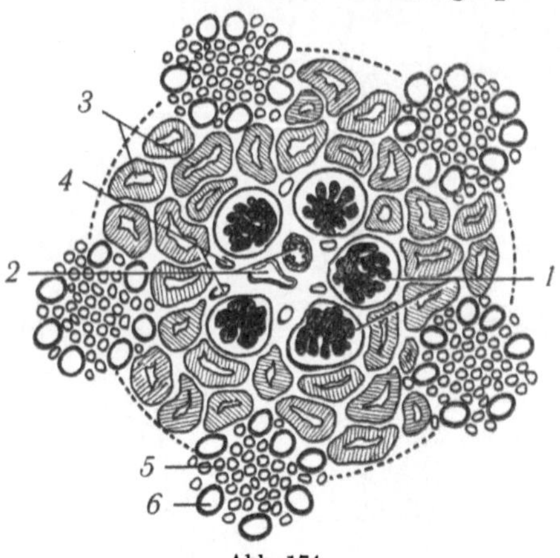

Abb. 174.

Querschnitt durch den Lobulus (tangential zur Rinde, senkrecht zu den Markstrahlen; vgl. Abb. 170 und 173); die gestrichelte Linie deutet die Grenze des Läppchens an. *1* MALPIGHISche Körperchen, *2* Arteria und Vena corticalis radiata, *3* Hauptstücke, *4* Schaltstücke (Pars contorta der Mittelstücke), *5* HENLEsche Schleifen eines Markstrahls, *6* Sammelröhrchen. H.

Die Feinbauteile des Lobulus haben also folgende Anordnung, die man am besten am Querschnitt, senkrecht zu den Markstrahlen und tangential zur Oberfläche erkennt: In der Mitte befindet sich das Gefäßbüschel der Arteria und Vena corticalis radiata, umgeben von einer Gruppe MALPIGHIscher Körperchen. Um diese Mitte herum sind die Windungen der Hauptstücke erkennbar in einem Ringe, der je nach der Entfernung des Schnittes von der Oberfläche verschieden breit, nahe der Oberfläche am breitesten ist. An den Außenecken des Läppchens sieht man die Markstrahlen, gerade verlaufende Röhrchen, auf dem Schnitt also als eine Gruppe rundlicher Querschnitte erkennbar; am Rande dieser Gruppe liegen die großen Durchschnitte der Sammelröhrchen.

Das Bindegewebe der Niere bildet eine Kapsel (Capsula fibrosa), mit der das spärliche interstitielle Bindegewebe zusammenhängt. Mit den großen Gefäßen dringt ebenfalls Bindegewebe in das Innere der Niere hinein. Der Sinus renalis enthält außer dem Nierenbecken und den Gefäßen Fett.

Die Harnwege.

Die Harnwege sind von Schleimhaut ausgekleidete Hohlorgane. Das Epithel ist das S. 24 geschilderte sog. Übergangsepithel. Das Stratum proprium besteht aus faserreichem Bindegewebe, das unmittelbar mit dem Bindegewebe zwischen den Muskelbündeln

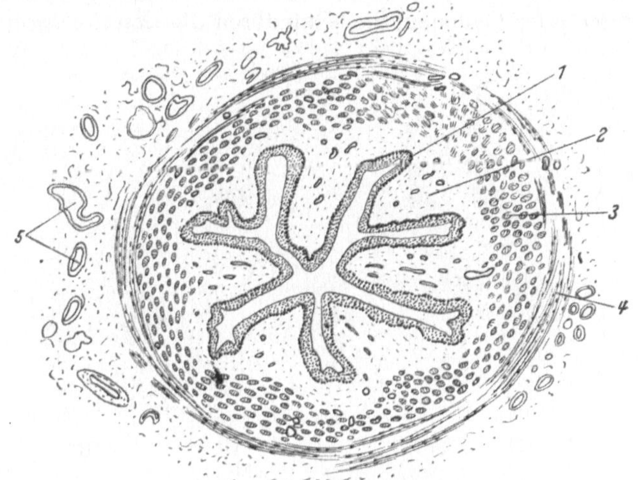

Abb. 175. Querschnitt des Ureters. *1* Epithel, *2* Strat. proprium der Schleimhaut, *3, 4* Längs- und Ringmuskeln, *5* Blutgefäße.

zusammenhängt. Wenn sich die Muskulatur zusammenzieht, so wird die Schleimhaut in Falten gelegt.

In das *Nierenbecken* ragen die Papillen hinein, auf denen die Mündungen der Ductus papillares das Porenfeld bilden. Das Epithel ist zwischen den Poren dasselbe zylindrische Epithel wie das der Ductus. An der Basis der Papille legt sich die Wand des Kelches dieser an, das Epithel verdickt sich schon vor dem Umschlag und geht in das der Schleimhaut des Kelches über. Die dünne Muskelschicht der Kelche besteht aus spärlichen inneren Längs- und äußeren Ringbündeln.

Der *Ureter* zeigt eine sternförmige Lichtung, die sich beim Durchtritt des Harns beträchtlich erweitern kann. Die Muskulatur zeigt wieder eine innere Längs- und äußere Ringschicht. Am Blasenende kommt noch eine äußere Längsschicht hinzu.

In der Wand der *Harnblase* ist die Muskelschicht sehr viel stärker und besteht aus groben Bündeln. Der Ureter geht mit seiner sehr viel zarteren Muskulatur schräg hindurch. Im Blasengrund kommen Epithelkrypten und Drüsen vor.

11. Die männlichen Fortpflanzungsorgane.

Der Hoden.

Die primären Fortpflanzungs- oder Geschlechtsorgane sind die *Keimdrüsen* oder Gonaden, die sekundären die *Geschlechtswege* und

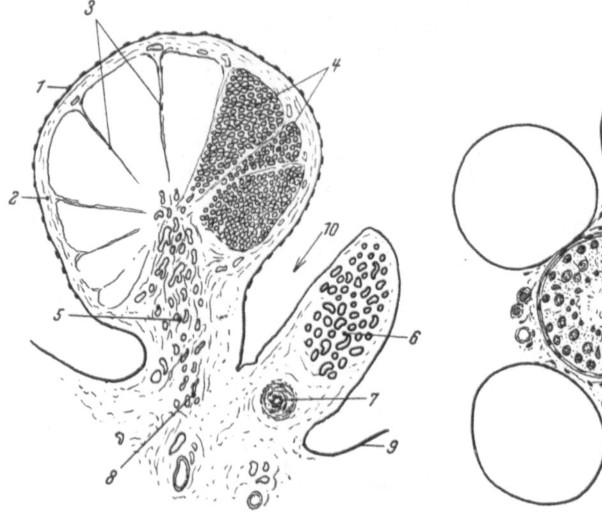

Abb. 176. Hoden und Nebenhoden (Kind).
1 Epiorchium, *2* Tunica albuginea testis, *3* Septula testis, *4* Lobuli mit Tubuli contorti, *5* Rete testis, *6* Nebenhoden, *7* Ductus deferens, *8* Mesorchium, *9* Mesothel, *10* Bursa testicularis.

Abb. 177.
Hodenkanälchen, Querschnitte.
1 Kanälchen,
2 LEYDIGsche Zwischenzellen.

die äußeren Geschlechtsorgane. Bei den Wirbeltieren wird von der Gonade aus auf dem Wege der inneren Sekretion die geschlechtliche Ausprägung des Körpers bestimmt.

Die *männliche Keimdrüse* ist der Hoden (Testis). Das in einer abgeschlossenen Bauchfelltasche im Skrotum liegende Organ ist von einer Bindegewebshülle (Tunica albuginea) überzogen, dem die Serosa (Epiorchium) unmittelbar aufliegt. Von dieser Kapsel aus ziehen Septen (Septula testis) ins Innere, die Läppchen abteilen; sie laufen im Mediastinum testis zu einer größeren Bindegewebsmasse zusammen.

In jedem *Läppchen* befinden sich stark gewundene lange samenbildende Schläuche (Tubuli seminiferi s. contorti), die miteinander, aber auch mit denen benachbarter Läppchen anastomosieren, in einem sehr kurzen gemeinsamen Stück zusammenlaufen und in das im Mediastinum liegende Rete testis (s. S. 153) einmünden. Die Kanälchen sind von elastischen Hüllen umgeben. Zwischen ihnen liegen Häufchen zytoplasmareicher Zellen, die LEYDIGschen

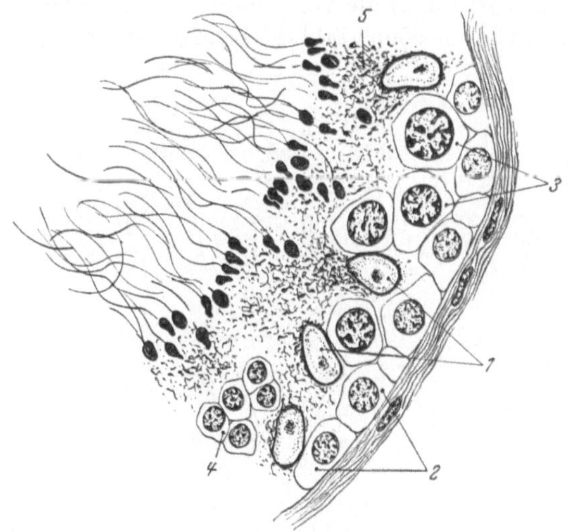

Abb. 178. Keimbildendes Epithel des Hodenkanälchens. *1* SERTOLIsche Stützzellen, *2* Spermatogonien, *3* Spermatozyten, *4* Präspermatiden, *5* Zytoplasma der Stützzelle, in ihm die Köpfe der sich zu Spermien umbildenden Spermatiden.

Zwischenzellen. Die Wand des Kanälchens ist eine dicke Schicht von Zellen, in denen die eigentlichen samenbereitenden Zellen von den Hilfszellen unterschieden werden. Die letzteren, die SERTOLI-Zellen, sind große zytoplasmareiche Zellen mit einem dreieckigen Kern, die durch die ganze Dicke der Zellschicht reichen und einen breiten Zytoplasmafortsatz gegen die Lichtung strecken. Sie bilden ein schwammartiges Synzytium.

Zwischen ihnen, in den Lücken des Synzytiums, liegen die Zellen der *Samenbildung* (Spermiozytogenese). Außen befindet sich eine Lage von *Spermatogonien*, die sich teilen und für den ständigen Nachschub an samenbildenden Zellen sorgen. Ein Teil der Spermatogonien wächst heran zu *Spermatozyten*. Die Spermatozyte teilt sich; die Produkte, die Präspermatiden bauen nur für sehr kurze

Zeit einen bläschenförmigen Kern auf und teilen sich sofort ein
zweites Mal. In diesen beiden Teilungen wird der Chromosomen-
bestand, der bei den Spermatogonien die diploide Zahl 48 zeigt,
auf die haploide Zahl 24 reduziert; sie heißen deshalb
Reduktionsteilungen (Reifungsteilungen) oder Meiose.
Über die Einzelheiten dieses Vorganges vergleiche man
ein Lehrbuch der Entwicklungsgeschichte. Bei der
Befruchtung wird durch die Vereinigung zweier Zellen
mit haploider Chromosomenzahl die Zelle mit diploider

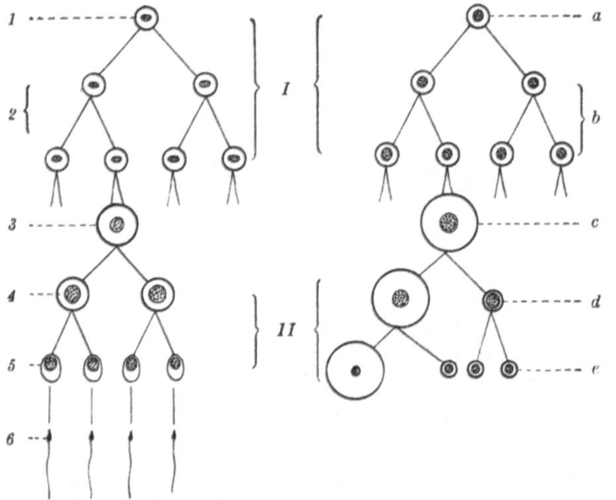

Abb. 179. Schema der Keimzellbildung (nach BOVERI). L. Spermato-
genese. *1* Spermatogonie, *2* deren Vermehrung, *3* Spermatozyte,
4 Präspermatide, *5* Spermatide, sie bildet sich um zum *6* Spermium.
R. Oogenese, *a* Oogonie, *b* deren Vermehrung (embryonal), *c* Oozyte,
die Eizelle des Follikels bei und nach der Geburt, *d* erste Polzelle,
e zweite Polzelle und Teilung der ersten. *I* Vermehrungsteilungen,
II Reifungsteilungen.

Abb. 180.
Reife Spermien.
a Flächen-,
b Kantenansicht.
1 Kopf,
2 Kopfkappe,
3 Mittelstück,
4 Hauptstück,
5 Endstück
des Schwanzes.

Zahl wieder hergestellt, die dann als befruchtete Eizelle zur
Ausgangszelle des neuen Organismus wird.

Die Folge der Zellgenerationen bei der Spermatozytogenese ist:
Spermatogonie, zahlreiche Teilungen; Umbildung zur Spermatozyte (*I*); Reifungsteilungen, Präspermatide (auch Spermatozyte *II*
genannt) und Spermatide.

Die *Spermatide* bildet sich ohne weitere Vermehrung zum
Spermium um. Sie setzt sich dabei in dem Zytoplasma einer
SERTOLI-Zelle fest. Aus der Zelle wächst ein Geißelfaden hervor,

der Schwanz; alle Schwänze ragen in die Lichtung des Kanälchens hinein. Der Kern wird zum Kopf und enthält den gesamten chromatischen Apparat von 24 Chromosomen. Das Zytoplasma wird bis auf einen kleinen Rest abgestoßen, der als Mittelstück das Zentrosoma und die Plastosomen enthält. Das fertige Spermium besteht aus dem Kopf mit einer Kopfkappe, Mittelstück und dem Fortbewegungsorgan, dem Schwanz. So wandern die Spermien durch die Kanälchen und das Rete testis in den Nebenhoden. Ein anhängender Zytoplasmarest wird erst hier abgestoßen.

Die Geschlechtswege.

Das *Rete testis* liegt im Mediastinum und besteht aus unregelmäßigen Spalten im Gewebe, die von einem niedrigen Epithel ausgekleidet sind. Aus ihnen entspringen 12—20 Kanälchen, *Ductuli*

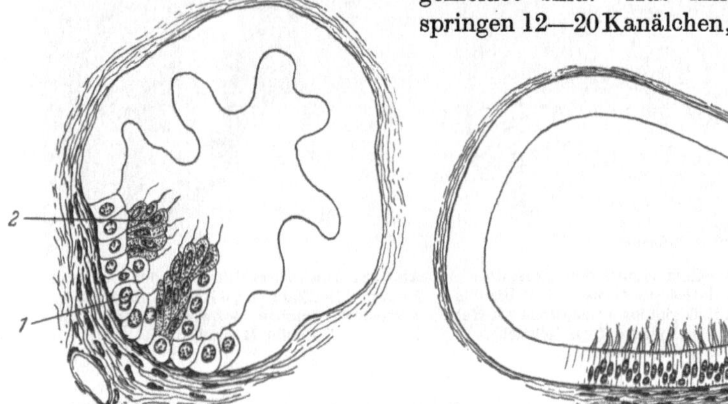

Abb. 181. Ductulus efferens des Nebenhodenkopfes. *1* Krypten, *2* Geißelzellen.

Abb. 182. Nebenhodengang (Ductus epididymidis). *1* Epithel mit Stereozilien, *2* Hülle mit glatten Muskelzellen.

efferentes, die aus dem Hoden heraustreten und in stark gewundenem Verlauf den Kopf des Nebenhodens bilden. Sie haben ein flimmerndes Epithel mit kleinen Drüsenkrypten. Sie münden in einen einzigen langen dünnen stark gewundenen Gang, den *Nebenhodengang* (Ductus epididymidis), der einen Teil des Kopfes und den Schwanz des Nebenhodens ausmacht. Sein Epithel ist zweireihig zylindrisch mit starren Fibrillenfortsätzen (Stereozilien); er besitzt eine dünne Muskulatur. Der Nebenhodengang setzt sich in den *Samenleiter* (Ductus deferens) fort. Er besteht aus Schleimhaut und einer sehr dicken Muskelwand, die Lichtung ist eng, sternförmig. Vor seinem Eintritt in die Prostata wird er dicker (Ampulle). Hier verdickt sich die Muskelwand, und Seitenkrypten oder Drüsen treten auf. Das Epithel ist ein zweireihiges Zylinderepithel, das Stratum proprium verbindet sich unmittelbar mit dem Bindegewebe der Muskelschicht. Diese besteht aus einer mittleren Ring- und

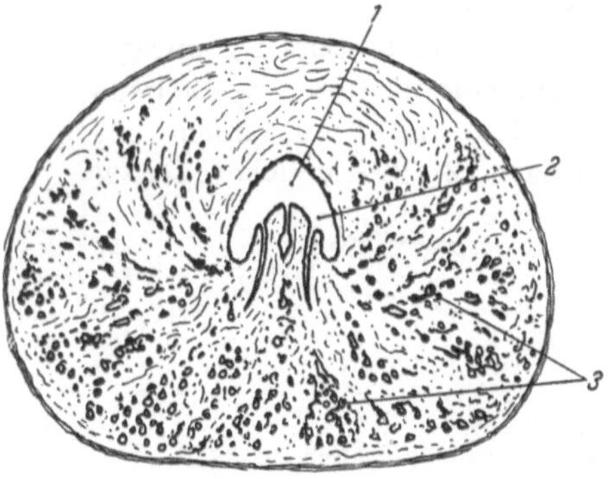

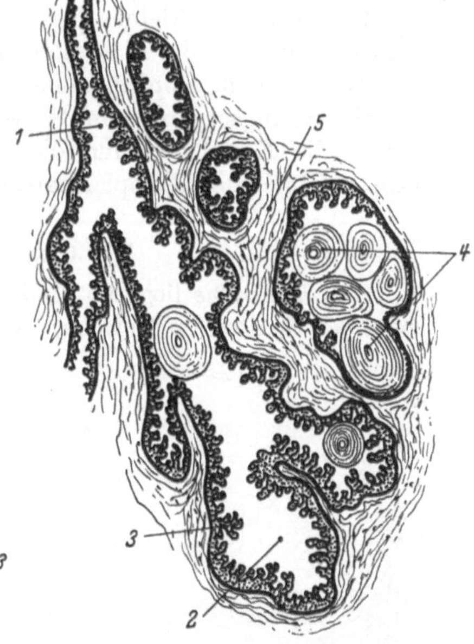

Abb. 183. Querschnitt der Prostata.
1 Pars prostatica urethrae, *2* Colliculus seminalis mit Utriculus prostaticus (Mitte) und *2* Ductuli ejaculatorii (seitlich), *3* Drüsenbäumchen.

Abb. 184. Ein Drüsenbäumchen der Prostata.
1 Gang, *2* Endkammer, *3* Epithel mit Leisten, *4* Prostatasteinchen, *5* Zwischengewebe aus glatter Muskulatur.

einer äußeren und inneren Längsschicht. Alle drei Schichten, deren Muskelfasern in Schraubenzügen verlaufen, hängen untereinander zusammen.

Beim Eintritt in die *Prostata* nimmt der Samenleiter die *Bläschendrüse* auf, einen mehrfach zusammengelegten Schlauch mit starker Muskelwand und einer, viele untereinander verbundene Falten bildenden Schleimhaut, die ein kubisches bis zylindrisches einschichtiges Epithel besitzt. Innerhalb der Prostata heißt der Gang *Ductus ejaculatorius*; er ist ein mit Epithel ausgekleideter Gang ohne eigene Wandung, der auf einem Vorsprung der Urethraschleimhaut (Colliculus seminalis) rechts und links von dessen Spitze ausmündet.

Die *Urethra*, in der der Geschlechtsweg sich jetzt mit dem Harnweg vereinigt (Sinus urogenitalis), besteht aus drei Teilen mit verschieden gebauter Wand. Der erste Abschnitt (Pars prostatica) durchsetzt die Prostatadrüse und ist rings von dieser umschlossen; das Epithel ist bis zum Colliculus seminalis das der Harnblase, abwärts davon ein mehrreihiges Zylinderepithel, das sich bis kurz vor der Mündung findet, wo die Fossa navicularis Plattenepithel trägt. Der zweite Abschnitt (Pars membranacea) durchbohrt das Diaphragma urogenitale; zur glatten

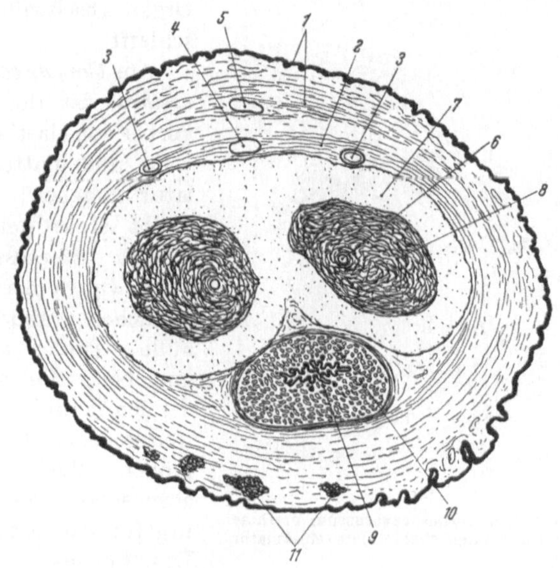

Abb. 185. Querschnitt des Penis. *1* Haut, *2* Fascia penis, *3* Arteria, *4* Vena dorsalis penis subfascialis, *5* Vena dorsalis subcutanea, *6* Art. profunda penis, *7* Tunica albuginea, *8* Corpus cavernosum penis, *9* Urethra, *10* Corp. cavern. urethrae, *11* Talgdrüsen.

Muskulatur kommen ringförmig verlaufende quergestreifte Fasern aus dem Diaphragma, die sich auch rings um die Prostata finden.

Die *Prostata* besteht aus glatter Muskulatur, in die bei verschiedenen Individuen verschieden reichlich Drüsengänge eingelassen sind, verzweigte Schläuche mit weiten Drüsenkammern. Sie führen ein kubisches bis zylindrisches Epithel; oftmals findet man rundliche Körperchen (Prostatasteine) in ihnen.

Der *Penis* enthält den dritten, außerhalb des Beckens gelegenen Harnröhrenabschnitt (Pars cavernosa), wozu zwei Corpora cavernosa kommen. Diese Organe enthalten das *kavernöse Gewebe*. Es handelt sich um Bluträume, die von Arterien gespeist werden und aus denen das Blut durch Venen abgeführt wird. Sie sind von Endothel ausgekleidet und legen sich bei entleertem Organ zackig zusammen. Das Gewebe zwischen ihnen enthält glatte Muskulatur, bei deren Erschlaffung sich die Bluträume füllen und das Organ anschwellen lassen. Die zuführenden Arterien enthalten eigentümliche Polster elastischen Gewebes, die bei der Kontraktion der Arterie diese schnell verschließen, so daß die Blutzufuhr abnimmt und das Organ abschwillt und erschlafft.

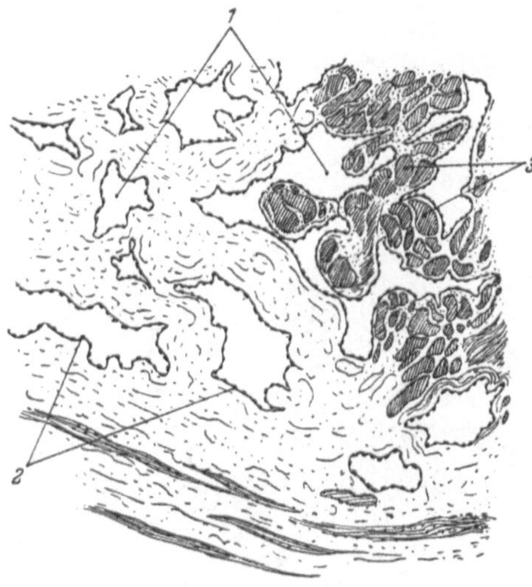

Am *Corpus cavernosum urethrae* ist der Schwellkörper von elastischem Gewebe und glatter Muskulatur umgeben; das Organ bleibt stets weich. Das *Corpus cavernosum penis* wird von einer sehnenähnlichen Bindegewebshülle, Tunica albuginea, umgeben, die sich ausdehnen kann, dann aber weiterer Ausdehnung einen großen Widerstand entgegensetzt. Das Organ ist in gefülltem Zustande hart. Das Corpus cavernosum

Abb. 186. Aus dem Corpus cavernosum urethrae.
1 Bluträume, *2* deren Endothel, *3* glatte Muskulatur.

penis ist durch eine mediane Scheidewand (Septum pectiniforme) unvollständig in zwei Schwellkörper unterteilt.

Die Drüsen der Pars cavernosa urethrae, Glandulae urethrales (Littré), sind Schleimdrüsen, die im Schwellkörper liegen; eine größere Drüse dieser Art, Glandula bulbourethralis (Cowper), liegt in der Muskulatur des Diaphragma urogenitale.

12. Die weiblichen Fortpflanzungsorgane.

Das Ovarium.

Die weibliche Keimdrüse, der Eierstock, ist von einer bindegewebigen Tunica albuginea umhüllt, der ein als kubisches Keimepithel entwickeltes Mesothel aufliegt. Eine dicke Rinde, die die in Follikel eingeschlossenen Keimzellen enthält, umschließt ein kleines Mark, das am Ansatz des Mesovariums größere Gefäße und

epitheliale Stränge (Rete ovarii) enthält. Die Follikel sind rundliche Zellgruppen, die je eine Eizelle, umgeben von den Hilfszellen
des Follikelepithels, zeigen. Die kleinsten Follikel sind die *Primärfollikel*, die zahlreich unmittelbar unter der Tunica albuginea
liegen. Eine verhältnismäßig kleine Eizelle wird von einer Schicht
niederer Follikelzellen umschlossen. Im Ovarium des Neugeborenen
sind nur solche Primärfollikel, aber in sehr großer Anzahl, die
ganze Rinde des Ovariums füllend, vorhanden; in jedem Ovarium
100000 Stück und mehr. Sie vermehren sich nicht mehr. Die in

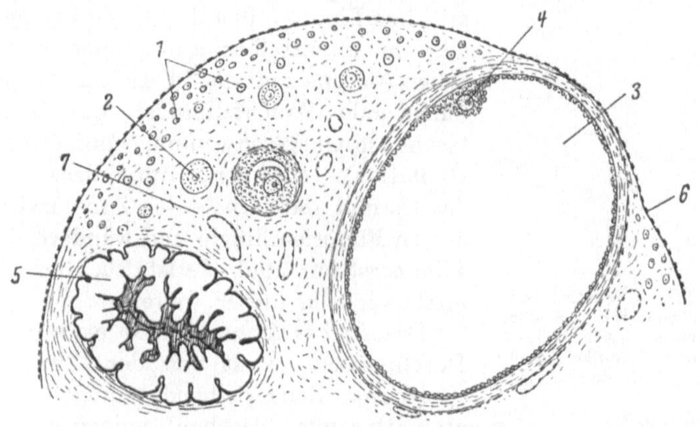

Abb. 187. Ovarium. *1* Primärfollikel, *2* Sekundärfollikel, *3* GRAAFscher Follikel, *4* Cumulus
oophorus, *5* Corpus luteum, *6* Keimepithel, *7* Stroma ovarii.

den Follikeln enthaltenen Zellen entsprechen also *den* Spermatogonien des Hodens, die sich in die Spermatozyte verwandeln.
Man nennt die weiblichen Geschlechtszellen Eizellen oder Oozyten.
Von diesen Primärfollikeln gehen viele zugrunde. Bis zur Reife
und zur Ausstoßung der Oozyte aus dem Ovarium werden etwa
500 Follikel gebracht, vom Eintritt der Geschlechtsreife an bis
zum Aufhören der Tätigkeit des Ovariums, alle Monate ein Ei,
also etwa 500 Eizellen im ganzen. Die übrigen Follikel gehen
zugrunde; man findet in jedem Ovarium solche sich rück-
bildenden und auflösenden Follikel (atretische Follikel). Zwischen
den Follikeln liegt ein zellreiches Bindegewebe, Stroma ovarii.

Von der Pubertät an bilden sich dauernd Primärfollikel zu
Sekundärfollikeln um, die mehr in der Tiefe liegen und in denen
die Eizellen erheblich vergrößert sind und das Follikelepithel
mehrere Schichten polyedrischer Zellen gebildet hat. Auch von
diesen gehen wieder viele zugrunde.

Alle Monat wird jeweils ein Sekundärfollikel zum *Bläschen-follikel* (GRAAFschen *Follikel*) ausgebildet. Er wächst sehr stark und rückt weiter ins Innere des Ovariums. Im Follikelepithel bildet sich ein von Flüssigkeit (Liquor folliculi) gefüllter Hohlraum, an der Wand liegt die Eizelle in einem Epithelvorsprung (Cumulus oophorus). Eine bindegewebige Hülle (Theca folliculi) umschließt das schließlich erbsengroße Gebilde, das dann die Oberfläche des Ovariums vorbuckelt. Jetzt tritt der Follikelsprung ein; der Follikel platzt, und mit dem Liquor folliculi wird die Eizelle mit den ihr unmittelbar anliegenden Follikel-zellen (Corona radiata) in die das Ovarium umgebende Bauchfellnische, die Ovarial-tasche, hinausgeschwemmt (Follikelsprung, Ovulation). Sie gerät normalerweise in das Ostium abdominale der Tube, zwischen dessen Fimbrien hinein und wandert, durch Flimmerstrom und Peristaltik der Tube fortbewegt, in dieser weiter.

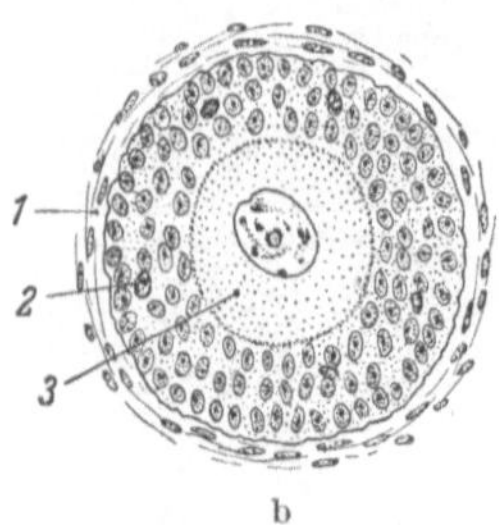

Abb. 188. a Primärfollikel, *1* Follikelepithel, *2* Eizelle; b Sekundärfollikel, *1* Theca folliculi, *2* Follikelepithel, *3* Eizelle.

Das *Ei des Menschen* hat etwa 0,2 mm Durchmesser, es ist von der Eimembran (Oolemma, Zona pellucida) umgeben, hat einen großen, relativ chromatinarmen bläschenförmigen Kern mit einem großen Kernkörperchen, das Ooplasma enthält ein wenig Reservematerial, Dotter in Form feiner Körnchen.

Der *geplatzte Follikel* besteht aus dem Follikelepithel und der Theka. Im Innern sammelt sich etwas Blut (Corpus rubrum), die Rißstelle schließt sich, Tunica al-buginea und Keimepithel wachsen über die Wunde. Der Follikel wandelt sich um und wächst heran zum *Corpus luteum*, einer inner-sekretorischen Drüse. Die Follikelzellen liefern die Drüsenzellen, wegen eines gelben Farbstoffes Luteinzellen genannt. Gefäße und etwas Bindegewebe wachsen hinein. Dieses Organ bildet sich, wenn das ausgestoßene Ei nicht befruchtet wird, wieder zurück (Corpus luteum menstruationis). Wird das Ei befruchtet und setzt es sich im Uterus fest, so wächst das Corpus luteum weiter und bleibt

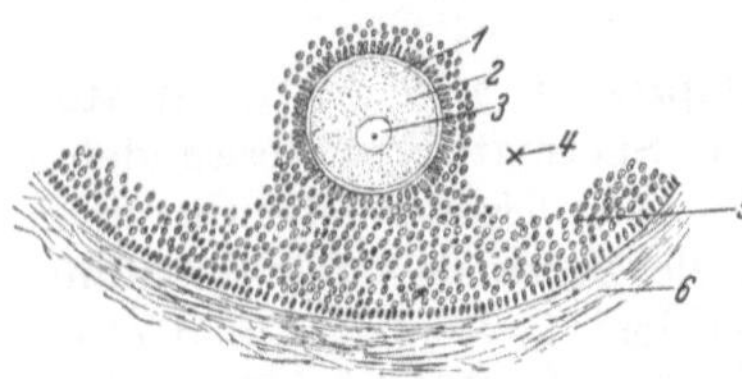

Abb. 189. Eizelle im Cumulus oophorus. *1* Eimembran (Zona pellucida), *2* Eizyto-plasma (Ooplasma), *3* Kern mit Nukleolus, *4* Follikelhohlraum, *5* Follikelepithel, *6* Theca folliculi. — K.

während der Dauer der Schwangerschaft bestehen und in Tätigkeit (Corpus luteum graviditatis). Corpus albicans ist ein rückgebildetes Corpus luteum.

Das *aus dem Eierstock entleerte Ei* entspricht in der Genealogie der Geschlechtszellen der Präspermatide; es hat im Follikel die erste Reifeteilung durchgemacht. Die zweite Reifeteilung erfolgt erst in der Tube, und zwar nachdem das Spermium eingedrungen ist. Dabei wird das Ooplasma nur ganz wenig verkleinert, die abgeteilten Zellen sind sehr klein. Diese Zellen liegen dem Ei an und heißen Polzellen; sie gehen zugrunde. Auch die zuerst gebildete Polzelle kann sich noch einmal teilen. Durch diese Reifungsteilungen wird also nur das Kernmaterial verkleinert, der Kern zum haploiden *weiblichen Vorkern*. Jetzt erst vereinigt sich der aus dem Spermiumkopf hervorgegangene *männliche Vorkern* mit dem weiblichen zum diploiden Kern der befruchteten Eizelle. Diese *ist* der neue Mensch und alles weitere, die ganze Entwicklung, ist die Selbstgestaltung und Ausgestaltung dieses neuen lebenden Individuums, wobei alles andere, auch die mütterlichen Geschlechtswege und der ganze mütterliche·Organismus die Rolle der Umgebung (Milieu) spielen.

Die Geschlechtswege.

Der *Eileiter* (Tuba uterina) ist ein von Schleimhaut ausgekleideter Muskelschlauch, der eine innere Ring- und äußere Längsmuskulatur besitzt, außen vom Bauchfell (Serosa) überzogen ist. Das Stratum proprium liegt unmittelbar auf der Muskulatur, das Epithel ist ein flimmerndes einschichtiges Zylinderepithel, dessen Wimperschlag gegen den Uterus hin gerichtet ist. Auch im Uterus schlagen die Wimperhaare gegen den Ausgang, und so entsteht ein Flüssigkeitsstrom, der den Spermien den Weg zeigt, da sie stets gegen den Strom schwimmen. Die Schleimhaut besitzt zahlreiche Falten, die untereinander zusammenhängen und ein Netzwerk bilden; am Ostium abdominale werden sie höher und gehen in die *Fimbrien* über, die Gebilde der Schleimhaut ohne Muskulatur sind. Das Flimmerepithel setzt sich am Ende der Fimbrien in scharfer Grenze gegen das Mesothel der Serosa ab.

Der *Uterus* (Gebärmutter) besteht aus einer mächtigen Masse von glatter Muskulatur (Myometrium), deren Bündel eine verwickelte Anordnung in spiraligem Verlauf besitzen. Das *Cavum uteri* ist spaltförmig und von einer Schleimhaut (Endometrium) ausgekleidet. Auf der Muskulatur liegt wieder eine Serosa (Perimetrium). Die Schleimhaut setzt sich in den *Zervikalkanal* hinein in veränderter Beschaffenheit fort, am äußeren Muttermund grenzt sie an die auch die Portio vaginalis überziehende Vaginaschleimhaut.

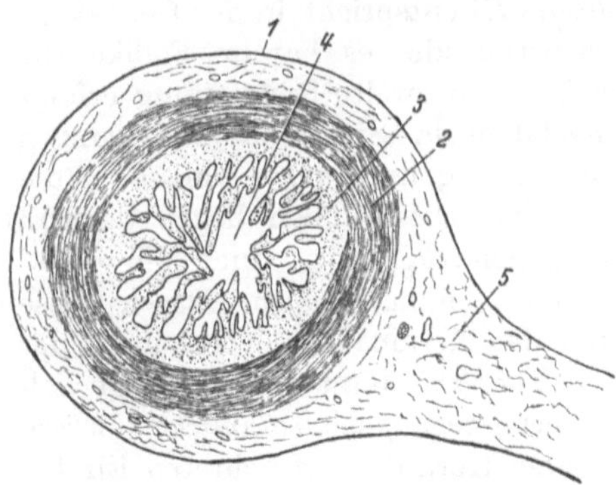

Abb. 190. Tube. *1* Serosa, *2* Muskulatur, *3* Schleimhaut, *4* Lichtung, *5* Mesosalpinx. K.

Die *Uterusschleimhaut* ändert sich in Kreisläufen von je 4 Wochen, die von den Vorgängen im Eierstock, dem Wachsen und Reifen des Follikels und der Tätigkeit des Corpus luteum bestimmt werden. Die menstruelle Blutung ist das äußere Zeichen dieser Vorgänge. Im Anfang des Zyklus zeigt die Schleimhaut ein niederes flimmerndes Zylinderepithel, tubulöse leicht geschlängelte Drüsen und ein zellreiches Stratum proprium (Stroma) mit spindelförmigen Zellen (Proliferationsphase). Die Schleimhaut liegt der Muskulatur unmittelbar auf und senkt sich in die Nischen und Buchten der Muskulatur hinein. Auf etwa die Mitte des Intervalls setzt man den Sprung des Follikels an. Gleichzeitig wandelt sich die Schleimhaut des Uterus in die *Dezidua* um, jedoch nur der größere oberflächliche Teil, nicht

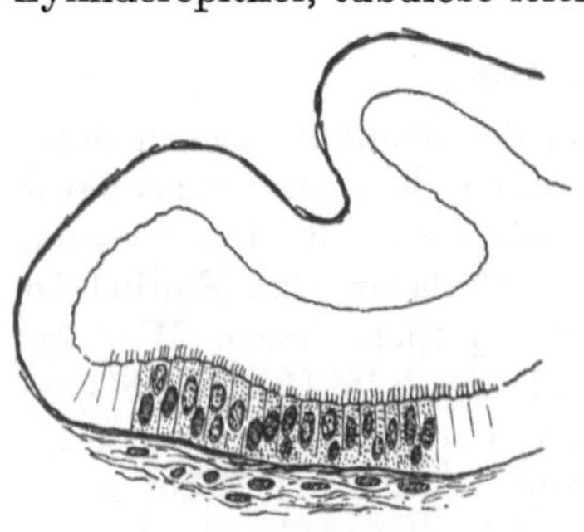

Abb. 191. Tubenepithel.

die Tiefenschicht, so daß man diese als Basalschicht (Basalis) von jener als der Funktionsschicht (Functionalis) unterscheidet. Das Epithel verliert die Flimmerhaare, die Drüsen werden weit und stark geschlängelt und beginnen zu sezernieren (Sekretionsphase), die Stromazellen wandeln sich in die großen polyedrischen Deziduazellen um, auch das Gefäßnetz wächst, die Schleimhaut verdickt sich sowohl durch die Zunahme des Gewebes wie durch die stärkere Blutfülle. Dieser Zustand bleibt als *Dezidua* einige Zeit bestehen, dann zerfällt die Functionalis unter Gewebezerstörung (Desquamationsphase) und Blutung (Menstruation); sie wird von der Basalschicht wieder neu gebildet.

Wenn das in die Tube gelangte *Ei befruchtet* wird und, während es die ersten Schritte der Entwicklung, die Furchung, durchläuft, in den Uterus hinabwandert, langt es dort zu einer Zeit an, in der die Dezidua gerade den Höhepunkt ihrer Ausbildung erreicht

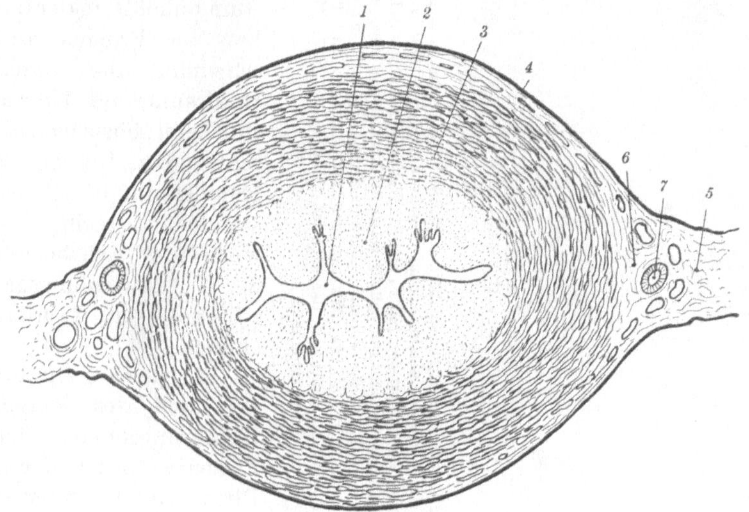

Abb. 192. Uterus vom Neugeborenen. *1* Cavum uteri, *2* Schleimhaut, Endometrium, *3* Muskulatur, Myometrium, *4* Serosa, Perimetrium, *5* Plica lata, *6* Parametrium, *7* GARTNERscher Gang.

hat. In diese verdickte Schleimhaut kriecht es nun hinein, indem es die Epitheldecke durchbricht und im Stratum proprium eine Höhle bildet. Diesen Vorgang nennt man die *Implantation des Eies.* Es wächst, und die Anschwellung der Dezidua, in der es sich befindet, ragt immer stärker in das Cavum uteri vor. Schließlich verschmilzt diese Vorwölbung der Schleimhaut mit der gegenüberliegenden Wand, das Epithel und das Cavum uteri verschwinden beim Menschen völlig, und die Dezidua zieht über den inneren Muttermund hinweg, die Schleimhaut der Cervix uteri wächst über die Verschlußstelle hinüber. Die Wand des schwangeren Uterus besteht beim Menschen aus folgenden Schichten: Bauchfell, Muskulatur, Dezidua in drei Schichten: Basalschicht, Spongiosaschicht mit den stark erweiterten Drüsenhohlräumen und kompakte

Schicht, die hauptsächlich aus Deziduazellen besteht. Dann kommt unmittelbar das Chorion des Fets, dessen Epithel auch zum größten Teil verschwunden ist, und, beim Menschen, unmittelbar das Amnion und innerhalb dieses die Amnionhöhle, in der der Fet im Fruchtwasser schwimmt. Alle anderen Hohlräume im Uterus sind beim Menschen verschwunden. Die feinere Entwicklung dieses Zustandes ist recht verwickelt (s. Lehrbücher der Entwicklungsgeschichte), das Resultat einfach.

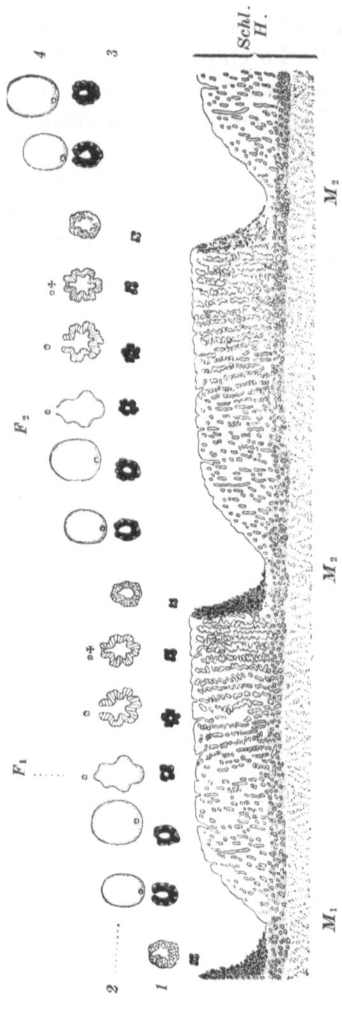

Ein gleiches gilt für den Bau des fetalen Ernährungsorgans, der Plazenta. Auch deren Entwicklung ist sehr merkwürdig und verwickelt, das Resultat wieder in dem zugrunde liegenden Bau- und Funktionsplan recht einfach. Es wird durch die Ausdrücke Placenta haemochorialis und Topfplazenta (Placenta olliformis) gekennzeichnet. Es ist höchst unzweckmäßig, den Bauplan durch die Begriffe Placenta fetalis und Placenta materna erläutern zu wollen, zumal keineswegs völlig sicher ist, woher manche Gewebe des Organs entwicklungsgeschichtlich stammen. Auch ist das Organ eine konstruktive Einheit.

Abb. 193. Schema der zyklischen Veränderungen von Uterusschleimhaut, Follikel und Corpus luteum in ihrem zeitlichen Zusammenhang. Bei M_1, M_2 und M_3 Menstruationen im Abstand von etwa 28 Tagen. *Schl. H.* das Verhalten der Uterusschleimhaut. *1—4* 4 Follikel und ihre Schicksale. Bei F_1 und F_2 „Follikelsprung" der Follikel *2* bzw. *3*. Bei † stirbt jeweils ein unbefruchtet gebliebenes Ei ab. Die Zeile *1* zeigt die Rückbildung eines gelben Körpers aus der Periode vor M_1, die Zeile *2* die Entwicklung des Follikels und seine Umwandlung in den gelben Körper nach dem Follikelsprung (bei F_1) in der Periode $M_1 - M_2$ usw. Während der Menstruationen wird die Schleimhaut abgestoßen, dann „proliferiert" sie und wird schließlich vor der nächsten Menstruation „drüsig" umgewandelt. (Nach SCHRÖDER.)

Der *Bauplan der ausgebildeten Plazenta* ist folgender: In der die Muskulatur des Uterus innen bedeckenden Dezidua ist eine napfförmige Höhlung ausgespart. Sie ist von einem dicken Zellbelag zweifelhafter Herkunft ausgekleidet; unter ihr ziehen spongiöse Schicht und Basalschicht der Dezidua hinweg. Man kann den Boden und die sanft ansteigenden Seitenwände unterscheiden. Dieser Napf oder *Topf* hat einen *Deckel*, der vom Chorion des

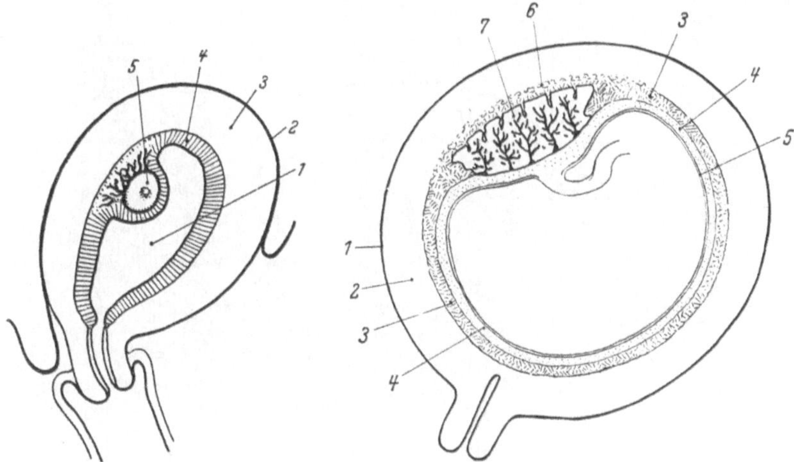

Abb. 194. Ei im Uterus zu Beginn der Schwangerschaft. *1* Cavum uteri, *2* Serosa, *3* Muskulatur, *4* Schleimhaut (Dezidua), *5* Ei, d. h. Embryonalanlage mit den Hüllen.

Abb. 195. Ei im Uterus gegen Ende der Schwangerschaft. *1* Serosa, *2* Muskulatur, *3* Dezidua. *4* Chorion, *5* Amnion, *6* Decidua basalis, *7* Plazentarraum.

Fets gebildet wird und *Chorionplatte* der Plazenta heißt. Von dieser Chorionplatte, dem Deckel des Topfes, ragen die Chorionzotten in den Hohlraum hinein. Chorionplatte und Zotten sind vom Chorionepithel überzogen, unter dem das fetale Bindegewebe mit den Gefäßen des Fets sich befindet. Das Innere des Topfes, der Plazentarraum, wird vom Blute der Mutter langsam durchströmt, in das also die Zotten eintauchen, weshalb der Plazentarraum auch *intervillöser Raum* genannt wird. Er hat keine eigene Gefäßwand, vor allem kein Gefäßendothel; das Blut befindet sich in einem Hohlraum, der einer Wundhöhle entspricht, Blut der Mutter und Chorionepithel des Fets sind unmittelbar in Berührung, deshalb Placenta haemochorialis. Biologisch ist der Fet ein unmittelbar im Blute der Mutter lebender Parasit, die höchste Form

der möglichen Lebensgemeinschaft zweier verschiedener und ge-
weblich getrennter Lebewesen.

Das Blut der Mutter ergießt sich aus offenen klaffenden Arterien
am Plazentarboden in den Plazentarraum hinein. Dieser Raum
ist durch dünne, vom Boden aufsteigende Septen in Fächer abgeteilt, die jedoch nicht bis zum Deckel der Chorionplatte hinauf-
reichen. Die Septen enthalten keine Gefäße. So steigt das Blut

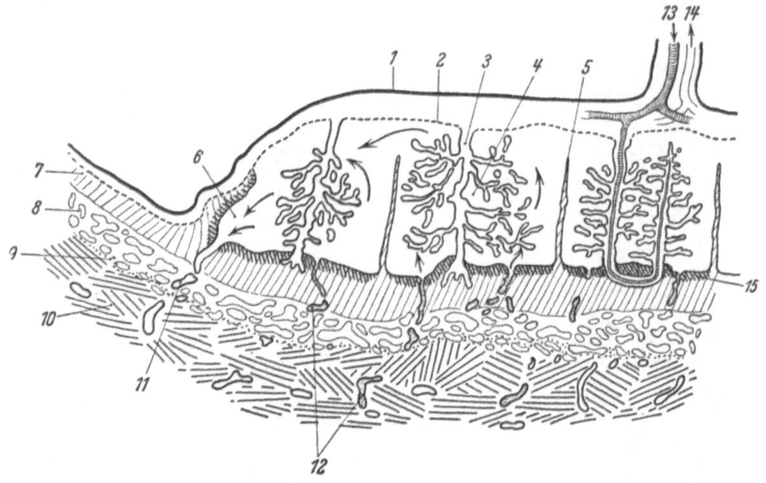

Abb. 196. Schema der Plazenta. *1* Amnion, *2* Chorion (Epithel), *3* Chorionzotte, *4* Plazentar-
oder intervillöse Räume, *5* Septum placentae, *6* Randsinus, *7* Dezidua, Strat. compactum,
8 Dezidua, Strat. spongiosum, *9* Dezidua, Basal- oder Regenerationsschicht, *10* Muskulatur,
11 Vene, *12* Arterien der Mutter, *13* Arterie, *14* Vene des Kindes (Vasa umbilicalia),
15 Plazentarboden (Basalplatte).

in diesen Plazentarfächern langsam in die Höhe, fließt unter der
Chorionplatte zum Rande der Plazenta und wird hier durch sich
in den Plazentarraum öffnende Venen abgeführt, hauptsächlich
aus einem Umgang, dem *Randsinus*, der unmittelbar unter der
Chorionplatte liegt. Wie am Grunde eines Quellteiches sprudelt
also das mütterliche Blut am Boden jedes Faches der Plazenta
in die Höhe und wird am Rande abgeführt.

Die Einzelheiten dieser Anlage sind zum Teil verwickelt. Die
Zotten laufen mit ihren Gefäßen bis zum Plazentarboden und heften
sich hier fest, sie biegen dann um, und der Zottenbaum steigt wieder
in die Höhe. Jedes Plazentarfach wird von einem größeren Zottenbaum ausgefüllt. Das Epithel der Zotte besteht aus zwei Schichten,
einer Basalschicht mit getrennten Zellen, die später zum größten

Teil verschwindet, und einer synzytialen Deckschicht, die bis zum Ende der Schwangerschaft erhalten bleibt; von dieser Schicht ragen Sprossen vor, die, solange die Plazenta wächst, die neuen Zottensprossen vortreiben. Sie finden sich auch losgelöst als riesenzellenähnliche Gebilde unter dem Plazentarboden. Gegen Ende der Schwangerschaft scheidet sich aus dem mütterlichen Blut Fibrin ab, das an verschiedenen Stellen der Plazenta vorkommt, besonders unter der Chorionplatte. Soweit diese und die Zottenstämme in den Fibrinmassen stecken, geht das Chorion- und Zottenepithel zugrunde.

Die *Schleimhaut der Cervix uteri* nimmt an den Veränderungen des Menstruationszyklus und der Schwangerschaft keinen Anteil. Sie führt ein Zylinderepithel ohne Flimmerhaare sowie Schleimdrüsen; der Zervikalkanal pflegt durch einen Schleimpfropf verschlossen zu sein. Die *Tubenschleimhaut* nimmt am menstruellen Zyklus in gewisser Weise teil und zeigt die Merkmale der Dezidua. So ist eine fehlerhafte Implantation des Eies in der Tube möglich (Tubargravidität), nicht aber in der Cervix uteri.

Bei der *Geburt* wird der ganze Uterusinhalt ausgestoßen. Die Auskleidung trennt sich in der spongiösen Schicht von der Wand, das ganze Losgelöste nennt man „Eihäute"; durch einen Riß dieser Eihäute über dem Muttermund wird das Kind geboren, der Rest einschließlich der Plazenta folgt als Nachgeburt. Die Schleimhaut stellt sich dann von der Basalschicht aus wieder neu her.

Die *Scheide* (Vagina) besteht aus Schleimhaut und glatter Muskulatur. Das Epithel ist geschichtetes Plattenepithel mit Papillen, Drüsen sind nicht vorhanden. Die Grenze gegen die Uterusschleimhaut liegt am äußeren Muttermund.

Der Sinus urogenitalis der Frau ist die *Vulva* (Vestibulum), in die Urethra und Vagina münden. Sie liegt zwischen den *Labia minora,* muskel- und fettfreien Hautfalten, die innen von einem dicken weichen Plattenepithel mit Papillen, außen von Epidermis überkleidet sind. Haare fehlen auch an der Außenseite, doch kommen freie Talgdrüsen vor. Die beiden kleinen Labien laufen in der *Klitoris* zusammen, die von einer haarlosen, mit freien Talgdrüsen versehenen Hautfalte (Präputium) bedeckt ist.

Als *Schwellkörper* sind das Corpus cavernosum clitoridis und die beiden Bulbi vestibuli vorhanden. Das Schwellgewebe hat den S. 156 geschilderten Bau. Der Schwellkörper der Klitoris ist von einer derben Faserhaut umgeben, das Septum ist durchbrochen.

Mit einem spitzen Fortsatz reicht er in die Klitoris hinein. Rings herum ist ein lockeres Schwellgewebe aus Venensinus vorhanden. Um die Schwellkörper des Vestibulums legen sich die quergestreiften Fasern des Musc. bulbocavernosus.

Die *Labia majora* sind von Haaren bedeckte Hautfalten, die die Vorhofsschwellkörper enthalten.

In die Vulva münden in der Nähe des Orificium urethrae Schleimdrüsen, *Glandulae bulbourethrales*, kleinere (minores) und zwei große (majores, Gl. Bartholini), deren Drüsenläppchen im Vorhofsschwellkörper zu liegen pflegen.

Die *Urethra* ist eine Röhre aus glatter Muskulatur, die mit der Blasenmuskulatur unmittelbar zusammenhängt. Die Schleimhaut führt ein Epithel, das dem der Blase gleicht (sog. Übergangsepithel). Die Mündung der Urethra springt als Papille in die Vulva vor. Sie ist umgeben von den Ductus paraurethrales, Schläuchen mit Seitenkrypten, die ein geschichtetes Zylinderepithel führen. Sie ähneln sehr den MORGAGNIschen Schläuchen des Anus.

Farbentafel.

Blutzellen, die drei häufigsten Färbungen und Dunkelfeld.

Siehe am Schluß des Buches nach S. 178.

Sachverzeichnis.

Erklärungen zur Farbentafel.

Blutzellen, die drei häufigsten Färbungen und Dunkelfeld.

Abb. 1. Blutzellen des Menschen, Färbung mit Methylenblau-Eosin nach MAY-GRÜNWALD. a Neutrophiler, b azidophiler (eosinophiler), c basophiler Granulozyt, d Lymphozyt, e Monozyt, f Erythrozyt.

Abb. 2. Mastzelle (links) und Plasmazellen (rechts) des Bindegewebes. Färbung mit Toluidinblau.

Abb. 3. Freie Knochenbildung im Mesenchym, Färbung mit Hämatoxylin-Eosin. *1* Osteoblasten, *2* Knochenzelle, *3* Grundsubstanz, *4* Gefäß, *5* Osteoklast.

Abb. 4. Seromuköse Drüse (Gl. submandibularis), Färbung mit Säurealizarinrot (oder Azokarmin), MALLORY (d. i. Anilinblau und Orange nach Beizung mit Phosphorwolframsäure). *1* muköse, *2* seröse Zellen (Halbmond), *3* Lichtung des Drüsenschlauches, *4* Ausführungsgang, *5* geronnenes Sekret in diesem.

Abb. 5. Schweißdrüse, Färbung mit Eisen-Hämatoxylin (WEIGERT), VAN GIESON (d. i. Säurefuchsin-Pikrinsäure). *1* Drüsenschläuche, *2* Ausführungsgang, *3* kl. Arterie, *4* kl. Venen.

Abb. 6. Kollagene Bindegewebsfasern im Dunkelfeld. Photogramm. 200×. *1* Kollagene Faser, *2* Zelle (undeutlich), *3* Luftbläschen.

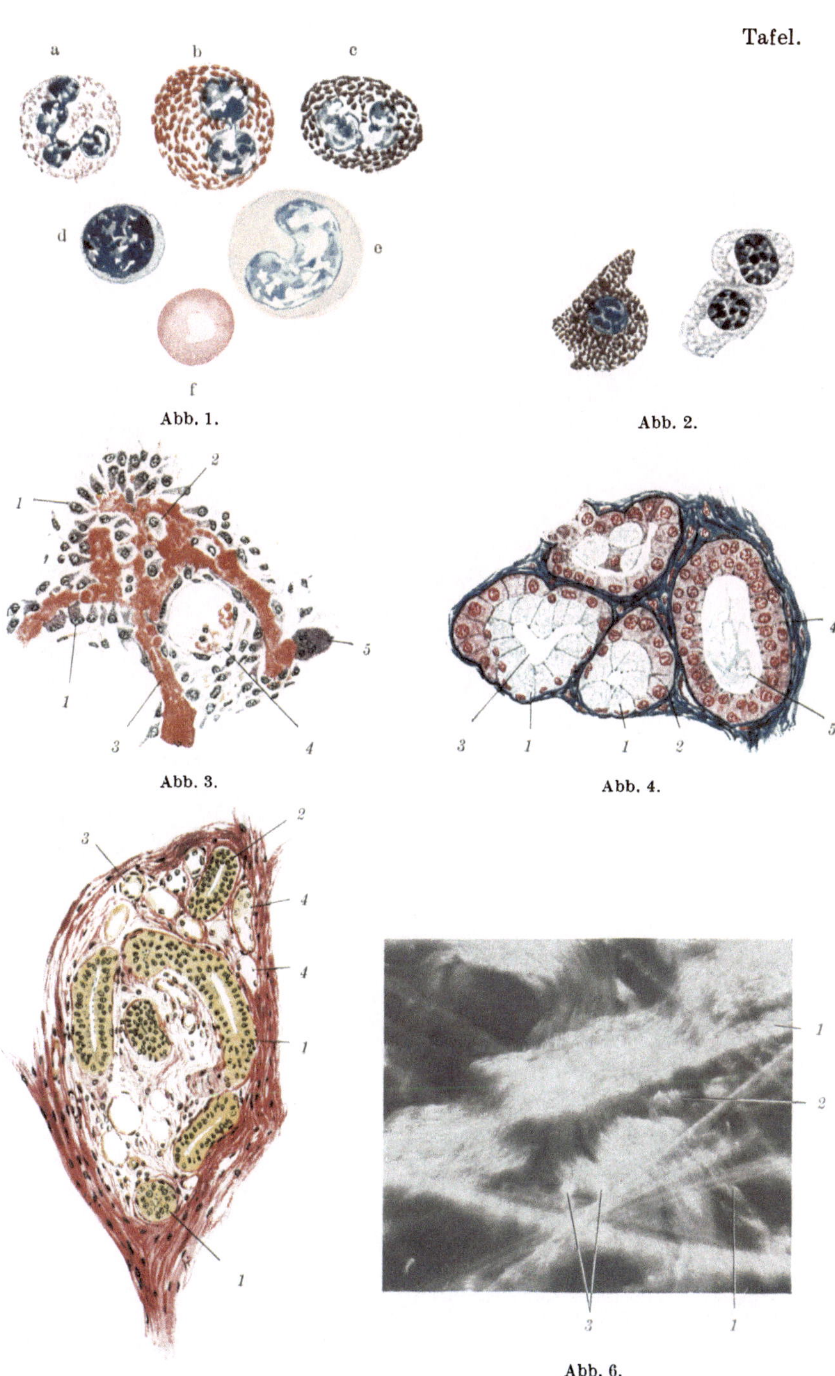

Tafel.
a
b
c
d
e
f
Abb. 1.
Abb. 2.
1
2
3
4
5
Abb. 3.
1
2
3
4
5
Abb. 4.
1
2
3
4
Abb. 5.
1
2
3
Abb. 6.